KB150602

더 알고 싶은
의학상식

전문의가 답하는 **25**가지 건강 질문

더 알고 싶은
의학상식

박창범 지음

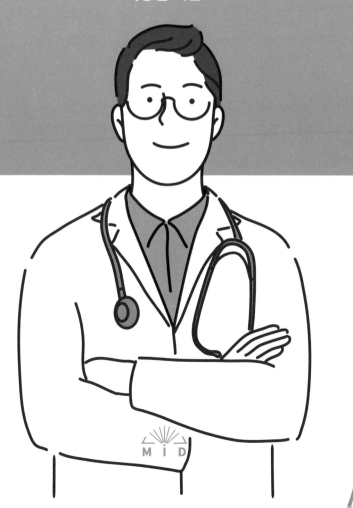

MiD

아버님, 어머님, 나의 아들 현준, 현성
그리고 사랑하는 부인께 이 책을 바칩니다

프롤로그

크리스마스하면 무엇이 생각나시나요? 바로 산타클로스입니다. 우리는 아기 예수가 없는 크리스마스는 상상할 수 있어도 산타클로스가 없는 크리스마스는 상상할 수 없습니다. 산타클로스^{Santa Claus}의 기원에 대해서는 여러 학설이 있지만 3세기경 소아시아의 성 니콜라스^{St. Nicholas}로부터 유래했다는 설이 가장 유력합니다. 현재의 터키 지역인 미라^{Myra} 지방의 주교를 지낸 성 니콜라스는 일생 동안 어린이들을 사랑했고 어린이들 모르게 창문 너머로 선물을 주고는 했답니다.

유럽인들은 니콜라스를 기려 그의 기일 전날인 12월 5일에 어린이들을 위한 선물을 나누어 주기도 했습니다. 이후 이 이야기가 네덜란드에서 미국으로 이민을 온 사람들에 의해 미국으로 전달되었고, '성 니콜라스'라는 이름이 네덜란드어로 표기^{Sinterklaas}되던 것이 변형되어 현재의 산타클로스라는 이름이 되었다고 합니다.

이 기원이 사실인지 아닌지는 모르지만, 하여튼 미국에서는 19세기부터 산타클로스에 대한 이미지가 형성되기 시작했습니다. 1822년 클레멘트 무어^{Clement C. Moore}라는 사람이 「성 니콜라스의 방문」

이라는 제목의 시를 발표했는데 이 시에서 산타클로스는 크리스마스 전날 여덟 마리의 순록이 끄는 썰매를 타고 선물을 주러 다니는, 요정을 닮아 굴뚝을 드나들 수 있을 정도로 작은 사람으로 묘사되어 있었습니다.

그렇다면 지금의 우리가 떠올리는, 흰색 털이 달린 빨간색 외투를 입고 커다란 벨트를 찬, 뚱뚱한 산타클로스의 형상은 어디서 나왔을까요? 바로 코카콜라의 상상에서 나왔습니다. 코카콜라는 엄격하고 근엄한 이미지의 산타클로스를 따뜻하고 인자하게 바꾸어 놓았습니다. 실제로 1920년대 코카콜라는 겨울 판매량을 증가시키기 위해 고심하던 중, 겨울 이미지와 잘 어울리는 산타클로스에 코카콜라의 빨간색을 입혀 광고 캠페인에 등장시켰다고 합니다. 산타클로스의 빨간색 외투는 바로 코카콜라를 연상시키는 색이기도 합니다.

이렇게 광고는 우리의 마음속에 상품을 각인시켜 이를 판매량 증가로 이어지게 합니다. 이는 매스컴이나 광고를 통해 어떤 것의 이미지가 변화하기도 하고, 그대로 정착될 수도 있음을 보여주는 사례라고 할 수 있습니다.

갑자기 웬 산타클로스냐구요? 이런 사례는 의료라고 다르지 않기 때문입니다. 사회가 풍요로워지고 사람들의 수명이 늘어나면서 건강에 대한 관심은 점점 높아지고 있습니다. 2018년 한국표준협회에 따르면 나이에 상관없이 소비자들이 가장 관심을 가지는 분야가 바로 건강으로 조사되었습니다. 이러한 건강에 대한 소비자의 관심에 힙입어 신문이나 방송뿐 아니라 인터넷에서도 의학정보나 건강기능식품에 관련된 내용을 많이 다루고 있습니다. 문제는 신문이나 방송이 시청자의 관심을 끌고 시청률을 높이기 위해 건강정보들을 재미와 흥미 위주로 다루는 경우가 많다는 것입니다. 그래서 내용이 정확하고 객관적이기보다 편파적이고 일방적인 경우가 많습니다.

또 사람들이 광고보다 방송 프로그램이나 뉴스, 신문 기사를 더 신뢰한다는 점을 이용하는 경우도 있습니다. 일반인의 체험 사례를 과학적 검증을 거친 지식이나 사실처럼 전달하거나, 민간 요법이나 특정 사례를 바탕으로 특정 치료법이나 식품의 효과를 단정적으로 표현하는 등 특정 집단의 이익에 치중한 광고성 정보를 무분별하게 내보내기도 합니다. 이를 통해 사람들에게 제품의 이미지를 원하는 방향으로 각인시키려는 것이지요. 예를 들어 최근 효과가 있다고 알려진 물질이나 식품의 장점을 건강정보 프로그램에 내보내고 동시간대에 같은 제품을 홈쇼핑 등을 통해 시연하고 판매하는, 소위 말하는 '연계편성'이 빈번하게 벌어지면서 방송통신위원회로부터 경고를 받은 사례도 있습니다.

이와 함께 건강정보 프로그램은 신뢰도를 높이기 위해 이미 잘 알려진 보건의료 전문가를 패널로 섭외하는 전략을 사용하고 있습니다. 하지만 이들 중의 상당수는 소개된 의학정보를 객관적으로 검증하기보다 프로그램이나 프로그램 협찬사가 원하는 방향으로 이야기하는 경우도 많고, 자신이 운영하거나 속해 있는 병원을 홍보하거나 마케팅하기 위해 출연하는 경우도 많습니다. 그러다 인기를 얻게 되면 그 인기를 이용해 건강기능식품을 만들거나 그 과정에 참여하기도 합니다. 그리고 이를 건강정보 프로그램에서 직간접적으로 홍보하거나 과장 소개하는 경우는 흔히 볼 수 있는 경우이지요.

예를 들어 줄기세포 가슴성형을 시술하는 성형외과 원장 A가 시술에 대한 주의사항이나 문제점은 충분히 알리지 않으면서 줄기세포 성형의 장점을 강조하고, 방송 중에 자막으로 상담 번호를 지속적으로 노출시킵니다. 프로그램 진행자들도 상담 참여를 반복적으로 독려하여 이 역시 방송심의위원회의 심의제재를 받은 적이 있습니다. 어떤 프로그램에서는 물파스를 자주 바르면 중풍을 예방할 수 있다고 이야기하며 여기 저기 물파스를 바르는 등 억지 설정과 함께 결론에 맞춘 비과학적인 시술을 시연하기도 합니다. 건강정보 프로그램에 활발하게 출연하고 있는 의사 B가 자신의 인지도를 바탕으로 유산균을 홈쇼핑에서 판매하여 심의제재를 받은 경우도 있습니다.

사람들은 올바르고 정확한 의료정보를 얻기 원합니다. 하지만 앞에서 살펴본 것처럼 올바른 의료정보를 얻기가 생각보다 쉽지 않습니다. 많은 사람들이 저녁 종합뉴스를 신뢰하는 편입니다. 그런데 이 뉴스조차도 오류의 정도가 만만치 않습니다. 예를 들어 2006년 국내의 한 방송사 저녁 뉴스에 방송된 건강의학정보를 분석한 연구[1]에 따르면 그 내용에서 오류를 보이는 경우가 40%나 되었고, 이중에서 대리결과와 최종결과*를 혼동한 경우가 15.3%, 비인체 실험결과를 사람에게 확대해석을 한 경우**가 8.2%, 연구설계에서 얻을 수 있는

---

* 최종결과란 증상의 해소, 일상기능 회복, 생존과 같이 환자나 사회가 직접적으로 관심을 갖는 결과를 말합니다. 이에 비하여 대리결과란 최종평가를 실제적으로 평가하기 어렵기 때문에 이를 대신하는 다른 변수를 이용하여 결과를 도출하는 것입니다. 실제로 많은 연구들이 최종결과 대신 대리결과를 논문의 결론으로 사용하고 있지만 대리결과에 사용되는 변수가 최종결과의 변수를 대신한다고 보기가 어려운 경우도 많습니다. 예를 들어 김치를 많이 먹는 사람들의 혈중 호모시스테인 수치가 낮았다는 연구결과가 나왔을 때, 이를 근거로 김치를 먹게 되면 심장병에 걸릴 위험도가 낮다고 주장하는 것입니다. : 10페이지 각주 참조

** 동물실험이나 배양세포단계의 실험결과를 그대로 사람에게 확대하여 해석하는 경우를 말합니다. 하지만 동물실험에서 치료효과가 있다고 나왔지만 실제 임상시험에서 효과가 없거나 부작용이 커서 결국 시판되지 않는 경우가 더 많습니다.

결론의 강도를 확대해석한 경우[*]가 12.9%, 의미가 명확하지 않은 변수를 사용한 경우^{**}가 7.1%이었습니다.

그렇다고 의학논문과 서적을 직접 보는 것을 권장하기에는 일반인들에게 그 내용이 너무 어렵습니다. 특히 주요 연구들은 영어로 출간되기 때문에 이 지식이 전파되는 데 상당한 시간이 걸린다는 문제가 있습니다. 하지만 이런 현실을 악용하여 의료정보를 일종의 마케팅 수단으로 이용하고 있는 작금의 상황은 문제가 있다고 생각합니다.

이런 문제를 해결하는 데 조금이라도 도움이 되기 위하여 이 책을 저술하게 되었습니다. 물론 이 책이 이러한 현실을 바꿀 만한 마스터 플랜을 제시한다고 생각하지는 않습니다. 이는 제 능력 밖이라는 것을 잘 알고 있기 때문입니다. 다만 이 책을 통해 범람하는 의료정보의 홍수 속에서 진짜 정보와 가짜 정보를 조금은 가려내고, 보다 정확한 의료정보에 쉽게 접근할 수 있게 되었으면 좋겠습니다.

또 이 책에서는 많은 사람들이 궁금해하는 질문에 대해 좀 더 정확한 정보를 주기 위하여 의학과 관련된 많은 임상논문들을 인용하고 기술했습니다. 책의 내용들의 상당수는 실제로 병원에 내원하는

---

*   예를 들어 단면적 연구결과에 인과관계를 부여해 확정적으로 말하는 것이나, 치료 연구결과를 가지고 예방효과가 있다고 하거나, 대조군이 없는 연구결과에 큰 의미를 부여하는 것 등이 있습니다. 예를 들어 갱년기 여성의 콜레스테롤 수치가 높은 경우 그렇지 않은 사람보다 골다공증 위험이 74% 증가한다는 결과를 가지고, 뼈를 튼튼히 하려면 콜레스테롤 수치를 낮춰야 한다는 결론을 내리는 것이 있겠습니다.

**   누구나 이해할 수 있는 객관적이고 의미가 분명한 언어를 사용하지 않고 주관적이거나 의미가 불분명한 언어를 사용하거나, 의미가 다른 언어를 사용하는 경우를 말합니다. 예를 들어 임신 중 당뇨를 앓은 산모를 조사한 결과 아이를 낳고 3kg 이상 체중이 늘면 당뇨병에 걸릴 확률이 4.9배 증가한 반면, 아이를 낳고 몸무게를 줄인 여성은 당뇨병에 걸릴 확률이 1/5로 감소한다는 연구결과가 있다고 합시다. 그런데 분만 후 당뇨병에 걸릴 위험이 증가한다는 비교 대상이 '임신성 당뇨가 있었으나 분만 후 체중을 줄인 사람'인지, '임신성 당뇨를 앓지 않은 사람'인지 명확하지 않아 알 수 없다는 것입니다.

환자들이 관심을 가지고 제게 물었던 내용들입니다.

이 책은 크게 네 장으로 구성되어 있습니다. 첫 번째 장은 심장과 관련해 많은 분들이 궁금해 하는 상식들을 다루고 있습니다. 둘째 장은 많은 사람들이 한 번씩 경험하는 현대사회의 주요 질병에 대한 의학정보를 다루고 있으며, 셋째 장에서는 건강식품과 기호식품 등 우리가 흔히 알고 있는 건강상식들에 대해 팩트체크 하는 시간을 가집니다. 마지막 장에서는 건강상식들 중 당연하다고 생각했던 정보들의 또 다른 이면에 대해서도 이야기하고자 합니다. 각 장의 구분들이 명확한 기준으로 분류되지 못한 경우도 있지만, 그럼에도 독자분들이 읽기 편하실 수 있도록 최대한 구성해 보고자 노력했습니다.

또 이 책에서는 심장병에 대한 이야기가 많이 나옵니다. 일반적으로 심장병이란 심장에 생기는 모든 병을 이야기합니다만 심장병이란 말은 구체적으로 '심장혈관질환' 즉, 심장에 혈액을 공급해주는 심장혈관(관상동맥)에 병이 생긴 것을 말하는 것이니 읽으실 때 참고하시면 좋을 것입니다.

더불어 이 책에는 많은 논문들의 결과들이 한 줄에서 두 줄로 요약이 되어 있습니다. 의료 전문가가 아닌 보통 사람들인 독자들을 대상으로 책을 쓰다 보니 쉬운 이해를 위해 인용한 논문들의 중요한 논점을 줄이거나 제거하지 않을 수 없었습니다. 혹시 해당 내용에 대해 좀 더 알고 싶은 독자 분들이 있다면 인용한 참고문헌들을 가급적 모두 주석으로 기재했으니, 관심이 있으신 분들은 해당 논문을 찾아 보시면 이해하는 데 도움을 받으실 수 있을 것으로 생각됩니다.

마지막으로 이 책이 출간되도록 많은 도움을 주신 MID출판사 최종현 선생님, 김동출 선생님께 감사드립니다. 또한 책이 나올 수 있도록 격려를 아끼지 않으신 김종진 교수님, 조진만 교수님, 손일석 교수님, 진은선 교수님, 황희정 교수님께 다시 한번 깊은 감사를 드립니다.

2021년 2월
상일동에서
박창범

차례

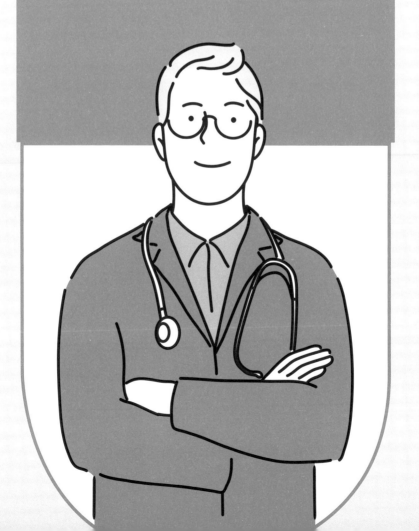

제1장

심장이 건강해야
오래 산다

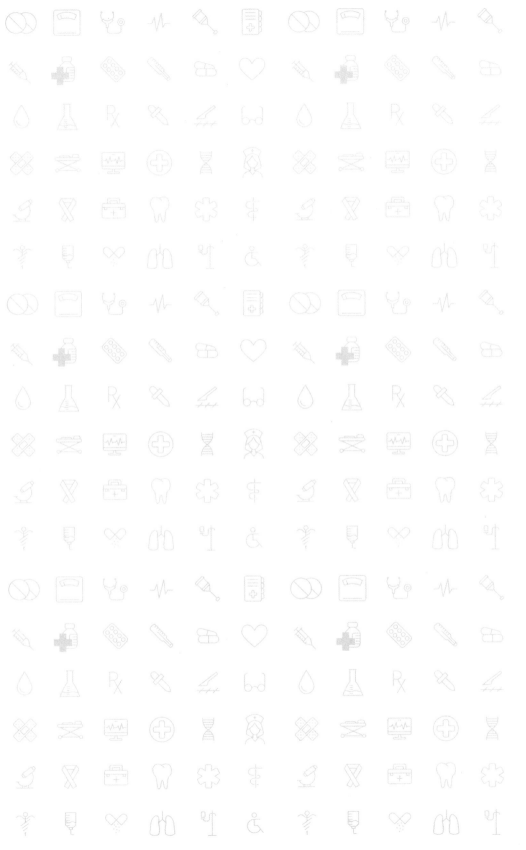

인간을 포함한 모든 동물에게 있어 심장은 매우 중요합니다. 무엇보다도 심장은 인체의 각 부위에 혈액과 산소를 공급해주는 신체의 동력원으로, 우리 몸의 가장 중심부에 위치해 생명을 유지하는 데 큰 역할을 합니다. 심장의 크기는 어른 주먹보다 약간 큰 정도로 거의 대부분이 근육으로 되어 있으며 혈액을 펌프질하여 온몸으로 보내는, 단순하다면 단순한 장기라고 할 수 있습니다. 그러나 심장이 사용하는 에너지는 우리 몸 전체 기초대사량의 약 8%를 차지합니다. 사람의 심장 무게가 약 250~300g 정도임을 감안한다면 그 무게에 비하여 어마어마한 에너지를 사용하고 있는 것입니다.

몸에서 사용되는 에너지의 많은 부분이 심장에 쓰인다는 것으로도 알 수 있지만, 심장의 중요성은 역사와 문화에서도 쉽게 찾아볼 수 있습니다. 역사 속에서 심장은 우리 몸에서 생물학적 장기 이상의 매우 중요한 무엇인가로 자리잡았습니다. 예를 들어 고대 이집트인들은 인간의 감정과 기억, 지혜가 자리잡고 있는 곳이 뇌가 아니라 심장이라고 생각해서, 미라mirra를 만들 때도 뇌와 기타 다른 장기는 카노푸스의 단지Canopic jars에 보관하고 심장만은 주검 안에 남겨 두었습니다. 아즈텍 문명에서는 태양신에게 사람의 피와 심장을 바쳐 세상의 소멸을 막고자 했습니다. 기원전 2천 년경의 수메르에서도 이러한 심장의 중요성을 확인할 수 있습니다. 이들에게 심장은 주술적 의미의 생명력을 나타낼 뿐 아니라 자신과 신을 연결시켜 주는 상징물이었습니다.

문화, 예술적 측면에서도 심장은 마음의 장기로 남아 있습니다. 한자의 마음 심心도 심장을 본따 만들어진 글자라고 합니다. 여러 문학자들에게도 심장은 감정의 교환이 일어나는 장소로 여겨져 많은 문학적 표현들의 중심에 서 있습니다. 『오즈의 마법사』에서 양철나무꾼은 심장이 없어 사랑을 느끼지 못합니다. 요즘 사람들도 마음에 드는 사람들을 만나면 '심쿵'이라는 말을 사용하곤 하지요. 신학적으로도 신이나 초월적인 존재의 집을 의미하는 등, 심장은 지성적인 속성을 지닌 장소로 여겨져 왔습니다.

하지만 현재에 들어서면서 심장의 의미가 점차 축소되고 있습니다. 최근에는 지성을 이야기 할 때 심장보다는 뇌를 더 많이 이야기하지요. 예를 들어 머리가 좋은 사람들에게 '뇌섹남'이라는 단어를 사용하곤 하는데 '심섹남'이라는 말은 들어 본 적이 없습니다. 옛날에는 심장이 멈춰야 죽는다고 생각했지만, 지금은 심장이 뛰고 있어도 뇌가 죽었다면 사망한 것으로 인정되고 있습니다. 심장이 제대로 기능을 하지 못하는 말기 심부전 환자들에게 타인의 건강한 심장을 이식하거나, 인공심장을 삽입하여 심장의 기능을 대신하게 하는 수술도 이미 상용화되었습니다.

하지만 여전히 심장은 우리 인체에서 매우 중요한 장기이며, 심장이 건강해야 오래 산다는 것 또한 분명합니다. 그렇다면 심장이 건강해야 한다는 말은 무엇일까요? 이 말은 심장이 잘 뛰어야 한다는 것입니다. 심장이 잘 뛰려면 심장에 혈액을 공급하는 혈관이 건강해야 합니다. 이를 위해 평소에 심장을 잘 관리해야 합니다. 하지만 최근 노령화와 함께 운동 부족, 잦은 고칼로리 음식 섭취 등으로 인해 심장에 혈액을 공급하는 관상동맥에 문제가 생기는 경우가 많아지고 있습니다. 이 외에도 치주염 같은 염증질환과 미세먼지 등도 심장병과 관련이 있다는 주장들이 나오고 있습니다. 이 장에서는 심장병과 심장 건강에 관련된 여러 이야기들을 해 보도록 하겠습니다.

맥박 속도,
수명에 영향을 줄까요?

　흔히들 '인생은 마라톤'이라고 이야기합니다. 때문에 늘 추월 차선 위를 달리듯 빠르게 달리면 빨리 지쳐 쓰러질 위험이 있다고, 자신만의 속도를 찾아가는 것이 중요하다고 하지요. 그런데 인생에서의 속도만 중요한 것은 아닙니다. 인간이 그렇듯, 동물 역시 자신만의 속도를 가지고 있지요. 치타처럼 빠르게 달리거나 나무늘보처럼 느리게 기는 것을 말하는 것이 아닙니다. 지금부터 이야기 할 속도 pace는 바로 심장박동에 관한 이야기입니다.

　인간을 포함한 척추동물에게 있어 심장박동은 꽤나 중요합니다. 심장은 인체의 각 부위에 필요한 자원을 수송하는 혈액을 제대로 돌아가게 만드는 신체의 동력원입니다. 때문에 심장이 제대로 뛰지 않는다면 커다란 문제가 생길 수 있지요. 실제로 인간의 돌연사 원인 중 상당수가 심장이 불규칙하게 뛰는 부정맥(맥이 고르게 뛰지 않고 불규칙하게 뛰거나, 중간중간 쉬어가며 뛰는 것) 때문이라는 통계도 있으며, 일교차로 인해 심장박동이 불규칙해지면서 사망률이 높아지기도 합니다. 이런 와중에 심장박동 이상으로 병원을 찾는 환자는 매년 늘어가는 추세여서, 심장과 심장박동 관리의 중요성이 점점 대두되고 있습니다.

인간 성인의 심장은 일반적으로 안정적인 상태에서 1분에 60~80회, 1일에 약 10만 번 뜁니다. 안정적인 상태에서 심장이 몇 번 뛰는지를 측정한 것을 '안정시 심장박동' 혹은 '안정시 맥박'이라고 하는데, 이것을 기준으로 심장박동은 운동을 하거나 신체의 여러 대사적인 필요에 따라 변동이 옵니다. 좋아하는 사람을 보면 심장이 뛴다고 하거나 귀여운 것을 보고 '심쿵'한다고 하는데, 여기에 굳이 딴지를 걸자면 사실 심장은 항상 뛰고 있기 때문에 좋아하는 사람을 본 후에야 뛰는 것은 아닙니다. 귀여운 강아지를 보지 않아도 일반적으로 심장은 '쿵쿵' 펌프질을 하지요. 좋아하는 대상을 볼 때 심장박동을 느낀다는 것은, 조금 더 빨라진 심장박동을 느끼는 것입니다.

이렇게 심장박동이 빨라지는 것을 '빈맥'이라고 합니다. 빈맥은 안정 상태에서 분당 심장박동수가 100회가 넘는 경우로, 단순히 좋아하는 사람의 얼굴을 보거나 카페인이 많이 들어간 음료나 술을 마셔서, 혹은 에페드린 ephedrine 성분이 들어간 감기약을 먹어서 잠시 생길 수도 있지만 질병이 그 원인이 되는 경우도 있습니다. 이 경우에는 빈맥을 일으킬 수 있는 질병, 예를 들어 갑상선기능항진증이나 심한 빈혈, 또는 부정맥이 있는지의 여부를 반드시 체크해 봐야 합니다.

반대로 1분당 맥박수가 60회 이하로 나오면 이를 '서맥'이라고 합니다. 만약 나이가 젊고 평소에 운동을 열심히 한다면 심장이 튼튼해져서 서맥이 생기게 됩니다. 운동선수들은 1분당 맥박수가 60회 이하로 나오는 경우가 많고, 마라톤 선수들은 심장에 병이 없더라도 40번 이하로 뛰는 경우도 있다고 합니다. 그러나 나이가 60세 이상이고 평소 운동을 많이 하지 않았는데도 서맥이 발생했다면 심장의 전기신호 전달에 문제가 없는지 보아야 합니다. 그 외에도 고혈압약 중에는 맥박수가 느려지게 하는 약도 있습니다. 따라서 고혈압약을 드시는 분이라면 자신의 맥박수가 약의 영향을 받고 있다는 것도 알고 계시기 바랍니다.

덜 두근거리면 더 오래 산다?

심장박동은 우리의 생존과 밀접한 관련이 있습니다. 적당한 속도로 꾸준하게 평형상태를 유지하는 심장은 우리의 건강을 지켜줍니다. 좋아하는 대상을 볼 때 심장이 더 빠르게 뛰는 것은 긴장하면서 아드레날린이 분비되기 때문이고, 운동을 하며 심장이 더 빠르게 뛰는 것은 체내의 산소공급을 더 원활하게 하기 위함이지요. 이런 심장박동의 변화가 없다면 체세포는 적당한 산소를 제때 공급받지 못할 수도 있고 위기상황에 미리 대처할 준비를 하지 못할 수도 있습니다.

그런데 최근 이러한 심장박동이 단순히 생명유지의 문제만이 아니라는 의견들이 대두되고 있습니다. 심장이 뛰는 '속도'와 '수명'이 아주 밀접한 연관이 있다는 것인데요. 특히 동물의 경우 이런 경향이 더 뚜렷하게 나타납니다.

먼저 장수의 상징인 거북을 예로 들어 보겠습니다. 거북 중에서도

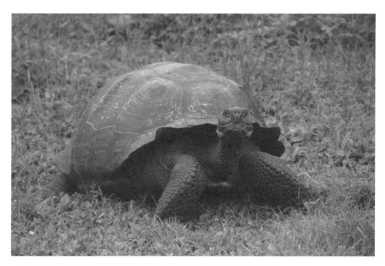

<그림 1-1> 심장이 1분에 단 6회밖에 뛰지 않는 갈라파고스 거북의 모습

특히 큰 편에 속하는 갈라파고스 거북Galapagos tortoise은 몸무게가 약 400~500kg이며 몸길이는 평균 1.5m 정도인 대형 파충류입니다. 갈라파고스 거북은 자연상태에서의 평균 수명이 170년에 달한다고 합니다. 이들의 심장박동은 1분에 단 6회밖에 뛰지 않습니다. 그 커다란 몸에 분당 6번밖에 되지 않는 펌프질로 수명을 유지하다니 참 신기하지요. 또, 커다란 몸을 이야기할 때 빼놓을 수 없는 코끼리의 심장박동수는 1분에 12회 정도이며, 평균수명은 100년 정도라고 합니다. 하지만 작은 새들의 경우 심장박동수가 1분에 400회를 넘으며, 이들의 수명은 몇 년밖에 되지 않습니다. 생쥐의 분당 심장박동수는 약 600회로 기대수명은 5년 정도입니다. 개와 고양이의 경우 분당 150~170회 정도로 기대수명은 15년 정도라고 합니다.

　　동면(겨울잠)도 심장박동수와 관련이 있습니다. 동면의 경우 맥박

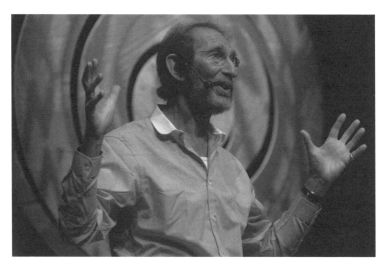

<그림 1-2> 복잡계 과학의 대부, 제프리 웨스트

수를 낮추며 생명을 연장시킨다고 알려져 있는데, 예를 들어 동면하고 있는 박쥐의 경우 심방박동수가 분당 10~20회 정도로 활동시 심장박동수에 비하여 45배 감소합니다. 이렇게 동면하고 있는 박쥐는 활동하는 박쥐에 비해 70% 정도 오래 산다고 알려져 있습니다. 참고로 '복잡계 과학의 대부'로 불리며 스탠퍼드대학교에서 활동 중인 물리학자 제프리 웨스트Geoffrey West에 의하면 특정 포유류의 크기만을 가지고도 그 동물의 특성을 알아맞힐 수 있다고 합니다. 크기를 만물의 척도로 보고 이를 바탕으로 포유류의 심장박동과 수명 등을 유추해 내는 것인데요, 정확도가 80% 이상이라고 합니다.

　이렇게 심장박동과 수명의 관계는 상대적으로 뚜렷해 보입니다. 그 이유로 심장박동수가 기초대사량을 조절하는 주요인자이기 때문으로 생각하고 있습니다. 즉, 생명이 사용할 수 있는 총 에너지가 정해져 있다고 가정할 경우, 안정시 맥박수가 증가했다면 이는 결국 생명 단축을 가져온다고 생각할 수 있습니다.

그렇다면 사람은 어떨까요? 많은 사람들을 대상으로 오랫동안 진행된 연구에 따르면 정상인과 심장병을 가진 환자 모두 맥박이 빠른 경우 장기 생존율이 낮았습니다. 예를 들어 25세 이상의 심혈관질환이 없는 3,527명을 8년 동안 추적관찰한 연구[2]에서는 안정시 맥박수가 나이와 비만, 혈중 콜레스테롤 수치, 흡연의 과거력, 고혈압과 관련이 있었는데, 안정시 맥박수가 높은 경우 전체 사망률 및 심장병으로 인한 사망률이 증가했다고 보고했습니다. 또 프랑스에서 40세부터 64세 사이의 남자 12,123명과 여자 7,263명을 대상으로 안정시 심장박동수와 사망률을 비교한 연구[3]에서는 안정시 심장박동수가 높은 대상자들이 모든 전체 사망률과 심장병, 그리고 심장병 이외의 사망률이 높았습니다. 하지만 성별간의 차이를 보이지는 않았습니다.

심박수를 낮추면 오래 살 수 있을까

느린 심박이 수명을 늘리는 데 기여한다면, 심박수를 낮추는 치료를 통해 수명을 연장할 수도 있을까요? 특정 환자군에서는 사실이라고 할 수 있겠습니다. 심부전 환자의 맥박수를 낮추는 치료는 환자의 재입원 확률과 사망률을 낮춘다고 합니다. 예를 들어 심부전 환자들에게 맥박수를 떨어뜨리는 약제인 베타차단제[β-blocker]를 복용하게 하니, 처음 2~4개월 안에 심박수를 분당 10~20회 감소시켰을 때 사망률이 심박수 감소와 비례하여 감소했다고 보고되었습니다.[4]

협심증이나 급성 심근경색 같은 심장병을 앓았던 환자들의 경우에도 심장박동수가 분당 83회 이상으로 높은 경우 모든 원인의 사망률 및 심장 관련 사망률이 각각 32%, 31% 증가하는 것으로 보고되었습니다.[5] 급성 심근경색으로 치료 받은 환자를 대상으로 약물치료를 통해 맥박을 낮추었더니[6] 심장병에 의한 사망과 모든 원인에 의한 사망, 급사, 심근경색의 발생률이 낮아졌다고 보고되었습니다. 안정시 심박수를 기준으로 심박수를 분당 평균 10회 정도 낮추면 심장 원인의 사망률 20%를, 분당 20회를 줄이면 심장 원인의 사망률 3%, 급사의 39%, 심근경색의 21%를 줄일 수 있었다고 보고되었습니다. 하지만 급성 심근경색에 대한 응급 관상동맥 스텐트삽입술stenting 이 일상화되고 이로 인해 심근경색에 의한 합병증 발생률이 감소함에 따라, 최근의 연구에서는 심박수를 줄이는 약물치료가 사망률을 줄이지 못한다는 보고도 있습니다.[7]

고혈압 환자에게서도 높은 심장박동수는 심혈관질환 및 전체 사망률을 증가시킨다는 보고가 있습니다. 미국에서 35세에서 74세까지의 고혈압 환자 4,530명을 대상으로 시행한 연구[8]에서는 심장박동수가 분당 60회인 경우에 비하여 분당 100회인 경우 모든 원인에 의한 사망률이 약 2.1배 증가했고, 심장병에 의한 사망의 경우 약 1.7배 증가하는 것으로 보고되었습니다.

하지만 고혈압 환자에게 맥박수를 낮추어 주는 약물을 사용했을 때 심혈관질환 발생이나 사망률이 증가했다는 보고도 있습니다.[9,10] 이에 따라 심작박동수를 늦추는 것이 심부전이나 협심증 등에는 확실한 효과가 있을 수 있지만, 이를 늦춘다고 꼭 오래 살 수 있게 되는 것은 아니라고 할 수 있겠습니다.

그렇다면 심장질환을 가지고 있지 않은 일반인들에게 맥박을 낮추는 치료가 수명 연장에 도움을 줄까요? 다시 말해 안정시 심장박동수가 분당 90회 이상인 경우 그렇지 않은 경우보다 심장질환에 걸릴 위험도가 높다고 알려져 있는데, 이런 경우 맥박을 낮추는 치료가 필요할까요? 안타깝게도 현재까지는 심장질환이 없는 사람들에게 심장박동수를 낮추는 치료가 수명을 연장하는 데 도움을 주거나, 반대로 나쁜 영향을 주는지에 대한 연구가 거의 없어 결론을 내리기가 어렵습니다.

느린 심장보다 튼튼한 심장을

심장박동수는 심장병의 예후를 예측하고 판단할 수 있는 주요인자입니다. 심박수가 너무 증가하면 심장의 에너지소모를 증가시켜 심장에 부담을 주고 허혈을 일으키게 됩니다. 하지만 심박수가 너무 느리면 사지에 충분한 혈액을 공급하지 못하게 되어 어지럼증을 일으키거나 드물게는 실신이 발생하기도 합니다.

심장병이나 심장기능이 떨어진 심부전을 가진 환자들의 경우 심박수를 떨어뜨리는 치료가 삶의 질을 호전시키고, 심장기능의 회복과 생명 연장에도 도움이 되기 때문에 가능하다면 의사와 상의하면서 심박수를 떨어뜨리는 약물 복용을 하시는 것이 좋겠습니다.

그럼 평소 고혈압인 경우나 심장질환을 가지진 않았지만 안정시 심장박동수가 높은 사람들은 어떻게 해야 할까요? 먼저 안정시 높은 심장박동수를 가진 사람들은 이것이 만성 폐쇄성폐질환이나 천식 등 폐의 문제로 발생했거나, 빈혈이나 알코올중독, 만성적인 스트레스나 우울증, 또는 처방 받은 약물의 부작용 등에 의해 이차적으로 발생한 것은 아닌지 우선적으로 살펴보아야 합니다. 만약 불안감이나 많은 스트레스로 발생했다면 생활양식의 변화를 통해 불안감과 스트레스를 줄여야 합니다. 또 카페인, 알코올, 담배 등 원인이 되는 독성물질들을 자제하면서 규칙적으로 유산소운동을 하는 것이 좋겠습니다.

위의 원인들이 없음에도 불구하고 맥박수가 빠르다고 느끼시는 분들의 경우 어떻게 해야 할까요? 앞서 말씀드린 바와 같이 맥박수를 낮추는 약물치료가 건강한 사람들의 수명을 연장시키는 데 효과적인지 아닌지에 대한 연구는 거의 없습니다. 하지만 이런 약물치료로 인한 비용 발생 등 여러 부작용의 경우 증명된 바가 있습니다. 때문에 건강한 일반인이라면 굳이 비싼 돈을 들여 근거도 명확하지 않고 부작용이 발생할 가능성이 있는 약물을 복용할 필요가 없다고 생각합니다.

심장병을 치료하려면
스텐트시술을 받아야 하는 것 아닌가요?

혹시 우물에서 물을 길어 본 적이 있으신가요? 상수도가 보급되기 이전에는 물을 확보하기 위해 우물을 많이 사용했습니다. 우물에서 두레박과 도르래를 이용해 깊은 곳의 물을 퍼 올렸지요. 마을에 따라서는 공동 우물을 만들어 집집마다 돌아가면서 관리를 맡기도 했습니다. 하지만 상수도가 보급되어 수돗물 공급이 원활하게 이루어지면서 우물은 추억 속으로 사라지게 되었습니다. 하지만 수돗물도 오래된 건물의 경우 녹물이 쏟아져 나오거나 물이 잘 나오지 않을 때가 있습니다. 수도 배관이 녹슬고 부패했기 때문이지요. 이와 비슷한 경우가 우리 몸, 특히 심장혈관에도 발생하는데 이것이 바로 허혈성 심장혈관질환으로, 간난히 말해 심장병입니다.

심장이 운동하기 위해서는 산소와 에너지를 필요로 하는데 이 산소와 에너지를 공급해주는 혈관이 바로 관상동맥 또는 심장혈관입니다. 우리가 흔히 말하는 심장병이란 이렇게 심장에 혈액을 공급하

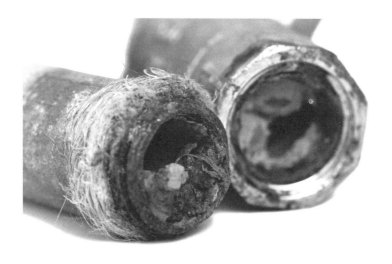

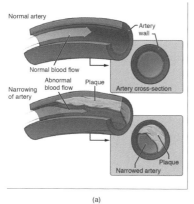

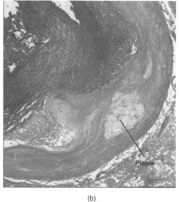

(a)

(b)

<그림 1-3> 녹슨 파이프의 모습
<그림 1-4> (a) 정상혈관(위)과 동맥경화가 생긴 혈관(아래)
　　　　　　(b) 동맥경화로 인해 좁아진 혈관의 실제 모습

는 심장혈관이 동맥경화로 인해 혈관이 좁아져 가슴통증(흉통)을 유

발하는 질병이라고 할 수 있습니다. 이러한 심장병은 오래된 질병

중 하나입니다. 약 3,500년 된 이집트의 미라에서도 혈관의 동맥경

화를 찾을 수 있었다는 것이 알려지면서 세계를 놀라게 한 적이 있

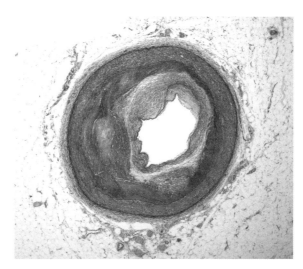

<그림 1-5> 동맥경화가 생긴 혈관을 염색하여 현미경으로 본 모습. 동맥경화로 인해 혈관이 좁아져 있고 그 안에 지방질과 유사한 물질이 들어가 있음을 알 수 있습니다.

습니다. 또 기원전 1,500년 고대 이집트 의사들의 처방과 치료법이 기록된 에베르스 파피루스Ebers Papyrus에서도 심장병과 관련된 증상이 기술되어 있다고 합니다.

과거부터 심장병이 존재했다는 사실은 어떻게 보면 당연하게 느껴지기도 합니다. 동맥경화 역시 일종의 노화현상이기 때문입니다. 때문에 동맥경화 부위가 생겼다고 모두 문제가 되는 것은 아닙니다. 하지만 너무 많이 진행되는 경우는 문제가 됩니다. 예를 들어 동맥경화로 인하여 혈관의 30~50% 정도가 좁아지더라도 대부분의 경우 문제가 되지 않습니다. 하지만 혈관이 70% 이상 좁아지게 되면 특징적인 증상을 나타내게 됩니다. 심장병과 관련된 흉통은 주로 '쥐어짜는 듯하다', '짓누르는 것 같다', '우리하다', '따갑다' 등으로 표현됩니다.

심장병의 증상과 종류

동맥경화란 혈관(동맥)의 안쪽 내벽에 병적으로 지방이 침착되는 현상을 말합니다. 흔히 외래에서는 어르신들에게 '혈관에 때 혹은 지방이 꼈다'고 설명하기도 합니다. 동맥경화라는 말을 처음 사용한 사람은 독일의 병리학자로, 1904년 경화된 동맥 안에서 관찰된 지방 축적물을 표현하기 위하여 그리스어로 '죽粥'을 의미하는 'athero'와 굳어짐을 의미하는 'sclerosis'를 합쳐 동맥경화arteriosclerosis 라고 이름을 지었다고 합니다. 이전에 동맥경화를 죽상경화라고 한 이유가 여기에 있습니다. 하지만 죽상경화란 말이 상대적으로 이해하기 어렵다는 문제점이 있어 최근에는 동맥경화라는 표현을 더 자주 사용합니다.*

참고로 많은 환자분들이 건강검진 중 시행된 검사에서 혈관에 동맥경화가 생긴 것을 듣고 걱정하며 내원하는 경우를 흔히 볼 수 있습니다. 결론적으로 말씀드리면 혈관에 동맥경화가 생겼다고 해서 동맥경화가 발생한 부위를 무조건 넓혀 주는 치료를 해야 할 필요는 없습니다. 물론 동맥경화가 너무 진행되어 혈액의 흐름에 방해를 주거나, 이로 인한 증상이 발생한 경우에 한하여는 치료를 시행하게 됩니다. 모든 동맥경화를 치료하지 않는 이유는 동맥경화 역시 일종의 노화현상으로, 나이가 들어감에 따라 거의 모든 사람들의 혈관에 동맥경화가 발생하기 때문입니다.

---

* 하지만 동맥경화라는 말도 약간은 문제가 있습니다. 동맥경화arteriosclerosis 란 말 그대로 동맥이 전체적으로 딱딱해지는 것을 의미합니다. 이에 비하여 죽상경화란 혈관의 일부분이 지방덩어리인 죽종 atheroma 으로 인해 좁아지는 것을 의미하는 것이기 때문입니다. 하지만 임상에서는 위 두 단어를 혼용해 쓰기 때문에 여기서는 동맥경화란 말을 사용하겠습니다.

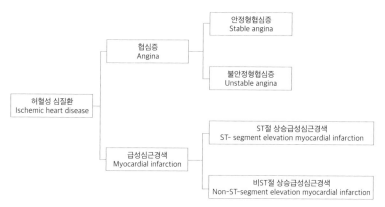

<그림 1-6> 심장병의 분류

심장병은 크게 협심증과 심근경색증으로 나눌 수 있습니다. 협심증은 그 증상 및 양상에 따라 안정형 협심증stable angina 과 불안정형 협심증unstable angina 으로, 심근경색은 ST절 상승급성심근경색증ST segment elevation myocardial infarction, STEMI 과 비ST절 상승급성심근경색증non-ST segment elevation myocardial infarction, NSTEMI 으로 나눌 수 있습니다. 너무 어려운가요? 한 발씩 나아가면 그렇게 어렵지는 않을 것입니다. 그럼 각각의 질환이 무엇인지 알아보도록 하겠습니다.

안정형 협심증의 특징은 앉아 있거나, 누워 있거나, TV를 보거나, 잠을 자는 등 신체 운동이 활발하지 않을 때에는 흉통과 같은 증상이 나타나지 않지만 운동을 하거나, 계단을 오르거나, 빠르게 걸으면 흉통이 나타나는데 5~10분 정도 서 있거나 쉬게 되면 증상이 사라지게 됩니다.

이와 달리 불안정형 협심증이란 안정형 협심증과 달리 아주 적은 운동에도 가슴통증이 발생하거나, 흉통의 발생 빈도가 점차적으로 심해지는 모습을 보이거나(예를 들어 이전에는 100m 정도 빠르게 걸으면 흉통이 발생했지만 최근에는 50m만 빠르게 걸어도 흉통이 발생한다거나, 이전에는 3층 정도 계단을 오르면 발생하다가 최근에는 2층만 올라가도 흉통이 발생하는 경우 등이 있습니다), 활동할 때뿐만 아니라 누워 있거나 앉아 있을 때에도 흉통이 발생하는 경우를 말합니다.

급성 심근경색acute myocardial infarction 이란 혈관의 동맥경화된 부위가 갑자기 파열되면서 그로 인해 혈액이 응고되어 혈관이 갑자기 막히며 심장 근육의 조직이나 세포가 죽어나가는 상태를 말합니다. 급성 심근경색증에서 나타나는 가슴통증은 협심증에서 나타나는 가슴통증과 비슷하지만 증상의 정도가 더 심하고, 몇 시간 이상 오래 지속된다는 특징이 있습니다. 급성 심근경색은 가슴통증과 함께 숨이 차고, 식은땀을 흘리거나, 토하거나, 어지럼증과 같은 증상을 동반할 수 있으며 심할 경우 정신을 잃는 경우도 생깁니다. 하지만 모든 사람들이 이런 증상을 겪는 것은 아닙니다. 앞서 말씀드린 전형적인 가슴통증이나 동반 증상이 없는 경우도 약 10% 정도 있습니다.

급성 심근경색은 심전도의 변화에 따라 ST절 상승급성심근경색과 비ST절 상승급성심근경색으로 나눌 수 있습니다. ST절 상승급성심근경색은 심전도에서 ST절의 변화가 생기는 것으로 원인은 심장혈관이 완전히 막힌 상태를 의미하며, 초응급상태으로 간주되어 즉각적인 치료가 필요합니다.

비ST절 상승급성심근경색은 심전도에서 ST절 변화가 생기지 않은 것으로 원인은 심장혈관이 심하게 좁아졌지만 완전히 좁아진 것은 아닌 상태를 의미하며, 초응급상태는 아니지만 빠른 치료가 필요합니다. 지금까지 분류한 허혈성 심질환을 증상으로 구분한다면 운동시에만 발생하는 안정형 협심증과, 쉬고 있을 때도 발생하는 불안정형 협심증, ST절 상승급성심근경색, 비ST절 상승급성심근경색으로 나눌 수 있는데 쉬고 있을 때도 증상이 발생한 경우를 급성 관동맥증후군acute coronary syndrome 으로 분류하기도 합니다.*

18세기와 19세기에 들어서면서 협심증의 증상과 발생 원인이 의사들에게 알려지게 되었습니다. 하지만 당시에는 치료약이나 치료법이 없었기 때문에 의사들은 협심증으로 고통받고 있는 환자들을 그냥 지켜보는 수밖에 없었습니다. 급성 심근경색의 상황은 더 암울했습니다. 급성 심근경색은 빨리 치료하지 않으면 바로 사망하거나 이로 인한 여러 합병증으로 인해 결국 사망에 이르게 되는 급성 중증질환입니다. 이 환자들의 생과 사를 결정하는 것은 막힌 혈관을 얼마나 빨리 뚫어주는가입니다. 하지만 비교적 최근인 1980년 이전까지도 막힌 혈관을 뚫어주는 치료는 없었습니다. 단지 중환자실에서 절대 안정을 취하고, 산소를 주고, 진통제를 주고, 더 이상의 혈액의 응고를 막는 항응고제나 혈관을 확장시키는 혈관확장제를 투여하는 것밖에는 해줄 수 있는 것이 없었습니다. 문제는 이런 치료의 경우 거의 효과가 없기 때문에 일단 심근경색이 발생하면 사망률이 매우 높아졌다는 것입니다. 이는 1960년대 미국과 유럽의 가장 흔한 사망원인이었습니다.

1975년에 들어서면서 혈전용해제thrombolysis 가 처음으로 개발되

---

* 심장은 전기적인 자극으로 수축을 하게 되는데 이러한 심장의 전기적인 변화를 그래프로 나타낸 것이 심전도입니다. 심전도의 그래프를 좀 더 세분하게 나누면 P파, Q파, R파, S파, T파 등으로 나눌 수 있는데 여기서 ST절이란 S파와 T파 사이를 말합니다. ST절 상승이란 S파와 T파 사이가 정상 심전도에 비하여 올라가 있는 모습을 보이는 심전도를 말하고, 비ST절 상승이란 S파와 T파 사이가 정상 심전도와 같은 모습을 보이는 심전도를 말합니다.

어 임상에 사용되기 시작했습니다. 혈전용해제란 급성 심근경색의 원인이 되는 심장혈관을 막고 있던 혈전thrombi, 즉 '피떡'을 녹이는 약입니다. 하지만 혈전용해제는 심장에 발생한 혈전과 다른 부위에 발생한 혈전을 구분하지 않고 모두 녹인다는 매우 심각한 문제점을 가지고 있었습니다. 예를 들어 이전에 뇌출혈이 있었던 환자에게 급성 심근경색이 발생하여 혈전용해제를 사용한다면 심장에서 문제가 되는 혈전만 녹이지 않고 뇌에서 출혈을 막아주던 혈전도 녹이기 때문에 뇌출혈이 다시 악화될 수 있습니다. 마찬가지로 최근에 큰 수술을 받았던 환자에게 혈전용해제를 사용하면 수술 받은 부위에서 출혈이 일어날 수 있기 때문에 이런 환자들에게는 혈전용해제를 사용할 수 없다는 문제점을 가지고 있었습니다.

둘째로 이 약을 사용해도 막힌 심장혈관이 뚫리지 않는 경우를 종종 관찰할 수 있는데 보고에 따르면 그 비율이 치료 받은 환자의 20~40% 정도나 된다고 합니다. 당시에는 혈전용해제를 사용했지만 막힌 혈관이 뚫리지 않는 경우 다른 방법이 없어 의료진들은 환자의 상태가 점차 악화되는 것을 지켜볼 수밖에 없었습니다.

1960년대에 들어와서 좁아진 심장혈관에 새로운 혈관을 이어주는 수술인 관상동맥우회수술Coronary Artery Bypass Graft, CABG 이 개발되었고 1977년에 이르러서는 드디어 스위스 의사인 안트레아스 그루엔트지히Andreas Gruentzig 에 의해 작은 풍선을 삽입하여 심장혈관의 좁아진 부위나 막힌 부위를 넓혀 주는 치료인 풍선성형술balloon angioplasty 이 고안되었습니다.

하지만 풍선성형술도 해결해야 할 많은 문제점을 가지고 있었습니다. 우선 풍선으로 좁거나 막힌 혈관을 넓히는 것은 수 초에서 수십 초 정도만 가능하기 때문에, 풍선을 몸에서 제거하면 넓혀진 혈관이 다시 좁아지는 현상이 발생합니다. 더불어 풍선치료를 시행하면 풍선에 의해 혈관이 손상을 입어 치료 후에 오히려 상태가 악화되는 경우가 발생하기도 합니다. 이렇게 손상을 입은 혈관은 혈전이 생기기 쉽고, 이로 인해 시술을 받고 혈관이 갑자기 막히는 급성 심근경색이 생기는 경우도 있었습니다. 마지막으로 풍선치료를 시행하고 난 뒤 6개월이 지나면 치료를 받은 50% 정도가 증상이 다시 악화되었습니다. 따라서 풍선치료는 혈전용해 치료의 대안으로 각광을 받지는 못했습니다.

그래서 이후에 나온 것이 금속으로 만든 스텐트를 좁아진 혈관 안에 삽입시키는 스텐트삽입술입니다. 좁아진 부위에 스텐트를 삽입하면 이를 통해 좁거나 막힌 혈관이 풍선치료 이후에 다시 바로 좁아지는 것을 막을 수 있습니다.

스텐트 사용이 즉각적으로 빛을 보기 시작한 것은 급성 심근경색 환자들에게 사용되면서부터였습니다. 스텐트삽입술은 기존의 혈전용해제보다 효과가 우월했습니다. 예를 들어 급성 심근경색으로 내원한 환자들을 스텐트삽입술을 받는 군과 혈전용해제를 사용한 군으로 나누어 치료한 결과[1] 스텐트삽입술이 급성 심근경색 환자들의 생존율을 높일 수 있었습니다. 이후 급성 심근경색으로 내원한 환자들에게 스텐트삽입술을 시행하는 것이 표준치료가 되었습니다.*

---

* 하지만 급성 심근경색 증상 발현 2~3시간 이내에 병원에 내원했을 경우 혈전용해제 치료와 응급관상동맥 스텐트삽입술 치료의 예후가 크게 차이가 나지 않는다는 연구결과가 보고된 바가 있습니다. 따라서 만약 환자가 증상 발현한 지 2~3시간 이내이거나, 응급관상동맥 스텐트삽입술을 시행할 수 없는 전문의나 치료시설이 없거나, 타병원으로 보내는 데 상당한 시간이 소요될 것으로 생각되는 경우 최근에도 혈전용해 치료를 시행하는 병원이 있습니다.

하지만 스텐트를 혈관에 삽입하는 시술도 아직 해결하지 못한 문제점을 가지고 있습니다. 앞서 말씀드린 바와 같이 스텐트는 금속으로 만들어져 있는데, 우리 몸은 스텐트를 이물질로 인식합니다. 때문에 혈소판이 활성화되어 혈전을 형성하면서 혈관을 막아 마치 급성 심근경색과 같은 양상으로 나타나게 되는 경우가 있습니다. 이를 스텐트혈전증stent thrombosis 이라고 합니다.

또 스텐트라는 이물질이 혈관에 부착되면 이를 우리 몸화化하기 위하여 혈관내막에 존재하는 세포들이 스텐트를 둘러싸게 되는데 이를 혈관내막화endothelialization 라고 합니다. 이 혈관내막화가 너무 진행하면 스텐트로 넓힌 혈관이 다시 좁아지게 되는 현상이 나타나기도 하는데 이를 스텐트재협착in-stent restenosis 라고 합니다. 초기에 개발된 스텐트의 경우 스텐트재협착이 6개월 이내에 30~40%까지 나타날 정도로 큰 골칫거리 중 하나였습니다. 이러한 문제점들로 인해 협심증에서는 스텐트삽입술이 잘 사용되지 않았습니다.

그러나 2000년대에 들어서면서 스텐트에 약물을 입혀 스텐트재협착 발생률을 획기적으로 줄인 약물용출스텐트drug-eluting stent 가 개발되어 보급되기 시작했습니다. 현재는 스텐트삽입술이 급성 심근경색뿐만 아니라 안정형 협심증이나 불안정형 협심증 환자와 같은 심장병 환자들에게도 널리 사용되고 있습니다.

협심증 환자들에게도 스텐트삽입술이 효과가 있을까?

이렇게 심장병 환자들에게 스텐트삽입술을 시행하면 특징적인 가슴통증이 호전됩니다. 더불어 급성 심근경색의 경우 스텐트삽입술이 환자들의 생명을 연장시킬 수 있었습니다. 그렇다면 협심증 환자에게 스텐트삽입술을 시행하면 급성 심근경색과 마찬가지로 증상을 호전시키고 더 오래 살 수 있도록 할 수 있을까요? 최근까지도 의사들은 그렇다고 생각했습니다. 하지만 2007년 발표된 COURAGE 연구[12]에서 그렇지 않다는 것이 밝혀져 세상을 놀라게 했습니다.

미국의 보훈병원에서 안정형 협심증으로 내원한 환자들을 약물치료만 시행한 군과, 스텐트삽입술과 함께 약물치료를 시행한 군으로 나누어 평균 4.6년 동안 관찰했습니다. 그 결과 스텐트삽입술을 시행했더라도 약물치료만 한 경우와 비교해 사망률이나 급성 심근경색 발생률에 차이가 없었습니다. 오히려 스텐트삽입술을 시행한 경우 스텐트 합병증으로 인해 재입원하는 비율이 40% 증가했습니다. 이 연구에 참여한 환자들을 최장 15년까지 연장하여 관찰했지만 사망률이나 재입원율에서 차이를 보이지 않았습니다.[13] 이 연구는 안정형 협심증 환자에게 스텐트를 삽입하는 것은 협심증과 관련된 증상을 완화시킬 뿐 더 오래 살도록 도와주지는 못한다는 것을 알려주게 되었습니다.*

최근에 안정형 협심증 환자들을 대상으로 스텐트삽입술을 시행한 경우와 약물치료만을 시행한 경우로 나누어 2년간 추적관찰을 시행했더니 약물치료만 시행한 경우 협심증 증상의 악화로 인해 응급으로 스텐트삽입술을 시행한 경우가 훨씬 많았지만, 사망이나 급성

---

* 물론 이 연구에 대한 비판도 많이 있습니다. 이 연구에서는 최근에 개발된 약물용출스텐트를 사용하지 않고 기존의 일반 금속스텐트를 사용했다는 것입니다. 최근에 개발된 약물용출스텐트의 경우 획기적으로 재협착률과 스텐트혈전증 발생률을 낮추었기 때문에 이 연구의 결과는 현실과 다를 수 있다는 것입니다. 또한 이 연구에서 약물치료로 배정된 환자의 상당수가 약물치료에도 불구하고 지속되는 협심증 증상으로 인하여 결국 관상동맥 스텐트삽입술을 받았습니다.

심근경색 발생률의 차이를 보이지는 않았습니다.[14] 이 환자들을 5년 간 더 관찰했지만 역시 급성 심근경색이나 사망률에서 차이가 없었 습니다.[15] 전 세계 37개국 5,178명의 안정형 협심증 환자를 대상으로 약물치료를 시행한 군과, 진단 후 바로 최신의 약물용출스텐트를 삽 입한 군으로 나누어 5년간 관찰한 대규모 연구에서는 각 군간 사망 이나 심근경색, 재입원율에서 차이가 없었습니다.[16]

이보다 한발 더 나아가 안정형 협심증 환자에게 스텐트삽입술을 시행하는 것은 일종의 위약偽藥, placebo 효과일 수 있다는 흥미로운 연구결과도 보고되었습니다.[17] 이 연구는 매우 독특한 연구방법을 사 용했는데 안정형 협심증으로 내원한 환자들에게 모두 관상동맥조영 술을 시행한 후 스텐트를 삽입한 군과, 스텐트를 삽입하지 않은 군 을 무작위로 나누어 관찰했다는 것입니다. 그 결과 스텐트를 삽입 한 환자뿐 아니라 스텐트를 삽입하지 않은 환자에서도 흉통이 줄어 들었고, 러닝머신을 뛰게 하는 운동부하검사treadmill test 성적도 모두 시술 전보다 좋아졌다고 보고했습니다.

물론 이 연구에는 많은 비판이 쏟아지기도 했습니다. 연구에 참여 한 대상 환자가 많지 않았고, 결과에서 통계적으로 유효하지는 않지 만 관상동맥 스텐트삽입술 시행을 받은 환자들의 예후나 증상이 좋 은 경향이 있었기 때문입니다. 또 치료 후 6주가 지나 결과를 분석했 는데 6주라는 시간은 예후평가를 내리기에는 짧은 시간이고, 연구에 참여한 대상 환자군도 비교적 위험도가 낮은 사람들이었습니다. 하 지만 안정형 협심증 환자들에게 스텐트삽입술이 정말로 필요한 것 인가에 대하여 의문을 던진 연구였다고 할 수 있겠습니다.

스텐트삽입술은 치료 방법의 하나일 뿐입니다

이제까지의 연구결과들을 종합해보면 급성 심근경색이나 불안정 협심증의 경우 스텐트삽입술이 환자들의 증상을 호전시키고, 더 오래 살 수 있도록 합니다. 하지만 안정형 협심증의 경우 스텐트삽입술이 증상의 호전과 함께 삶의 질을 호전시키지만 환자들의 생명연장 즉, 더 오래 살도록 하지는 못했습니다.

이러한 연구결과에 따라 미국과 유럽에서는 안정형 협심증으로 내원한 환자에게 우선적으로 약물치료를 고려하고 그럼에도 증상이 호전되지 않는 경우 관상동맥 스텐트삽입술 시행을 권유하고 있습니다. 하지만 실제로 임상에서 환자들에게 현재까지의 연구결과를 설명드리고 약물치료를 먼저 해 보자고 하면 불안해하시는 경우를 자주 보게 됩니다. 하지만 너무 걱정할 필요는 없습니다. 약물치료를 우선적으로 시행해 보고 호전되지 않으면 그때 스텐트삽입술을 시행해도 늦지 않습니다. 그럼에도 너무 불안하다면 관상동맥조영술 검사와 함께 스텐트삽입술을 시행할 수도 있습니다.

꼭 주의하여야 할 것이 있다면 불안정 협심증이나 심근경색의 경우 하루빨리 치료를 받아야 한다는 것입니다. 따라서 앞서 말씀드린 것과 유사한 가슴통증이 있다면 주저하지 말고 병원을 방문하여 검사를 받으시기 바랍니다.

심장혈관 스텐트(그물망) 치료

 심장병 치료와 관련해 스텐트삽입술에 대하여 이야기하다 보면 스텐트라는 말이 계속 나오게 되는데요. 이에 대하여 좀 더 자세히 설명드리도록 하겠습니다. 스텐트stent 란 스테인레스 스틸과 같은 금속으로 만들어져 있는데 파이프처럼 통으로 된 것이 아니라 그물처럼 생긴 얇은 망으로 된 구조물입니다. 쉽게 그물망이라고도 합니다만 어색한 감이 있어 스텐트란 말을 더 자주 사용합니다. 최근에는 스텐트에 약물을 입힌 소위 약물용출스텐트가 대다수의 병원에서 사용되고 있습니다.

 스텐트를 삽입하면 무엇보다 사후 관리가 중요합니다. 그중 하나로 스텐트 관련 합병증을 예방하기 위해 혈소판작용을 억제하는 항혈소판제를 꾸준히 복용해야 합니다. 하지만 복용량은 시기에 따라 달라지는데 일반적으로 스텐트삽입술을 받으면 6개월에서 1년 동안은 2가지 이상의 항혈소판제를 사용하다가 이 시기가 지나면 약물을 한 가지로 줄이게 됩니다. 하지만 경우에 따라서는 3가지의 항혈소판제를 사용하기도 하고 1년 이상 2가지의 항혈소판제를 사용하기도 합니다.

 또한 많은 분들이 삽입된 스텐트를 나중에 제거할 수 있는지에 대해 궁금해합니다. 결론적으로 말씀드리면 그렇지 않습니다. 한 번 스텐트를 심장혈관에 삽입하면 영구적으로 심장혈관에 위치하게 됩

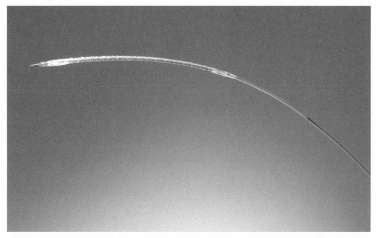

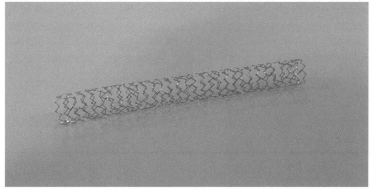

<그림 1-7> (위) 풍선 위에 스텐트가 올려져 있는 모습
(아래) 스텐트의 풍선을 확장시킨 후 제거한 모습

니다. 이런 문제를 해결하기 위해 금속이 아닌 녹는 실과 유사한 재료로 만들어진 '녹는 스텐트 bioresorbable vascular scaffold, BVS'가 사용되기도 했습니다. 이 스텐트는 약 3년 정도 지나면 몸에서 완전히 분해되어 사라지기 때문에 스텐트를 제거하는 효과와 비슷하다고 이상적인 평가를 받았습니다. 하지만 이 스텐트는 기존의 금속으로 만

들어진 스텐트보다 두께가 두꺼워서 금속으로 만들어진 스텐트보다 주요 합병증이 더 많이 발생하는 등 안전성 문제가 대두되어 결국 시장에서 퇴출되었습니다. 이에 다른 재료를 이용하면서도 두께는 그다지 두껍지 않은, 녹는 스텐트의 개발이 현재 진행 중입니다. 몇 년 후에는 좀 더 안전하게 녹는, 스마트한 스텐트가 개발될 것으로 기대하고 있습니다.

관상동맥조영술 및 스텐트삽입술을 하다 보면 여러 합병증이 발생할 수 있습니다. 예를 들어 심장혈관의 좁아진 부위를 풍선과 스텐트를 이용해 넓히다가 혈관이 터지거나 찢어지는 경우가 발생할 수 있는데 이런 경우 환자가 사망할 수 있습니다. 또 혈관에 기구가 통과할 수 있을 정도의 비교적 큰 상처를 내어야 하고 여러 약물들을 많이 사용한다는 단점이 있습니다. 때문에 시술이 종료된 뒤에도 피가 잘 멈추지 않아 피가 혈관 밖으로 새어 멍이 생기기도 하고, 심각한 경우 혈관에 흐르는 피가 부족하게 되어 혈액량저하성 쇼크 hypovolemic shock 가 생기기도 합니다.

심장혈관이 좁아졌다고 합니다,
어떻게 해야 할까요?

조기발견을 위한 건강검진이 활성화되면서 건강검진의 인기는 하늘을 찌를 듯합니다. '건강은 건강할 때 관리하라'라는 말이 있듯이, 병이 발생하기 전은 물론 이것이 심각하게 진행되기 전에 손을 쓰는 것이 중요하다는 생각에서겠지요. 많은 자식들이 대학병원에서 부모님 건강검진을 해 드려야 효도를 하는 것이라고 생각할 정도입니다. 정부에서도 질병의 조기예방이 중요하다는 것을 인식하고 모든 직장 근로자들에게 1년에서 2년에 한 번 건강검진을 받도록 의무화했고, 지역건강보험 가입자이거나 근로자 가족들의 경우도 격년에 한 번 무료 건강검진을 받을 수 있습니다. 이에 부응하여 알 만한 대학병원들은 긴강검진센터를 멋지게 꾸며 놓고 최저 수십만 원에서부터 수백만 원에 이르는 럭셔리 건강검진 서비스를 제공하기도 합니다.

이런 건강검진은 혈압, 맥박, 신장, 체중과 같은 가장 기초적인 검사에서부터 당뇨, 혈액 콜레스테롤과 같은 혈액검사, 흉부 엑스선 검사, 심전도 검사, 자궁경부세포진 검사, 유방 촬영과 같은 기본적인 검사 외에도 골다공증 검사, 위/대장 내시경, 심초음파, 복부초음파, 복부/흉부 전산화단층촬영computed tomography, CT, 핵의학 단층촬영 검사, 자기공명영상magnetic resonance imaging, MRI, 양전자 방출 단층촬영positron emission tomography, PET 과 같은 특수검사까지 다양하게 시행하고 있습니다.

이렇게 비싼 비용에도 불구하고 건강검진을 받는 이유는 암과 같은 질환의 경우 조기에 발견하여 치료하면 예후가 더 좋기 때문입니다. 하지만 이런 건강검진은 필연적으로 치료가 필요하지 않은 상태를 과다하게 발견하거나 병이 없지만 병이 있다는 검사 결과를 받는 사람들이 많아진다는 단점도 있습니다(자세한 내용은 4장의 '건강검진은 질병으로 인한 사망을 줄일 수 있을까요?'를 참고하시기 바랍니다).

예를 들어 보겠습니다. 최근 심장병 관련 증상은 없었지만 건강검진에 포함된 CT에서 우연히 심장혈관에 석회화가 관찰되었다거나 혈관이 좁아져 있다는 이야기를 듣고 외래를 방문하는 경우가 많습니다. 그렇다면 증상은 없는데 검사에서 우연히 혈관이 좁아진 것을 발견한 경우 관상동맥조영술이나 스텐트삽입술 치료를 하는 것이 환자들의 생명을 연장시키는 데 도움이 될까요? 질문에 대한 답을 이야기하기 전에 먼저 관상동맥조영술에 대해 간단히 설명하겠습니다.

관상동맥조영술, 어떻게 진행될까?

관상동맥조영술이란 심장혈관인 관상동맥을 직접 촬영하는 일종의 검사입니다. 이 검사를 받으려면 검사 하루 전날 또는 당일에 입원하여 금식 상태로 검사를 시행하게 됩니다. 그리고 방사선을 이용해 혈관을 촬영하는 기구가 장착되어 있는 심장혈관촬영실이라는 공간에서 시술하게 됩니다. 검사 절차를 간략하게 설명드리면 소독을 하고 난 후 손목에 있는 요골동맥radial artery 이나 허벅지 부위의 대퇴동맥femoral artery 에 조그마한 구멍을 내고 이를 통해 기구들을 삽입합니다. 그리고 삽입된 기구들을 심장혈관에 위치시킨 다음 혈관이 보이게 하는 조영제contrast media 를 주입하여 혈관을 촬영하게 됩니다.

검사에서 충분히 좁아진 혈관이 관찰되면 좁아진 부위를 넓혀주는 스텐트를 삽입하고 그렇지 않으면 검사를 종료하게 됩니다. 검사가 끝나면 검사에 관련된 기구들을 빼내고 상처를 냈던 부위를 지혈하고 소독합니다. 지혈을 위해서는 상처 낸 부위를 직접 누르거나 피를 멈추게 하는 기구를 사용할 수 있습니다. 검사가 끝난 후 합병증이나 부작용이 없으면 검사 당일 또는 그 다음날 퇴원할 수 있습니다.

하지만 관상동맥조영술 자체는 여러 합병증의 가능성을 가지고 있습니다. 우선 혈관을 보이게 하기 위해 사용하는 조영제는 자체 독성으로 인하여 콩팥기능을 저하시키고, 이 조영제에 알러지가 있는 경우 약물 과민반응에 의한 쇼크를 일으키기도 합니다.

또한 관상동맥조영술 영상을 해석할 때 주의할 점도 있습니다. 우선 관상동맥조영술이 가지는 근본적인 한계로 인해 실제 환자가 가진 관상동맥질환을 과대 또는 과소평가할 수 있다는 문제점이 있습니다. 즉, 관상동맥조영술은 심장혈관인 관상동맥에 조영제를 넣고 그 이미지를 얻는 방법이기 때문에 혈관 내부가 좁아져 있는 것은

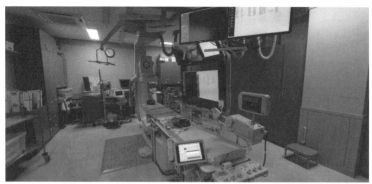

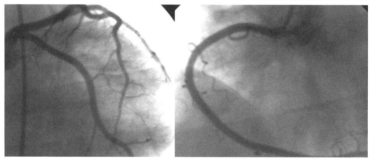

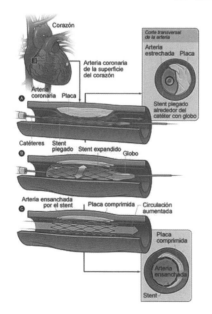

<그림 1-8>
(위) 심장혈관촬영실의 내부모습
(중간) 심장혈관촬영 영상
(아래) 스텐트삽입술 시행 모식도

국소협착부위의 경우 쉽게 진단이 가능

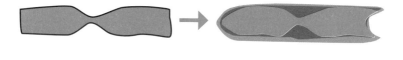

미만성 협착부위는 진단이 어려울 수 있다

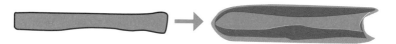

<그림 1-9> 관상동맥조영술의 장단점

확인할 수 있지만 심장혈관 전체를 보여주는 것은 아니기 때문에 혈관이 좁아진 부위를 과소 또는 과대평가할 가능성이 있습니다.

한번 생각해 봅시다. 우리가 혈관을 보고 좁아졌다고 하는 것은 상대적인 평가입니다. 즉, 정상으로 보이는 혈관의 크기와 좁아진 혈관의 크기를 비교해 혈관이 좁아진 것과 얼마나 좁아졌는지를 평가하는 것입니다. 하지만 만약 우리가 정상으로 생각한 부위도 좁아져 있다면 어떨까요? 이런 경우는 심하게 좁아진 부위가 상대적으로 덜 심하게 보일 수 있기 때문에 병변을 과소평가할 가능성이 있습니다.

또한 관상동맥조영술은 3차원 구조인 관상동맥을 2차원적인 이미지로 얻기 때문에 이미지 왜곡이 발생할 수 있습니다. 예를 들어 관상동맥 내부가 원형으로 좁아지지 않고 타원형으로 좁아져 있다면 어떨까요? 관상동맥조영술을 시행한 위치에 따라 혈관이 좁아져 보이기도 하고 정상으로 보이기도 할 것입니다.

새로운 검사 방법의 등장, 심근분획혈류 예비력

비교적 최근까지도 심장내과 의사들은 관상동맥조영술이나 CT
에서 좁아진 혈관이 관찰되면 환자가 심장병에 합당한 증상을 가지
건 가지지 않았건 모두 스텐트를 삽입하던 시절이 있었습니다. 하지
만 좁아진 관상동맥의 기능을 평가할 수 있는 '심근분획혈류 예비력
Functional flow reserve, 이하 FFR'이라는 특수검사가 등장하면서 이런 관
행에 대해 의문을 가지기 시작했습니다.

심장혈관촬영 검사란 혈관이 좁아져 있는 해부학적 양상, 즉 영
상에서 혈관이 다른 부위에 비하여 좁아져 있는 양상을 보고 직관적
으로 진단을 하는 방법입니다. 하지만 여기서 보이는 좁아진 심장혈
관은 심장혈관에 필요한 필요한 혈액 즉, 혈류량이 충분히 공급되지
못할 것이라는 간접적인 증거일 뿐입니다. 만약 심장혈관의 혈류량
을 직접 측정할 수 있다면 치료 여부를 결정하는 데 도움이 되는 직
접적인 증거가 될 수 있습니다.

이에 최근에 주목을 받고 있는 것이 앞서 언급한, 심장혈관이 좁
아진 부위의 앞쪽 부위(근위부)와 뒤쪽 부위(원위부)의 압력차를 비
比로 나타낸 심근분획혈류 예비력이라는 검사입니다. 이 방법을 사
용하면 좁아진 부위로 인해 혈관의 혈류가 얼마나 감소했는지를 직
접적으로 알 수 있습니다.

그렇다면 여기서 의문이 생깁니다. 좁아진 혈관이 협심증의 원인
이 되는지를 평가하는 데 왜 좁아진 부위 전후의 혈류량을 직접 비
교하지 않고 압력차의 비로 비교할까요? 결론적으로 말씀드리자면
좁아진 심장혈관 부위 전후의 혈류량을 직접적으로 측정하는 것이
매우 어려운 데 반해, 혈압은 직접적으로 측정하기 쉽기 때문입니

다. 그렇다면 혈압은 어떻게 혈류량을 대신할 수 있을까요? 이는 고등학교 물리시간에 배운 옴의 법칙Ohm's law을 응용한 것입니다. 옴의 법칙에 따르면 전류는 저항에 반비례하고 압력에 비례합니다(I = V/R). 여기서 전류와 혈류는 물리학적으로는 같은 흐름flow이기 때문에 이 공식을 응용하면 혈류는 혈관의 저항에 반비례하고 혈관 내 혈압에 비례할 것입니다. 우리 몸속의 혈관은 혈관내피에 둘러싸여 있기 때문에 저항이 일정하다고 가정하면 결국 혈류에 영향을 미치는 주된 요인은 혈압이 됩니다. 따라서 좁아진 부위의 혈압값을 좁아지기 이전의 혈압값으로 나눈 것이 바로 FFR입니다.

FFR은 혈관의 저항값을 모르더라도 혈압차를 이용하여 혈관의 혈류량의 차이를 확인할 수 있는 매우 유용한 방법입니다. 만약 혈관이 완전히 막혀 있다면 FFR은 0(FFR=0/1)이 될 것이고, 하나도 좁아져 있지 않다면 1(FFR= 1/1)을 나타낼 것입니다. FFR이 0.75라면 좁아지지 않은 정상 관상동맥혈관과 비교하여 좁아진 혈관 아래 혈관은 25% 정도의 혈류량이 감소했다는 것을 의미하는 것입니다.

안정형 협심증 환자에게 FFR을 사용한 여러 연구들에서 심장혈관이 상당히 좁아지더라도 혈류량이 감소하지 않은 혈관은 전체의 30% 정도였습니다. 이렇게 좁아진 혈관에도 불구하고 혈류량이 잘 유지되는 경우, 약물치료만 시행하더라도 스텐트삽입 치료를 받은 경우와 사망률에서 차이가 없었다는 보고가 발표되어 상당한 파장을 일으켰습니다. 예를 들어 북미와 유럽의 20개 병원에서 시행한 심장혈관촬영 검사에서, FFR을 이용해 여러 혈관이 좁아진 안정형 협심증 환자들의 스텐트삽입 치료 여부를 판단한 경우가 그렇지 않은 경우보다 1년 동안의 사망 및 심근경색증의 발생률, 그리고 재시술률을 줄일 수 있었습니다.[18] 이 연구대상 환자들을 2년 동안 좀 더 길게 보았더니 1년 동안 보인 FFR을 기반으로 한 치료의 예후가 더 좋았습니다.[19]

또 심장혈관촬영 검사상 유의하게 혈관이 좁아져 있는 안정형 협심증 환자들에게 FFR을 사용해, 그중 유의하게 혈류량이 감소한 환자들을 대상으로 스텐트삽입술을 시행한 경우와 약물치료만을 시행한 경우로 나누어 비교한 결과 스텐트삽입술을 시행한 경우가 예후가 더 좋았습니다.[20] 이 환자들을 5년간 더 길게 관찰했는데 이 역시 급성 심근경색이나 사망률 등의 예후가 스텐트삽입 치료를 받은 군에서 더 좋은 결과를 보였습니다. 연구에서 혈관이 좁아졌지만 혈류량은 잘 유지되고 있는 환자들은 분리하여 스텐트삽입 치료를 하지 않고 약물치료만 시행했는데 이들의 경우 급성 심근경색이나 사망률에서 스텐트삽입 치료를 받은 군과 차이가 없었습니다.[21] 이런 연구결과들은 혈관이 좁아져 있다고 하더라도 혈류가 잘 유지되고 있다면 약물치료만 해도 된다는 것을 보여주고 있습니다.

물론 FFR 검사에 대한 비판도 있습니다. 예를 들어 FFR은 좁아진 부위에 혈류가 줄어들었다는 것을 알려주는 것이지 측정부위에 반드시 스텐트를 삽입하는 것이 필요한지, 또는 좁아진 부위에 스텐트를 삽입하였을 때 관상동맥의 혈류를 호전시킬 수 있을지를 보여주는 검사는 아닙니다. 또한 FFR은 정확한 혈류값을 얻을 수 없고 단지 그 비율, 즉 상대값만 얻을 수 있기 때문에 혈류에 영향을 미치는 다른 요소들에 의해 영향을 받을 수 있습니다. 즉, FFR은 모든 혈관 부위의 저항값이 같다고 가정하지만 측정 부위의 혈관 크기가 작다면 큰 부위보다 상대적으로 저항값이 높기 때문에 FFR값이 낮게 나올 수 있습니다. 더불어 FFR은 관상동맥조영술과 동시에 진행해야 하는데 드물기는 하지만 검사 도중에 관상동맥이 찢어지거나 상처를 입는 합병증이 있을 수 있습니다.

마지막으로 우리나라 건강보험급여의 인정범위가 제한되어 있어 심장혈관촬영 검사상 혈관이 50~90% 정도 좁아져 있는 경우에 한해서만 보험급여를 인정하고 있습니다. 따라서 이 이상 좁아져 있거나 덜 좁아져 있으면 FFR 검사를 할 때 개인이 모두 검사비를 부담해야 하는 문제가 있어 검사 진행에 어려움이 있는 경우가 있습니다.

좁아진 심장혈관, 모두 스텐트 치료를 할 필요는 없습니다

FFR은 우리가 지금까지 가지고 있던 상식에 도전한 대표적인 예이자 우리의 상식이 실제와는 많이 다르다는 것을 알 수 있게 해준 예시이기도 합니다. FFR 검사는 협심증 증상과 함께 혈관검사에서 혈관이 좁아져 있다고 하더라도 모두 스텐트삽입 치료를 할 필요는 없음을 보여줍니다. 특히 흉통과 같이 협심증에 합당한 증상이 없는데도 건강검진에서 시행한 CT 결과에서 심장혈관에 석회화가 관찰되어 내원한 분들이 많은데, 이들 중 많은 경우가 관상동맥조영술과 같은 특수정밀검사를 할 필요가 없다는 것을 보여줍니다.

단지 당뇨병을 오래 앓은 환자나 이전에 뇌경색을 앓아 소통이 되지 않는 경우와 같이 특수상황에 한해서는 무증상이라 하더라도 관상동맥조영술을 시행하게 됩니다. 따라서 관상동맥조영술로 보면 혈관이 좁아져 있지만 그 정도가 심하지 않아 우선 약물치료를 하자고 하면 너무 걱정할 필요는 없습니다. CT에서 석회화가 관찰되거나 혹은 좁아진 부위가 있다고 하더라도 마찬가지입니다. 하지만 심장병과 관련된 증상이 발생하면 바로 병원에 내원하여 의사와 상의하는 것이 좋습니다. 동시에 금연과 절주 등 건강한 라이프 스타일을 유지하는 것이 더 좋을 것으로 보입니다.

관상동맥 CT

심장혈관촬영 검사를 하려면 입원을 해야 하고 손목이나 허벅지에 상처를 내야 하는 등 여러 불편함이 따라옵니다. 그래서 좀 더 간편하게 심장혈관을 평가할 수 있는 CT가 각광을 받고 있습니다. 관상동맥 CT는 관상동맥조영술과 달리 외부에서 조영제를 투여한 후 심장혈관의 이미지를 얻는 방법으로 입원할 필요가 없어 비교적 검사가 간단합니다. 따라서 최근 외래에서 많이 시행되고 있습니다.

다른 장기들에 비해 이제서야 CT가 임상에서 많이 사용되고 있는 이유는 심장 자체의 특수성과 CT 기술의 발달이 한 몫을 했습니다. 간이나 콩팥과 같이 움직이지 않는 다른 장기와 달리 심장은 지속적으로 움직이는 특성을 가지고 있어 심장의 이미지를 얻으려면 빠른 시간 안에 영상을 얻어야 합니다. 하지만 이전 세대의 CT는 기술적 문제로 빠르게 움직이는 심장에 대한 영상을 찍을 수 없었고 찍더라도 그 영상이 선명하지 않아 잘 사용되지 않았습니다. 하지만 최근에 CT 기술이 발달하여 움직이고 있는 심장도 선명하고 빠르게 찍을 수 있게 되면서 임상에서 많이 사용되고 있습니다.

하지만 아직 해결되지 않는 문제도 있습니다. 이전과 비교해 좋은 영상을 얻을 수 있게 되긴 했지만 그럼에도 불구하고 계속 움직이는 물체를 찍다 보니 오류가 발생할 확률이 다른 장기에 비해 높기 때문입니다. 또한 CT 영상을 얻으려면 조영제를 주입해야 하는데 조

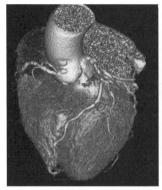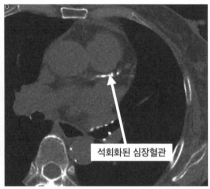

석회화된 심장혈관

<그림1-10> (왼쪽) 관상동맥 CT의 3차원 영상 사진
(오른쪽) 석회화된 심장혈관(관상동맥)의 모습

영제는 그 자체로 앞서 말씀드린 부작용을 가지고 있습니다.

따라서 많은 건강검진에서는 조영제를 사용하지 않는 CT를 이용합니다. CT는 심장병 환자의 좁아진 혈관에 석회화가 함께 발생하는 경우가 많다는 특성을 이용해 심장혈관의 석회화 정도(칼슘이 심장혈관에 침착한 정도)를 측정합니다. 그런데 이 경우 혈관이 좁아져 있다는 것을 직접적으로 보여주지 않고 단지 석회화 정도만 보여주기 때문에 심장혈관질환의 여부를 간접적으로 평가하는 경우가 많습니다. 더불어 나이가 들면서 심장혈관에 어느 정도 석회화가 생기는 것은 정상적인 노화 과정이기도 하기 때문에 석회화 정도만을 가지고 심장혈관이 좁아져 있다고 단정적으로 말하기는 어렵습니다.

콜레스테롤이 높으면
심장병에 걸리나요?

심장병 예방이라고 하면 먼저 떠오르는 것이 무엇인가요? 2015년 한국만성질환관리협회가 성인 1,148명을 대상으로 심뇌혈관질환을 예방하고 관리하기 위해 중요한 것이 무엇일지에 대한 조사를 했습니다. 그 결과 30%가 적절한 운동, 29%가 식습관 개선, 20%가 정기적인 진료라고 답변했습니다. 이에 비하여 전문의들은 고혈압, 당뇨, 고지혈증, 비만 등 생활습관병을 예방하는 것이 예방의 첫걸음이라고 강조했습니다.

일반인과 전문의 의견이 다르게 나타나는 이유는 아마도 각자가 무엇을 할 수 있을지에 집중하기 때문이라고 생각합니다. 하지만 심장병을 예방하고 싶은 마음 자체는 더 같은 것이지요. 그런데 최근 심장병과 관련해 가장 핫이슈로 떠오르고 있는 것이 있습니다. 바로 콜레스테롤인데요. 이번 장에서는 콜레스테롤에 대해 이야기해보려 합니다.

콜레스테롤cholesterol 이란 이름의 어원을 살펴보면 담즙을 의미하는 그리스어 'chole'와 고체를 의미하는 'stereos', 그리고 알코올을 의미하는 '-ol'이 합쳐져 만들어졌습니다. 콜레스테롤에 담즙을 의미하는 chole가 들어간 이유는 콜레스테롤이 1758년 담석에서 최초로 분리되었기 때문입니다.

하지만 콜레스테롤의 구조는 1920년대에 이르러서야 알려졌고, 이 구조를 밝힌 공로로 아돌프 윈다우스Adolf Windaus 와 하인리히 위에랜드Heinrich O Wieland 는 1928년 노벨화학상을 받았습니다. 1929년에는 미셸 마체보우프Michel Macheboeuf 가 소의 혈청에서 단백질을 분리하면서 혈액에도 콜레스테롤이 존재한다는 것이 처음으로 알려졌습니다. 이후 1946년 존 고프만John Gofman 은 초원심분리기를 이용하여 인간혈청에서 LDLlow density lipoprotein (저밀도 지단백) 콜레스테롤과 HDLhigh density lipoprotein (고밀도 지단백) 콜레스테롤을 분리하는 데 성공했습니다.

콜레스테롤이 심장병과 관련이 있다는 이야기는 어디선가들 들어보셨지요. 그 기원은 이렇습니다. 2차 세계대전이 끝나고 풍요로운 시기가 이어지자 미국과 유럽에서 심장병이 주요 사망원인으로 대두되기 시작했습니다. 이에 따라 심장병의 주요원인 중 하나인 동맥경화에 대한 관심과 함께 콜레스테롤에 대한 연구가 활발히 진행되면서 콜레스테롤과 동맥경화와의 연관성이 실험적으로 밝혀지기 시작했습니다.

이후 1961년, 미국 국립보건원National Health of Institute, NIH 이 메사추세추 프레밍햄 지역의 주민을 대상으로 시행한 역학연구(이하 프레밍햄 심장연구)에서 '혈중 LDL 콜레스테롤의 정도가 심장병의 주요한 위험요소이다'라는 결과를 발표했고,[22] 이후 혈액 중의 콜레스테롤, 특히 LDL 콜레스테롤의 정도가 높을수록 심장병 발생률이 증가한다는 것이 많은 사람들이 아는 상식이 되었습니다.

콜레스테롤은 우리 몸에 꼭 필요한 물질입니다

앞서 본 콜레스테롤과 심장병의 관련성 등으로 인해 많은 사람들이 콜레스테롤을 우리 몸에 필요 없는 존재라고 생각하는데 사실은 그렇지 않습니다. 콜레스테롤은 세포막, 신경세포와 같이 우리 몸을 구성하는 데 반드시 필요한 주요 물질 중 하나입니다. 콜레스테롤은 뇌와 전신근육에 각각 25%, 혈액에 10%, 나머지 장기에 40%가 분포하고 있으며 여러 호르몬과 담즙산을 만드는 원료이기도 하기 때문에 만약 콜레스테롤이 몸에 없다면 우리는 살 수 없습니다.

더불어 콜레스테롤을 음식으로만 섭취하는 것으로 알고 있는 경우가 많은데 이 역시 잘못 알려진 상식입니다. 콜레스테롤은 음식을 통해 장에서 흡수하기도 하지만 상당수가 몸에서 생성됩니다. 우리 몸에 존재하는 콜레스테롤의 70~80%는 간에서 생성되며, 나머지인 20~30% 정도만이 음식을 통해 장에서 흡수됩니다. 이 비율은 상태에 따라 변하는데 만약 음식을 통한 콜레스테롤 섭취가 적거나 부족한 경우 간에서 콜레스테롤을 좀 더 만들고, 반대로 음식으로 많은 콜레스테롤을 섭취하게 되면 간에서 이를 적게 만들게 됩니다. 따라서 음식을 통한 콜레스테롤 섭취를 줄여도 혈중 콜레스테롤 수치는 많이 떨어지지 않습니다. 혈액검사에서 콜레스테롤 수치가 높게 나온 경우 의사가 약물치료를 우선적으로 권유하는 이유가 여기에 있습니다.

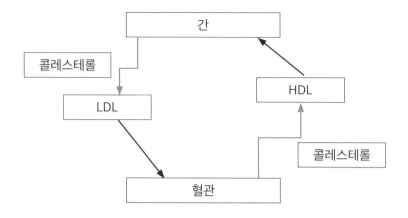

<그림 1-11> 간과 혈관에서 HDL과 LDL의 작용

콜레스테롤의 유용성을 설명하기 전에 먼저 콜레스테롤에 대해 간단히 알아볼까요? 혈액 내의 콜레스테롤은 크게 LDL 콜레스테롤과 HDL 콜레스테롤, 중성지방triglyceride으로 나눌 수 있습니다(중성지방은 마지막 부분에서 설명하겠습니다). 간은 콜레스테롤을 만들뿐만 아니라 반대로 이를 몸에서 제거하는 역할도 하는 매우 중요한 기관입니다. 그렇다면 간에서 생성된 콜레스테롤은 어떻게 몸으로 퍼지게 될까요? 바로 'LDL'이 이 역할을 하게 됩니다. LDL은 간에서 만들어진 콜레스테롤과 결합하여 'LDL 콜레스테롤'이 되어 각 장기에 운송을 해 주는 역할을 합니다.

반대로 'HDL'은 몸에 남아 도는 콜레스테롤과 결합하여 'HDL 콜레스테롤'이 된 후 간에서 HDL과 콜레스테롤로 분리됩니다. 이렇게 분리된 콜레스테롤은 담즙이 되어 장으로 배설됨으로써 몸에서 제거됩니다. 그렇다면 왜 콜레스테롤은 스스로 움직이지 못하고

LDL이나 HDL에 붙어서만 움직일까요? 이는 지방인 콜레스테롤이 혈액에 녹지 않기 때문에 지단백과 함께 움직여야 하는 것입니다.

흔히 LDL 콜레스테롤은 나쁜 콜레스테롤이라고 불립니다. 앞서 설명한 대로 간에서 LDL과 결합한 콜레스테롤은 각 장기에 보내지기 때문에 혈액 내에 LDL 콜레스테롤 농도가 높을수록 온몸에 콜레스테롤이 축적되는 상태라 생각되기 때문입니다.

이에 비해 HDL 콜레스테롤이 좋은 콜레스테롤이라고 불렸던 이유는 혈액 내에 HDL 콜레스테롤 수치가 높으면 각 장기에서 콜레스테롤의 제거 작용이 왕성하게 되고 있다고 생각했기 때문입니다. 하지만 최근의 연구를 살펴보면 이 HDL 콜레스테롤이 정말로 좋은 콜레스테롤인지에 대한 의문이 제기되고 있습니다.

HDL 콜레스테롤은 정말 좋은 콜레스테롤일까?

미국에서 진행된 프레이밍햄 연구[23]에서는 낮은 HDL 콜레스테롤을 가진 사람들의 심장병 발생률이 높았습니다. 기존의 여러 HDL 콜레스테롤 연구를 함께 분석한 연구[24]에서도 혈중 HDL 콜레스테롤 농도가 1mg/dL씩 증가하면 심장병 위험도를 각각 2~3% 정도씩 낮추는 효과가 있다고 보고되었습니다. 기존 심장병으로 인해 LDL 콜레스테롤을 낮추는 약물치료를 받은 환자들을 분석한 다른 연구[25]에서도 HDL 콜레스테롤이 낮은 사람들이 심상질환과 관련된 사건 발생의 위험도가 높았습니다.

하지만 앞서 말씀드린 바와 같이 최근 다른 결과를 보이는 연구들이 등장하기 시작했습니다. 덴마크에서는 건강한 사람들을 대상으로 혈중 HDL 콜레스테롤 수치와 사망률과의 연관성을 분석했습니다. 그 결과 남성의 경우 HDL 콜레스테롤 수치가 116mg/dL 이상 과도하게 높을 경우(참고로 정상 HDL 콜레스테롤 수치는 40~70mg/dL 정도입니다) 사망률이 약 두 배 높았고, 97mg/dL부터 115mg/dL인 경우에도 사망률이 1.3배 높았습니다. 여성에서도 HDL 콜레스테롤 수치가 135mg/dL 이상으로 과도하게 높은 경우 사망률이 1.7배 높았습니다. 물론 기존의 연구와 마찬가지로 HDL 콜레스테롤 수치가 너무 낮아도 사망률이 높았습니다.[26]

다른 연구를 볼까요? 중국에서 유전적인 문제로 인해 HDL이 가지고 있는 콜레스테롤을 LDL에게 넘겨주게 하는 효소Cholesteryl Ester Transfer Protein, 이하 CETP가 잘 작동하지 않아 혈액 내의 HDL 콜레스테롤 수치가 높은 사람들을 대상으로, 이들의 심장병 발생률을 평균 9.2년간 관찰했습니다. 그 결과 혈액 내의 HDL 콜레스테롤 수치가 다른 정상인에 비해 월등히 높았지만 정상인과 심장병 발생 빈도의 차이가 없었습니다.[27] 즉, 위의 두 연구들은 비정상적으로 HDL 콜레스테롤 수치가 높은 경우 심장병 예방효과가 없다는 것을 보여주는 연구라고 할 수 있습니다.

제약회사들은 현재까지 HDL의 수치를 높이는 약물을 개발하기 위해 어마어마한 연구비를 사용했지만 그 효과를 증명하지 못했습니다. 대표적인 예가 나이아신niacin 입니다. 나이아신은 비타민 B3의 일종으로 니코틴산nicotinic acid 이라고도 합니다. 이 나이아신은 혈액의 HDL 콜레스테롤 수치를 올리는 효과를 냅니다. 그렇다면 나이아신을 복용하면 심장병을 예방하는 효과가 있을까요? 안타깝게도 그렇지 않았습니다. 예를 들어 심장병 환자들에게 LDL 콜레스테

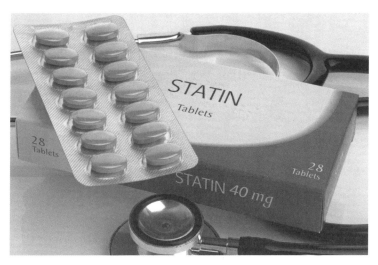
<그림 1-12> 스타틴

롤을 떨어뜨리는 스타틴Statin이라는 약과 함께 나이아신을 투여한 군과, 그렇지 않은 군으로 나누어 3년간 관찰한 연구에서 나이아신을 투여한 사람들의 경우 혈중 HDL 콜레스테롤이 평균 7mg/dL 증가했지만, 심장병 발생률은 나이아신을 투여한 군과 그렇지 않은 군 간의 차이가 없었습니다.[28]

다른 예를 보겠습니다. 다국적 제약회사들은 앞서 말한 CETP이라는 효소를 억제시켜 HDL 콜레스테롤 수치가 올라가게 하는 비슷한 기전의 약들을 몇 개 개발했지만 임상시험을 통해 이 약들을 분석한 결과 심장병 발생을 낮추는 효과는 없었습니다.[29, 30] 단지 가장 최근 개발된 CETP억제제인 아나세트라핍anacetrapib의 경우에만 4년 동안 약을 주고 관찰한 결과 심장병을 약 9% 정도 줄인다는 결과가 나왔습니다.[31] 하지만 추후 분석한 결과 약의 비용 대비 효과가 좋지 않았고, 심장병이 예방된 이유 또한 HDL 콜레스테롤을 높였기 때문이 아니라 LDL 콜레스테롤을 추가적으로 낮추었기 때문으로 분석되었습니다. 즉 HDL 콜레스테롤을 높여도 LDL 콜레스테롤이 내려가지 않으면 효과가 없다는 것을 증명한 것입니다. 결국 이 약을 만든 회사는 약의 상업적 판매를 포기했습니다.

최근의 연구들을 종합해 보면 HDL이 정말로 좋은 콜레스테롤인지 의문이 갑니다. 그렇다면 초기의 연구들에서는 왜 HDL 콜레스테롤과 심장병과의 관련성이 높게 나왔던 것일까요? 이에 대한 정답은 없습니다. 단지 여러 가설이 있는데 소개하자면 다음과 같습니다.

첫째, 정말로 우리 몸에 좋은 영향을 미치는 것은 HDL이지 HDL 콜레스테롤이 아니라는 것입니다. 문제는 현재의 기술로는 HDL을 직접적으로 측정하기 어렵기 때문에 비교적 측정이 쉬운 HDL 콜레스테롤을 대신하여 사용해왔고, 임상에서 의사들이 HDL 콜레스테롤과 HDL의 기능을 동일시했기 때문에 이런 혼란이 오게 되었다는 것입니다. 즉, HDL 콜레스테롤이 높아서 심장병이 예방되는 것이 아니라 HDL의 기능이 잘 유지되어 심장병이 예방된다고 할 수 있는데 흔히 측정하는 HDL 콜레스테롤을 가지고는 HDL이 정말로 좋은 기능을 하는지 아닌지를 평가하는 것이 부정확할 수 있습니다.

둘째, 현재의 혈액 내 HDL 콜레스테롤 수치는 단지 표지자 marker 일 뿐이라는 것입니다. 즉, 혈액 내의 HDL 콜레스테롤 수치는 단지 예후를 평가하는 지표일 뿐으로, 이를 교정하는 것에 대한 효과가 증명되지 않았기 때문에 교정할 필요가 없다는 것입니다.[32]

마지막으로 HDL이 그 역할을 제대로 하기 위해서는 동맥경화 부위에서 직접 콜레스테롤을 뽑아내는 아포리포단백질 apolipoprotein-I

같은 다른 물질들과 합심하여 일을 해야 합니다. 그런데 이런 물질들의 양이 부족하거나 기능이 떨어진 경우 HDL이 높다고 하더라도 그 기능을 제대로 하지 못할 수 있다는 것입니다.[33]

HDL 콜레스테롤 수치에 너무 의지할 필요는 없습니다

따라서 현재까지의 여러 연구결과를 종합해 보면 HDL 콜레스테롤을 높이기 위한 값비싼 건강보조식품이나 약물들은 심장병을 예방하는 데 효과가 없어 보입니다. 오히려 지방이 낮은 음식과 함께 신선한 야채나 과일을 충분히 섭취하고, 규칙적으로 유산소 운동을 하는 것이 건강에는 더 좋아 보입니다. 또한 앞에서 설명은 하지 않았지만 만약 혈액검사상 콜레스테롤이 높다고 나왔다면 이미 여러 연구에서 그 효과가 검증된, LDL 콜레스테롤을 낮추는 약인 스타틴을 복용하는 것이 더 좋겠습니다.

중성지방 역시 심장병과 관련이 있을까?

앞서 설명한 콜레스테롤의 종류에서 하나 남은 것이 있었습니다. 바로 중성지방 triglyceride 인데요, 중성지방이란 우리 몸을 구성하는 지방의 일종으로 고기나 기름의 지방성분이 위와 소장에서 분해되어 중성지방으로 흡수됩니다. 이 중성지방들은 무게와 부피가 작은 반면 에너지는 많이 발생시키기 때문에 주요 신체활동에 필요한 에너지로 쓰이거나 피하지방이 되어 체온을 유지하는 데 사용이 되기도 합니다.

중성지방은 음식물 섭취와 밀접한 관련이 있기 때문에 HDL 콜레스테롤이나 LDL 콜레스테롤 수치와 달리 일중, 주중 변화가 매우 심합니다. 따라서 검사 전날이나 며칠 동안 술과 고기를 많이 드셨다면 높게 측정될 수 있습니다. 또한 전날 금식을 하고 다음날 혈액검사를 해야 하는데 그렇지 못한 경우 높게 측정될 수 있습니다. 따라서 정확한 중성지방 수치를 알고 싶다면 검사 일주일 전부터는 음주나 과식을 하지 않는 것이 좋습니다.

그렇다면 중성지방 역시 수치를 낮추면 심장병 발생을 낮추는 효과가 있을까요? 이에 대해서는 아직 명확한 결과가 없습니다. 2005년 발표된 연구에서 높은 중성지방 수치를 가진 당뇨병 환자들에게 중성지방을 낮추는 약을 사용했지만 심장병 발생을 줄이지 못했습니다.[34] 2010년에 발표된 연구에서도 LDL 콜레스테롤을 낮추는 스타틴을 사용하고 있음에도 불구하고, 중성지방이 높은 당뇨병을 가진 환자들에게 중성지방을 낮추는 약을 사용한 결과 심장병에 의한 사망이나 심근경색, 뇌졸중 발생률을 낮추지 못했습니다.[35]

하지만 중성지방은 높고 HDL 콜레스테롤은 낮은 환자들의 경우 중성지방을 낮추는 약물이 심장병 발생을 줄일 수 있다는 몇몇 보고들은 있습니다. 따라서 중성지방이 높다고 해서 무조건 중성지방을 낮추는 약을 사용할 필요는 없지만, 만약 HDL 콜레스테롤 수치가 동시에 낮으면서 당뇨나 심장병을 가지고 있는 경우 사용을 고려해 볼 수 있겠습니다. 또한 중성지방 수치가 너무 높은 경우 급성 췌장염과 같은 합병증이 생길 수 있기 때문에 중성지방을 낮추는 약물치료를 하는 것이 좋습니다.

치주염도
심장질환과 관계가 있다고 하던데…

우리나라 사람이 감기 다음으로 많이 걸리는 질환이 바로 치주염(잇몸병)이라고 할 정도로 한 해 1천 2백만 명이 치과를 찾는다고 합니다. 아무래도 치주염이 매우 흔한 질환임은 틀림없어 보입니다. 치주염은 치아를 둘러싼 지지조직에 염증이 생기는 만성 염증성 질환으로, 크게 치은염과 치주염으로 나눌 수 있습니다. 잇몸에 국한해서 염증이 생긴 것을 치은염이라고 하고 치은염이 악화되어 잇몸뼈 주변까지 염증이 퍼지게 되면 이를 치주염이라고 합니다. 치주염의 주 원인은 세균 감염이고 이 외에도 외상과 치석, 흡연 등이 원인이 됩니다. 치아 표면에 남은 음식물 찌꺼기에 구강 내 세균들이 증식하면서 생긴 플라크에, 세균에서 만들어진 독성물질이 잇몸에 염증을 일으켜 치주 조직을 파괴하는 것이지요.

그런데 신문의 건강 관련 기사들을 읽다 보면 이와 관련한 흥미로운 이야기들이 있습니다. 바로 이런 만성 치주염이 심장병의 원인이 된다는 것입니다. 도대체 잇몸이 아픈 것과 심장병이 무슨 관계가 있을지 이해가 잘 가지 않는데 이 말이 사실일까요? 이번에는 만성 치주염과 심장병이 어떠한 관계에 있는지 살펴보도록 하겠습니다.

만성 치주염이 심장병과 관련이 있다?

최근 들어 치과관련학회나 논문들에서도 만성 치주염이 심장병을 유발한다는 주장이 많이 나오고 있습니다. 예를 들어 건강한 사람들에 비해 치주염 환자들에게서 치면을 세척한 후 혈액에서 균이 검출되는 균혈증이 더 많이 나타났다고 보고되었고,[36] 경동맥에 동맥경화가 생긴 부위를 제거하는 수술인 경동맥내막절제술을 통해 제거된 부위나 관상동맥의 동맥경화 부위에서 공통적으로 치주병원균이 검출되었다는 것입니다.[37,38] 다른 연구들에서도 만성 치주염과 급성 심근경색이 관련이 있다는 보고들이 있습니다.[39] 또 규칙적인 양치질과 치주염 치료가 낮은 심장병 발생과 관련이 있다는 보고도 있습니다.[40]

이들이 주장하는 바에 따르면 치주질환이 발생하게 되면 구강에 존재하는 미생물과 그 부산물이 호흡 및 순환 기계를 통해 전신으로 침투하게 되는데, 이런 미생물들이 심장혈관이나 여러 혈관에 침입하거나 또는 박테리아로 인해 신체에 만성적인 염증 작용을 일으킨다고 합니다. 이로 인한 신체의 면역반응이 혈관을 손상시켜 결국은 심장병을 발생시킨다는 것입니다.

이런 연구들을 보면 만성 치주염과 심장병이 관련이 있어 보입니다. 하지만 엄밀히 말하자면 위의 연구들은 후향적 연구들이 대부분으로 만성 치주염이 심장병과 관련이 있다는 것을 보여주는 것이지

만성 치주염이 심장병의 '원인'이라는 것을 증명한다고 보기에는 어렵다는 문제를 가지고 있었습니다.

만성 치주염 치료가 심장병 발생을 줄인다니

이런 문제점들을 해결하기 위해 최근 이중맹검법과 같이 좀 더 엄밀하고 과학적인 연구방법을 사용하여 만성 치주염이 정말로 심장병의 원인인지를 검증했는데, 결론적으로 보면 그런 것 같지는 않습니다. 예를 들어 영국에서 당뇨 환자들을 대상으로 강도 높은 치주 치료 및 3개월간의 유지치료를 시행한 군과 그렇지 않은 군으로 나누어 경과 관찰을 했지만, 치주 치료를 시행한 군과 그렇지 않은 사람들 사이에서 심장병 발생률의 차이가 없었습니다.[41]

마찬가지로 미국에서 심장병과 치주병을 동시에 가진 환자들을 치주 치료를 시행한 군과 그렇지 않은 군으로 나누어 경과를 추적관찰했더니 치주 치료를 시행한 사람들의 치주염 발생은 유의하게 줄였지만, 신체 염증 수치는 줄지 않았고 심장병 발생률도 차이가 없었습니다.[42] 만성 치주염 치료가 심장병을 예방하는 데 효과적인지에 대해 이제까지 발표된 연구들을 가지고 체계적 고찰을 시행한 연구에서는 치주 치료가 심장병을 예방하는 데 효과적이지 않다는 결론을 내렸습니다.[43,44]

앞서의 연구결과를 종합해 보면 만성 치주염과 심장병이 관련이 있었지만 '인과관계'는 없는 것으로 나왔습니다. 그렇다면 만성 치주염과 심장병이 관련이 있다고 나온 이유는 무었일까요? 이는 아마도 만성 치주염이 발생하는 유발원인과 심장병의 유발원인이 비슷하기 때문으로 보입니다. 즉, 만성치주염이 잘 생기는 사람들은 특징적으로 흡연, 당뇨와 같은 성인병을 가졌거나 나이가 많은 분들과 같이 고연령층에서 호발하는데 이러한 위험인자들은 심장병의 위험인자와 매우 유사합니다. 이렇게 위험인자를 공유했기 때문에 만성 치주염과 심장병이 관련이 있다고 나온 것으로 생각됩니다.

그렇다고 이전 연구를 무시할 필요는 전혀 없습니다. 구강건강이 심장병 예방에 중요하지 않더라도 구강건강은 전신건강이 나쁘다는 것을 보여주는 일종의 예비신호로 생각할 수 있기 때문입니다. 따라서 심장병 환자가 만성 치주염에 걸렸다면 금연을 하기 위해 좀 더 노력하고, 동시에 운동을 통해 체중을 줄이면서 혈압이 있다면 혈압을 잘 조절하고, 당뇨가 있다면 당을 잘 조절하는 것이 우선적으로 필요합니다. 더불어 하루에 두 번 이상 양치질을 꼭 하고, 스케일링의 경우 일 년에 한 번 건강보험 혜택을 받을 수 있기 때문에 꼭 받으시는 것이 좋겠습니다. 만약 치아에 이상이 있으면 바로 치과에서 치료를 잘 받으시기 바랍니다. 하지만 저 개인적으로는 심장병을 치료하거나 예방하기 위해 만성 치주염을 치료해야 한다는 것에 동의하기는 어렵습니다.

치주염은 만병의 근원이다?

그렇다면 만성 치주염과 심장병이 관련이 있다는 가설은 요즘에 나온 것일까요? 사실 그렇지 않습니다. 역사적으로 치아의 감염이 다른 질병과 관련이 있다는 소위 '병소감염이론focal infection theory'은 오래된 가설입니다. 서양 의학에서는 세균이론이 나오기 전인 1800

년대 중후반까지도 인류의 질병이 나쁜 피, 나쁜 공기, 나쁜 기운 때문이라고 믿었습니다.

하지만 1800년대 후반에 파스퇴르와 코흐에 의해 많은 병의 원인이 세균이라는 병원세균설이 확립되면서 결핵, 콜레라, 페스트, 디프테리아, 장티프스 등 전염병의 원인이 되는 세균들이 동정되었습니다. 이러한 발견은 당시 의사들이 모든 질병의 원인으로 세균을 지목하는 데로 이끌었습니다. 그러다 보니 인체에서 세균이 많은 부위인 치아와 잇몸뿐 아니라 편도, 결장(대장의 한 부위)과 같은 부위가 세균이 많이 쌓이는 저장고 역할을 하니, 여기서의 세균 감염이 원인이 되어 질병이 발생하는 것이라 의심하기 시작했지요.

이러한 이론은 치과의사인 밀러 Willoughby D. Miller 에 의해 체계화되어 1880년대에 구강의 미생물이 국소 및 전신질환의 원인이라는 소위 병소감염이론으로 이어집니다. 이들은 치아가 세균들로 뒤덮여 있으며 이 세균들이 만성 소화불량, 위장장애, 빈혈, 신경계질환 등 전신의 다양한 질병의 원인이 된다고 주장했습니다.

1912년에는 이론이 좀 더 체계화되어 치아나 편도선 부위 혹은 다른 국소적으로 감염된 부위가 세균에 감염되면 세균이나 그 독소가 혈액이나 림프계를 통해 전파된다고 보고, 이것이 관절염이나 비염, 근육통, 골수염, 심내막염, 폐렴, 천식, 소화불량, 위염, 장염, 당뇨, 지능저하와 같은 전신적인 질환을 유발한다고 보았습니다. 병소감염이론을 옹호하는 사람들은 추위에 의한 스트레스나 육체적, 정신적 과로로 인한 심신쇠약, 굶주림 등과 같은 여러 문제들이 질병에 대한 저항력을 떨어뜨리면 우리 몸의 저장고에 있던 이러한 세균들이 질병을 일으킨다고 생각했습니다.

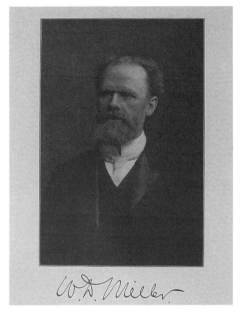
<그림 1-13> 밀러의 초상

　당시 병소감염이론은 많은 옹호자들을 모았고 의학계에서도 주목을 받기 시작했습니다. 병소감염이론을 옹호하는 의사들은 관절염처럼 만성적 질병을 앓고 있는 환자들을 치료하기 위한 목적으로 처음에는 치주염이 심한 치아만을 발치했지만, 나중에는 질병의 조짐만 보여도 건강한 치아를 발치하기 시작했습니다. 또 이러한 만성 환자들의 편도선을 제거했고 어린 아이들의 경우 감기 예방을 위해 편도선을 제거하기도 했다고 합니다. 또 하복부 통증이 있거나, 질분비액을 배양하여 세균이 나오면 자궁과 난관, 난소를 모두 절제하는 수술을 하기도 했고 충수돌기를 만성 질환의 원인으로 생각하여 만성 충수돌기염 환자, 심지어 충수돌기에 문제가 없는 사람들의 경우에도 충수돌기를 모두 제거했다고 합니다.

하지만 1930년대에 들어서면서 병소감염이론에 근거한 치료들에 대한 문제점들이 보고되기 시작했습니다. 특히 만성적인 관절염 환자의 경우 치아를 발치한 환자와 그렇지 않은 환자들을 비교했을 때 증상 호전에 차이가 없었습니다. 어린이들을 대상으로 시행한 연구에서도 편도선 절제가 유익하다는 것을 입증할 수 없었습니다. 예를 들어 영국에서 3만 명의 어린이를 대상으로 조사한 결과 편도선이 있는 아이와 없는 아이 간의 감기 및 인후통 발생의 차이가 없었고, 1931년에서 1935년 당시 영국에서는 예방적으로 편도선 절제를 하다가 많은 어린이들이 사망했다고 보고되었습니다. 이러한 연구 결과들로 인해 병소감염이론에 대한 비판적인 재검토가 시작되었고 결국 이 이론은 사그러지게 되었습니다.

하지만 이런 병소감염이론은 사라지지 않고 아직 우리 사회에 남아 있습니다. 구강 내 세균이 혈액에 들어가서 생기는 감염성 심내막염infective endocarditis*을 제외하고, 현재 일부 치과의사들이나 의사들이 치과질환이 당뇨병, 고혈압, 불임 등 전신질환과 상관이 있다고 이야기하며 근거도 없고 널리 받아들이기 어려운 치료를 행하는 경우가 있기 때문입니다. 이러한 주장 중 상당수는 다른 의도가 있거나, 치료를 상업적으로 이용하려는 경우가 매우 많기 때문에 주의하는 것이 좋겠습니다.

---

* 심장의 가장 안쪽을 싸는 막(심내막)이나 심장판막에 구강 내 세균이나 피부의 세균에 의한 감염이 생기는 것을 말합니다. 주로 판막질환이나 선천적인 심장기형이 있는 경우에 발생합니다.

미세먼지 때문에
심장병에 걸린다고요?

혹시 〈미세초〉란 노래를 아시나요? 2019년 4월 방송인 유세윤과 가수 뮤지로 구성된 프로젝트그룹 UV가 부른, 미세먼지의 심각성을 다룬 노래의 제목입니다. 미세초란 초미세먼지의 초미세에서 '초'란 글자를 맨 뒤에 붙여 곡명을 지은 것으로, 흔히 영어로 이름을 표현할 때 성을 뒤로 빼는 것처럼 초미세먼지를 인격화한 것이라고 합니다. 흥미로운 것은 이 노래의 뮤직비디오에서 UV는 백발과 흑발이 반반씩 섞인 머리를 하고 나오는데 미세먼지로 유전자가 변형되어 머리카락 색이 변한 것을 표현했다고 합니다. 이들은 한 음악프로그램에서 미세먼지를 형상화 한 스모그 퍼포먼스를 보여주어 충격을 주기도 했습니다.

미세먼지는 이렇게 우리들 일상의 한 부분이 되었습니다. 최근에는 코로나로 매일의 일상에 마스크가 함께하게 되었지만, 코로나 발생 전만해도 봄에 황사가 전국을 덮을 때는 기본이고, 미세먼지가 심할 때마다 마스크를 쓰는 것이 이미 당연한 일이 되어 있었지요. 우리나라의 경우 2018년 총 70차례의 미세먼지주의보가 발령되었고 미세먼지경보 또한 6회 발령되어 그 횟수와 지속시간 또한 점차 늘어나고 있습니다. 2014년 스위스 다보스포럼에서 발표한 환경성과지수 대기질 부분에서는 166위로 최하위 10% 안에 들었습니다. 2016년에는 더 낮아진 173위를 기록하여 최하위권에 위치하고 있습니다.*

이런 상황에 빗대어 최근에는 '삼한사온'이라는 말을 패러디한 '삼한사미'라는 신조어까지 생겨났고 2019년 3월에는 법이 개정되면서 미세먼지가 사회 재난으로 선포되기까지 했습니다. 정부는 미세먼지 문제의 심각성을 인정하고 이를 해결하기 위하여 차량2부제, 석탄 화력발전소 가동 중단, 인공강우, 광촉매도료 등 온갖 대책들을 쏟아내고 있습니다만 상황은 신통치 않습니다.

그런데 여기서 근본적인 질문이 머리에 떠오릅니다. 미세먼지는 왜 문제가 되는 것이며, 우리의 건강에는 어떤 영향을 주고 있는 것일까요? 또한 이번 장에서 함께 알아보고 있는 심장질환에는 어떤 영향을 미칠까요?

미세먼지, 그 크기가 중요하다

먼지는 대기 중에 떠다니거나 흩날려 내려오는 입자형태의 물질로 영어로는 'particulate matter'란 말을 사용하는데 이를 줄여 흔히 PM으로 표현합니다. 먼지는 그 크기에 따라 2.5μg(마이크로미터

---

* 2018년 조사에서는 119위로 급상승했으나 이는 대기질을 결정하는 평가기준에서 이산화질소 노출기준이 빠졌기 때문입니다. 이전과 같이 평가한다면 큰 차이는 없어 보입니다.

라고 읽으며 1마이크로미터는 밀리미터의 1/1,000입니다) 이하(PM2.5)와 10µg 이상(PM10)으로 나누게 됩니다. 이렇게 먼지를 크기에 따라 나누는 이유는 먼지의 크기에 따라 건강에 다양한 영향을 미칠 수 있기 때문입니다. 예를 들어 100µg가 넘는 먼지는 대개 코에서, 지름 20µg 이상의 먼지는 기관지에서 걸러지게 됩니다. 하지만 10µg 이하의 먼지는 폐속의 폐포, 즉, 폐 안의 꽈리 안에 들어갈 수 있습니다. 이전 우리나라의 환경법에서는 입자의 크기가 10마이크로미터 이하인 먼지를 미세먼지로, 2.5µg 이하인 먼지를 초미세먼지로 번역해 왔습니다.

하지만 영어로는 PM10을 'coarse particular matter', PM2.5를 'fine particular matter', PM 0.1 또는 PM1.0을 'ultrafine particular matter'라고 합니다. 이를 우리나라 말로 번역하면 환경법에서 사용하는 말과 혼동이 생기기 쉽기 때문에 2017년 환경부에서는 용어를 정비하여 PM10을 '부유먼지', PM2.5를 '미세먼지', PM0.1 또는 PM1.0인 경우를 '초미세먼지'로 재정의하게 됩니다. 하지만 결국 부유먼지든, 미세먼지든, 초미세먼지든 PM10부터는 우리의 호흡기에 영향을 줄 수 있는 것이지요.

미세먼지와 호흡기질환

미세먼지가 우리의 호흡기에 영향을 준다는 깃은 괴학적으로도 입증되고 있습니다. 예를 들어 스위스에서 성인 9,651명을 11년간 추적관찰한 결과 PM10 평균 농도가 $10µg/m^3$ 이상 증가할 때 폐활량이 급격히 감소했지만 PM10 농도가 개선되자 폐기능 감소 속도

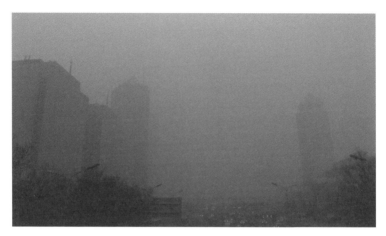

<그림 1-14> 베이징의 미세먼지

도 완화되었다고 보고된 바 있습니다.[45] 현재까지 미세먼지가 만성 폐쇄성폐질환chronic obstructive pulmonary disease, COPD을 유발시킨다는 보고는 없습니다. 하지만 PM2.5나 PM10 농도가 증가됨에 따라 만성 폐쇄성폐질환을 가진 환자들의 입원율과 사망률이 높아져 PM2.5의 농도가 $10\mu g/m^3$씩 증가할수록 입원율이 3.1%씩 증가했고 사망률도 2.5%씩 증가했습니다.[46] 다른 연구에서도 PM10의 농도가 $10\mu g/m^3$씩 증가할수록 만성 폐쇄성폐질환을 가진 환자들의 입원율과 사망률이 각각 2.7%, 1.1% 증가한다고 보고했습니다.[47]

미세먼지는 천식과도 관련이 많습니다. 최근 미국에서 진행된 연구에서는 PM10에 $1\mu g/m^3$ 정도 노출량이 증가하면 천식 발생률이 0.6% 증가했고, 천식과 관련된 입원율이 4.2% 증가했습니다. PM2.5의 경우 $1\mu g/m^3$ 노출되면 천식 발생률이 2.3% 증가하고 천식과 관련된 입원율이 7.2% 증가한다고 보고되었습니다.[48]

최근에 베이징에서 보여준 사례는 미세먼지가 우리 몸에 얼마나 나쁜 영향을 미치는지를 잘 보여주고 있습니다. 2013년 1월 베이징은 최악의 공기환경을 기록했는데 당시 미세먼지(PM2.5)가 일평균 1m^3당 569㎍으로 최고치를 기록했습니다. 당시 베이징병원의 의무기록을 분석한 결과 모든 원인에 의한 사망률이 29% 증가했고, 심장과 호흡기 원인으로 응급실에 방문한 환자들이 각각 55%, 33% 증가했으며, 호흡기질환으로 외래를 방문한 환자들도 16% 증가했습니다.[49]

미세먼지와 심장질환

최근 공기오염과 심장병 간의 관련성에 대한 연구가 많이 진행되었는데, 결론적으로 공기오염은 심장병과 관련이 있는 것 같습니다. 독일에서 급성 심근경색 환자들을 인터뷰하고 관련정보를 분석한 결과 자동차나 대중교통, 자전거, 오토바이와 같은 교통수단을 이용한 지 한 시간 이내에 심근경색이 발생한 경우가 그렇지 않은 경우보다 그 위험도가 2.9배 높았습니다. 연구의 저자는 이 원인이 교통수단에서 발생하는 미세먼지나 가스물질 때문이라고 주장했습니다.[50]

또한 미세먼지와 심장질환에 관한 논문들을 종합적으로 분석했더니 PM2.5 및 PM10이 높을수록 심장병 위험을 각각 2.5%, 0.6% 유의하게 증가시킨다고 보고되었습니다.[51] 다른 연구에서도 24시간 이내의 짧은 시간 동안 PM2.5 미세먼지 농도가 10㎍/m^3 정도 증가한 상황에 노출된 경우 심혈관질환에 의한 사망위험도가 0.4~1.0% 정도 증가한다는 보고가 있습니다.[52]

미국에서 1994년에서 1998년까지 평균 6년 동안 65,893명의 폐경 이후 여성을 대상으로 공기오염물질에 오랫동안 노출되었을 경우와 이에 따른 심장병 발생 정도를 조사했습니다. 그 결과 미세먼지가 10μg/m^3씩 증가할 때마다 심혈관질환 위험도가 24% 증가했고, 심혈관질환으로 인한 사망률 위험도가 76% 증가했습니다.[53] 비교적 최근인 2014년, 유럽에서 공기오염물질 농도와 심장병 발생률 간의 상관관계를 비교한 여러 연구들을 메타분석한 결과 PM2.5 크기의 미세먼지가 5μg/m^3 정도 증가할수록 심장병 위험도가 13% 증가했고, PM10 크기의 미세먼지가 10μg/m^3 증가할수록 심장병 위험도가 12% 증가했습니다.[54]

미세먼지는 심장병 외에 부정맥과도 관련이 있다고 보고되고 있습니다. 대만에서 5년간 진행된 연구에서는 PM2.5의 미세먼지가 증가한 날, 부정맥으로 응급실에 내원한 환자가 4~10% 정도 증가했습니다.[55] 미국에서 삽입형 심장제세동기Implantable cardiac defibrillator, ICD 를 가지고 있는 심장병 환자들을 대상으로 미세먼지 농도와 심방세동Atrial fibrillation 과 같은 부정맥 발생비율을 분석한 결과, PM2.5 미세먼지 농도가 6μg/m^3 정도 증가된 환경에 2시간 정도 노출되었을 때 심방세동과 같은 부정맥 발생률이 26% 증가했습니다.[56] 한국에서 진행된 연구에서는 PM2.5 농도가 10μg/m^3 증가하니, 이로부터 3일 이내에 심방세동과 같은 부정맥으로 응급실에 내원한 환자가 4.5% 증가했다고 보고되었습니다. 하지만 장기적인 미세먼지 노출과 관련해서는 심방세동과 같은 부정맥 환자의 발생 비율에 관련성이 보이지 않았습니다.[57]

그렇다면 미세먼지가 어떻게 심장에 영향을 미쳤을까요? 아직 명확하지는 않습니다만 우선 흡입된 미세먼지나 가스와 같은 공기오

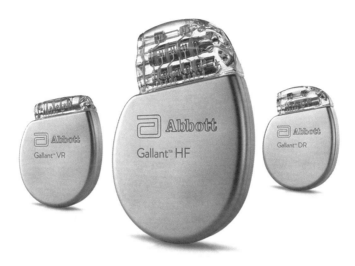

<그림 1-15> 삽입형 심장 제세동기

염물질들은 여러 화학물질이나 금속 등의 독성물질들을 가지고 있
는 경우가 많습니다. 더구나 입자가 매우 작기 때문에 폐의 꽈리에
이런 독성물질들을 이동시켜 결국 폐에 산화 스트레스나 염증을 유
발할 가능성이 높다는 것입니다. 또한 이들 중 일부는 몸에 흡수되
면서 혈액 속에 스며들어 혈소판과 백혈구를 활성화시켜 몸에 여러
염증 반응을 유발합니다. 이런 국소적 염증 반응들이 점차적으로 몸
전체의 염증반응을 일으켜 교감신경계 반응을 유발하면 동맥경화를
악화시킬 수 있습니다.

두 번째로는 이런 공기오염물질들이 혈소판 활성화를 촉진시켜
결국 혈액이 응고되어 급성 심근경색의 주원인인 혈전, 즉 피떡생성
을 유발할 수 있습니다. 그리고 농축된 오염물질들이 직접 또는 간
접적으로 혈관을 수축시키고 혈압을 높여 심근경색을 유발할 수 있

습니다. 마지막으로 이런 오염물질들은 단기적으로 우리 몸의 자율 신경계인 부교감신경 기능을 떨어뜨려 혈관을 수축시키고 맥박을 빠르게 하여 심근경색을 유발시킬 수 있습니다.

미세먼지, 피부에도 영향을?

이밖에도 미세먼지가 피부질환과도 관련이 있다는 이야기가 자주 전해집니다. 하지만 알려진 질환의 경우 미세먼지를 포함한 대기오염을 줄임으로써 이를 호전시킬 수 있는지 아직 명확하지 않습니다. 물론 국내에서 아토피 피부염으로 진단 받은 5세 이하 어린이들을 대상으로 어린이집 미세먼지(PM10) 수치를 7개월 동안 182.7에서 73.4로 낮추었더니 아토피 피부염이 호전되는 양상을 보였고, 유병률도 8%에서 7.6%로 감소했다고 보고된 바가 있습니다.[58] 마찬가지로 아토피 피부염으로 진단 받은 8~12세 어린이를 대상으로 67일 동안 유치원 내의 대기 미세먼지를 줄였더니 아이들의 가려움증 증상이 호전되었다고 보고된 바가 있습니다.[59]

하지만 최근 프랑스에서 진행된 연구에서는 대중교통으로 인한 미세먼지(PM10)가 아토피 피부염과는 무관하다고 보고했고,[60] 스페인에서 6~7세 아동들을 대상으로 미세먼지와 아토피 피부염과의 관련성을 조사했지만 관련이 없었다고 보고되었습니다.[61]

피부 노화는 어떨까요? 안타깝게도 이에 대한 연구는 거의 없습니다. 단지 유럽의 백인 여성을 대상으로 시행한 한 연구에 따르면 검댕과 미세먼지에 더 많이 노출될수록 이마와 뺨에 색소 반점이 증가했습니다.[62]

미세먼지를 줄이면 사망을 줄일 수 있습니다

위의 연구결과들은 미세먼지가 많으면 많을수록 심장병, 호흡기 질환, 피부질환으로 고통받는 사람들이 증가하고 사망률도 증가한다는 것을 보여주고 있습니다. 그렇다면 미세먼지가 줄면 사망률도 줄어들까요? 그리고 폐기능도 좋아질 수 있을까요? 결론적으로 말한다면 그런 것 같습니다.

예를 들어 미국의 6개 대도시에서 1974년부터 2009년까지 미세먼지 농도와 사망률을 추적관찰한 결과 미세먼지(PM2.5)가 연평균 2.5μg/m^3 정도 줄었을 때 모든 원인에 의한 사망률이 3.5% 낮아진다고 보고하였습니다.[63] 또한 미세먼지(PM2.5)를 10μg/m^3 낮추면 기대수명이 평균 0.6년 증가한다고 보고하였습니다.[64] 미국의 한 도시의 철강회사가 약 13개월 동안 내부적인 이유로 공장 가동을 중단한 이후 미세먼지(PM10)가 50% 정도 떨어졌는데 그 결과 아이들의 병원 입원율이 3배 감소하였고 기관지염이나 천식으로 입원하는 경우가 반으로 줄었다고 보고하였습니다.[65]

스위스의 여러 곳에서 1991년과 2002년의 미세먼지(PM10) 농도를 조사한 결과 평균 6.2μg/m^3가 감소하였는데 미세먼지 감소 정도가 높을 곳일수록 나이에 따른 주민들의 폐기능 감소 정도가 적었고,[66] 기침이나 호흡곤란과 같은 증상을 호소하는 사람들도 줄었습니다.[67]

마지막으로 최근 지금까지의 연구결과를 종합해 분석한 결과, 금연지역을 설정하여 비흡연자들의 2차 흡연을 제한했더니 젊은이들 및 비흡연자들의 급성 심근경색 발생률을 17% 감소시켰다는 보고도 있습니다.[68]

하지만 위의 연구들을 해석할 때 주의할 것은 모두 '역학조사' 연구들이라는 점입니다. 즉 어떤 종류의 미세먼지와 심장병, 그리고 다른 질환과의 관련성을 보여주는 연구들로 원인관계 causation 를 보여주는 것은 아닙니다. 따라서 미세먼지가 심장병의 직접적인 원인이라고 단언할 수는 없다는 한계점이 있습니다.

특히 미세먼지가 우리 몸에 어떤 영향을 미치는지 평가하는 데 있어서는 흡연력이나 신체활동 정도도 매우 많은 영향을 미칩니다. 예를 들어 담배를 하루에 반갑 정도 피우는 사람은 담배 자체가 많은 미세먼지와 독성물질을 함유하고 있기 때문에 공기 중 미세먼지 변화에 거의 영향을 받지 않을 수 있습니다. 또 신체활동이 많은 사람은 호흡하는 공기량이 많기 때문에 미세먼지의 농도에 많은 영향을 받을 수밖에 없습니다. 뿐만 아니라 대기오염물질은 미세먼지 외에도 아황산가스, 일산화탄소, 이산화질소, 오존, 납 등 여러 물질들이 있습니다. 따라서 미세먼지만이 신체에 나쁜 영향을 미칠 것이라고 쉽게 판단하는 것은 무리가 있을 수 있습니다.

그럼에도 불구하고 앞서의 연구결과들로 미루어 볼 때 미세먼지는 심혈관질환의 발생률 및 질병으로 인한 사망위험도를 증가시키는 것으로 보입니다. 미세먼지에 장기간 노출되는 것뿐만 아니라 짧은 시간 노출되는 경우에도 이러한 위험도를 증가시키는데, 특히 어르신들이나 이미 심장병을 가진 사람들에게 좀 더 많은 영향을 미치는 것으로 보입니다.

하지만 우리의 생활 속에서 미세먼지를 줄일 수 있다면 그만큼 사망률을 줄일 수 있는 것 같습니다. 따라서 심장병과 호흡기질환 예방을 위해서는 개인도 노력해야 하지만 미세먼지 등 대기오염을 줄이기 위해 사회도 함께 노력하여야 할 것으로 생각됩니다.

온도와 심장질환의 연관성

날씨와 심장질환도 관련이 있을까요? 온도가 낮으면 심장병 발생이 증가할까요? 그렇다면 온도가 높으면 어떨까요? 최근에 날씨, 특히 실외온도와 심근경색과의 관련성에 대한 연구들이 많이 발표되어 소개를 드리려 합니다. 1985년에서 2012년까지 전 세계 약 7천만 명의 사람들의 사인死因을 분석한 결과 사망자의 약 7.7%가 온도변화와 관련이 있을 것으로 추정되었습니다. 이중 추위와는 약 7.3%, 더위와는 약 0.4%가 관련이 있을 것으로 추정되어 추위가 사인과 관련이 높았습니다.[69]

이처럼 실외온도도 중요하지만 온도변화 역시 매우 중요합니다. 독일에서 1995년에서 2005년 사이 급성 심근경색이나 심장사로 사망한 사람들의 데이터를 기상 상태와 함께 분석한 결과, 평균 5일간 섭씨 10도가 감소하면 심장질환 사망위험도가 10% 정도 증가했는데 이러한 변화는 주로 겨울보다는 여름에 더 잘 관찰할 수 있었습니다.[70]

하지만 스웨덴이나 시베리아와 같이 매우 추운 나라의 경우 온도변화에 따른 심근경색 발생률에 차이를 보이지 않았는데 이렇게 매우 추운 나라에 사는 사람들은 추위로부터 몸을 방어하기 위한 여러 조치들을 잘 적용하고 있기 때문으로 생각되고 있습니다. 이러한 경우를 제외하고 연구결과들을 종합하면 추운 날씨와 온도변화 모두 심근경색의 발생과 관련이 있다고 할 수 있겠습니다.

그렇다면 왜 온도변화가 발생하면 심장병, 특히 심근경색의 발생이 증가할까요? 먼저 우리의 피부에는 추위를 느끼는 수용기관이 존재하는데 이것이 자극되면 교감신경을 자극하는 호르몬이 분비되어 혈관을 수축시키고, 맥박을 증가시키고, 혈압을 올립니다. 이런 변화들이 심근경색을 촉진합니다. 또 기온이 떨어지면 소변량이 증가하는데 이로 인해 혈액이 농축되어 끈적해집니다. 마지막으로 차가운 공기를 흡입하면 여러 자율신경이 자극되어 혈관의 혈전 형성과 부정맥이 발생하게 됩니다.

　　최근 화석연료의 사용이 급증하면서 온실효과로 인한 기후변화를 몸으로 느낄 수 있는 정도가 되었습니다. 그렇다면 최근의 기후변화는 심장에 어떤 영향을 미칠까요? 안타깝게도 기후변화가 심장에 어떠한 영향을 미치는지에 대한 연구는 아직 진행된 바가 없습니다. 하지만 날씨가 따뜻해지면서 직접적인 추위로 인한 심장병 발생을 줄일 수도 있을 것이라고 생각됩니다. 동시에 이런 기후변화로 인한 홍수, 화산폭발, 지진, 태풍 등의 증가가 사회경제적으로도 많은 피해를 야기하고, 피해를 입은 사람들의 정신적 및 신체적 스트레스를 유발하여 급성 심근경색의 발생을 간접적으로 유발할 수도 있겠지요.

　　종합하면 더위보다는 추위가, 그리고 갑작스러운 온도변화가 심장에 나쁜 영향을 미칠 수 있습니다. 어르신들이나 심장질환이 있는 분들의 경우 겨울 외출 시 충분히 따뜻한 복장을 갖추고, 일교차가 큰 봄가을에는 겉옷 등 온도변화에 대비하기 위한 준비를 잘 해주는 것이 좋겠습니다. 당연한 이야기일 수 있지만 한여름 더울 때는 적당한 에어컨 가동을, 한겨울에는 적절한 난방을 충분히 하여 온도차를 줄이는 것도 도움이 되겠습니다.

혈압만큼
중요한 것이 또 있다?

불이 나면 화재가 난 건물에 소방관들이 호스에 물을 넣고 이를 고압으로 분사하는 것을 보게 됩니다. 소방대원이 화재 진압을 할 때 사용하는 물의 압력은 보통 5바^{bar}에서 8바 정도라고 합니다. 이 정도라면 화재가 발생한 건물에 진입하기 전 유리창과 천정을 부술 수 있다고 합니다. 그렇다면 1바는 어느 정도 되는 압력일까요? 계산해 보니 1바는 약 750mmHg 정도 된다고 합니다. 잠깐! 갑자기 mmHg라는 표현을 쓴 이유는 무엇일까요? 바로 혈압과 비교하기 위해서입니다.

우리 몸은 평생 동안 혈액을 심장에서 받아야 살 수 있습니다. 따라서 심장은 심장으로 들어온 피를 수축, 즉 펌프질을 하여 혈액을 온몸에 내보내는데, 이렇게 심장이 수축할 때 혈관의 벽에 주는 압력이 혈압입니다. 따라서 심장이 수축을 하면 혈압이 오르고 펌프질을 멈추면, 즉 수축했던 심장이 다시 혈액을 심장 안으로 모으고 있으면 혈압이 떨어지기 때문에 혈압은 일정하지 않고 오르락내리락 하게 됩니다. 이때 수축기에서 측정된 최고혈압은 '수축기혈압'이라고 하고 이완기, 즉 심장이 확장할 때 측정된 최저혈압을 '이완기혈압'이라고 합니다. 정상인의 경우 최고 혈압은 120~140mmHg, 최저 혈압은 70~80mmHg 정도인데 우리가 흔히 혈압이라고 말하는 것은 수축기혈압과 이완기혈압을 합쳐 120/80mmHg과 같이 나타내는 것을 말합니다.

그렇다면 여기서 궁금증이 생깁니다. 심장이 펌프질을 멈추었는데도 어떻게 혈압이 0까지 떨어지지 않고 80mmHg이나 유지가 될까요? 이완기에 혈압이 유지되는 이유는 혈관(동맥)이 쇠처럼 단단하지 않고 고무처럼 탄력적인 물질로 되어 있기 때문입니다. 정상적인 동맥은 탄력이 좋아 심장이 수축할 때 발생한 압력을 흡수해서 가지고 있다가 심장이 확장할 때 그 압력을 다시 배출하게 되는데 이로 인해 이완기혈압이 발생하게 되는 것입니다.

그렇다면 동물들의 혈압은 어떨까요? 고양이의 평균 혈압은 124/80mmHg 정도이고 개는 종에 따라 다르지만 118~149/66~88 mmHg 정도로 측정되어 사람과 비슷합니다. 하지만 키가 5m나 되는 기린의 경우 혈액을 머리에 보내기 위해 정상 혈압이 270/180mmHg 정도 된다고 합니다. 이런 엄청난 고혈압으로 인해 기린의 심장 크기는 사람의 5배 정도인 60cm, 무게는 30배 정도인 11kg 정도로 크고 무겁습니다. 또한 고개를 푹 숙여 머리가 심장보다 낮은 위치에 있게 되면 고혈압으로 인해 뇌혈관이 터질 수 있기 때문에, 기린은 물을 마실 때에도 머리와 다리를 최대한 낮추는 이상한 자세를 취하게 된다고 합니다.

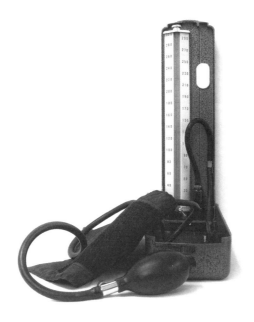

<그림 1-16> 수은 혈압계

참고로 혈압의 단위인 mmHg는 '밀리미터 머큐리(수은)'라고 읽습니다. 이 뜻은 머큐리, 즉 수은^{Hg}의 높이를 mm단위로 나타낸 것으로 앞의 m은 1,000분의 1을 의미하고 뒤의 m는 길이 단위인 미터를 의미합니다. 120mmHg란 120mm(12cm) 높이의 수은 기둥을 누르는 압력을 말합니다.

그렇다면 왜 수은을 혈압을 측정하는 데 사용했을까요? 혈압 측정 초기에는 물을 이용해 혈압을 측정했는데 이 경우 혈액이 수직으로 약 2미터까지 올라가기 때문에 측정하기가 어려울 뿐디러 시용하는 것도 매우 불편했을 것입니다. 이에 물보다 무거운 수은을 사용하게 되면 그 크기를 매우 줄일 수 있고 진료실에서도 간편하게 사용할 수 있었기 때문에 수은혈압계가 보편화되기 시작한 것이지

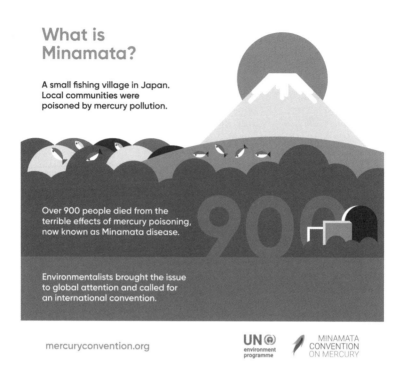

<그림 1-17> UN의 미나마타 협약 관련 포스터

요. 하지만 이렇게 오랜 기간 인류의 건강에 기여했던 수은혈압계는 2021년 이후 전면적으로 제조 및 사용이 금지되게 되었습니다.

수은혈압계가 사용이 금지된 이유는 바로 수은이 가진 독성 때문입니다. 수은은 뇌와 신경계를 손상시켜 사지와 혀, 입술을 떨리게 하고, 보행장애를 일으키거나 발음을 잘 못하는 발음장애를 유발할 수 있습니다. 이러한 수은중독 현상이 사회문제화 되었던 것은 일본입니다. 일본 구마모토현 미나마타시의 인근 화학공장이 1932년에서 1968년까지 사용한 수은을 정제 처리하지 않고 바다에 방류하였고 이렇게 방류한 수은에 중독된 조개 및 어류를 먹은 주민들에게 집단적으로 수은중독 증상이 발생한 바 있습니다.

이 사건으로 인해 수은중독으로 발생하는 병을 미나마타병이라고 부르게 되었습니다. 2013년 미나마타병의 발상지인 일본 미나마타에서 열린 UN 회의에서는 수은혈압계와 수은온도계 사용을 금지하기로 하는 협약을 발표했습니다. 이 협약은 2017년 8월 발효되었고, 우리나라에서도 2019년 비준을 마친 후 2020년부터 수은혈압계 사용을 금지하기로 결정했습니다. 그런데 2020년 1월 수은 관련 의료기기 폐제품을 효율적으로 수거하고 처리할 기관이 없다는 이유로 사용금지 기간을 1년간 연기하기로 하여 2022년부터 사용이 금지될 예정입니다.

맥압과 수축기고혈압

맥압pulse pressure 이란 수축기혈압에서 이완기혈압을 뺀 수치입니다. 예를 들어 자신의 수축기혈압이 140mmHg, 이완기혈압이 80mmHg인 경우 맥압은 60mmHg가 됩니다. 맥압은 나이를 들어감에 따라 점차적으로 커지게 되는데 이는 나이가 들면서 동맥이 점차적으로 딱딱해지기 때문입니다. 이렇게 딱딱해진 동맥은 심장이 수축할 때 발생한 압력을 흡수하지 못하고 압력을 바로 배출하게 됩니다. 이처럼 나이가 들어감에 따라 수축기혈압은 더 올리기고, 이와 반대로 심장이 확장하는 이완기에는 탄력성을 잃어버린 딱딱한 동맥이 배출할 압력을 잃기 때문에 이완기혈압이 떨어지게 되어 맥압이 증가하는 것입니다.

이는 나이에 따른 고혈압의 특징을 비교해봐도 쉽게 알 수 있습니다. 젊은 사람들에게 발생하는 고혈압은 수축기혈압이 높지 않고 이완기혈압만 증가하는, 낮은 맥압을 가지는 이완기고혈압이 비교적 흔하지만 어르신들에게 발생하는 고혈압은 수축기혈압만 높고 이완기혈압은 정상이거나 낮은, 높은 맥압을 가진 수축기고혈압이 주로 나타나게 됩니다. 한 연구결과에 따르면 60세 이상 고혈압 환자의 약 3분의 2, 그리고 75세 이상 고혈압 환자의 약 4분의 3이 수축기고혈압이라고 합니다.

1980년대까지만 하더라도 이렇게 수축기고혈압만 높은 경우 이를 일종의 노화현상으로 받아들여 치료를 하지 않는 경향이 있었습니다. 하지만 요즘에는 수축기고혈압도 치료의 대상으로 생각합니다. 이는 수축기고혈압을 가진 환자들에 대한 역학조사를 시행한 결과 수축기고혈압이 예후에 상당한 영향을 미치고, 이를 치료한 경우 예후를 호전시킬 수 있다는 것이 알려졌기 때문입니다.

예를 들어 353,340명의 남성들을 대상으로 평균 12년 동안 조사한 연구[7]에서 수축기혈압이 높을수록 심장병으로 인한 사망률이 증가했습니다. 특히 35~39세의 연령 그룹을 제외한 모든 연령별 남성 그룹에게서 수축기혈압이 이완기혈압에 비해 심장혈관질환으로 인한 사망과 관련이 더 있었습니다.

또한 2001년 발표한 프래밍햄Framingham 연구에서는 맥압이 10mmHg 정도 증가하면 심장병이 22% 정도 증가했는데 50세 이하에서는 이완기혈압이 가장 강력한 예측인자였으나 50대에서는 수축기혈압, 이완기혈압, 맥압 모두가 중요했습니다. 또 60세 이후에는 이완기혈압이 오히려 심장병 위험과 크게 관련이 없어 보였으며, 맥

압이 수축기혈압보다 주요한 위험예측인자라고 보고되었습니다.[72,73]

수축기고혈압을 치료하면 오래 살 수 있을까?

이렇게 수축기고혈압이 수명과 연관이 있다면, 수축기고혈압을 낮추는 치료를 통해 수명을 연장할 수 있을까요? 결론적으로는 수축기고혈압을 낮추면 심장병으로 인한 사망을 줄일 수 있습니다.

수축기혈압이 160~219mmHg이고 이완기혈압이 90mmHg 미만인 60세 이상의 수축기고혈압 환자들을 대상으로 고혈압약인 이뇨제(클로로탈리돈)를 사용한 군과 그렇지 않은 군으로 나누어 평균 54개월 동안 추적관찰한 연구[74]가 있었습니다. 그 결과 혈압약을 복용한 사람들은 뇌졸중 발생률을 약 35% 줄일 수 있었고, 심장병으로 인한 사망과 비치명적인 심근경색의 위험도를 27% 줄일 수 있었으며, 심장병 발생률을 32% 정도 줄일 수 있었습니다. 또 모든 원인으로 인한 사망위험도도 13% 정도 줄일 수 있었습니다.

또 수축기혈압이 160~219mmHg이고, 이완기혈압이 95mmHg 미만인 60세 이상의 환자들을 대상으로 고혈압약인 칼슘차단제(니트렌디핀)를 복용한 군과 그렇지 않은 군으로 나누어 2년간 비교한 연구[75]에서는, 혈압약을 투여한 군에서 심장병 및 뇌졸중 발생이 각각 26%, 42% 정도 감소했고, 비치명적인 뇌졸중 발생도 44% 정도 감소했습니다. 치매 발생률도 약 50% 정도 줄일 수 있었습니다.

하지만 혈압을 지나치게 낮게 떨어뜨리면 오히려 위험합니다. 수축기고혈압 환자를 이완기혈압에 따라 나누었을 때, 이완기혈압이 감소할수록 뇌졸중의 위험도가 감소했지만 이완기혈압이 65mmHg 이하로 떨어지는 경우에는 위험도가 오히려 증가하는 현상이 나타났습니다.[76] 또한 앞서 예를 든 연구[77]에서도 이완기혈압이 70mmHg 이하인 경우 뇌졸중, 관상동맥질환, 심혈관계질환에 대한 위험도가 다시 증가하는 현상이 나타났고, 이완기혈압이 55mmHg 이하인 경우는 고립성 수축기고혈압의 치료 효과가 상실되는 현상이 나타났습니다.

그렇다면 맥압만 증가한 경우에는 어떻게 하는 것이 좋을까요? 안타깝게도 현재까지는 증가된 맥압을 낮추는 치료는 없습니다. 이는 증가된 맥압이 일종의 노화현상이기 때문입니다.

너무 높은 혈압보다는 적절한 혈압을

수축기혈압이나 이완기혈압 둘 중 하나라도 정상보다 유의하게 많이 높은 경우에는 혈압을 올리는 다른 원인이 있는지 살펴보고, 그런 것이 없다면 약물치료를 통해 우선적으로 혈압을 정상으로 유지하는 것이 고혈압으로 인한 합병증을 예방하는 데 도움이 됩니다. 따라서 건강검진을 통해서나 우연히 고혈압으로 진단을 받게 되면 담당 의사선생님과 상의하여 부작용이 적은 동시에 자신에게 잘 맞는 약을 찾아 적절한 정도의 혈압을 유지하시는 것이 중요합니다.

이와 함께 불안감이나 스트레스, 알코올, 담배 등의 여러 독성물질들을 피하고, 체중관리를 위해 염분 섭취를 줄이고, 동시에 운동을 규칙적으로 하는 것을 추천 드립니다. 개인적인 경험으로 비추어 볼 때 환자분께서 이러한 생활요법을 잘 실천하여 혈압약의 개수나 양을 줄이게 된 경우를 흔히 볼 수 있었습니다. 드물게는 혈압약을 끊는 경우도 볼 수 있었습니다.

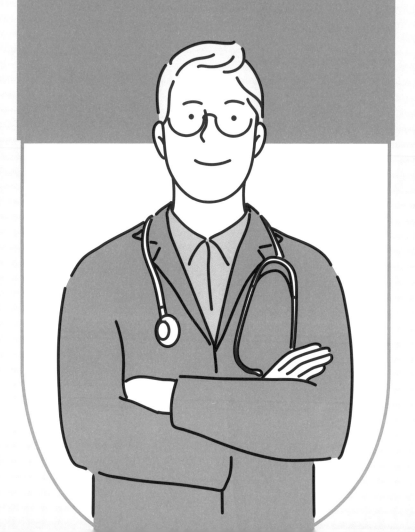

제2장

한 번씩은 경험하는 현대질병

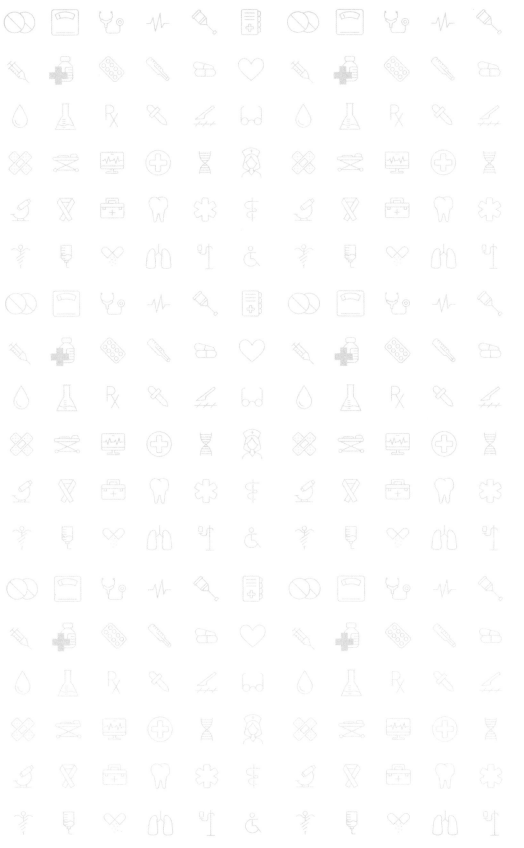

젊었을 때는 밤을 새고 술을 마시건, 무엇을 하건 괜찮을 것이라 생각했던 몸이 시간이 지나며 조금씩 변하는 것을 느끼게 됩니다. 많은 성인들이 한 번씩 경험한다는 위장질환이나 당뇨, 그리고 암까지, 그저 남의 이야기인 줄만 알았던 이야기가 가족의 이야기 그리고 내 이야기가 되기도 합니다.

한번 예를 들어 보겠습니다. 유난히 고기를 좋아하여 고기 없이는 식사를 하지 않았던 사촌 A는 속이 약간 더부룩한 것 같아 인근 내과 의원에서 위내시경 검사를 받아 보았습니다. 위궤양은 아닌데 약간의 위염이 있다고 합니다. 조직검사를 하니 위벽에 헬리코박터균이 자라고 있으니 제균치료를 받아야 한답니다. 특별히 증상도 심하지 않은데 제균치료를 받자니 앤지 꺼림칙합니다. 헬리코박터균이 뭔지도 모르겠습니다.

어릴 때부터 단짝친구인 B는 최근 회사에서 시행한 건강검진에서 당뇨 초기로 진단 받았습니다. 재검 판정이 나와 내과 의사를 만

났더니 당뇨약을 먹기를 권유했습니다. 당뇨약은 먹으면 평생 먹어야 한다던데, 또 많이 먹으면 속을 버린다던데…. 당뇨약을 먹는 것이 두려워 우선 다이어트부터 하는 것이 더 편할 것 같다는 생각이 들었습니다.

등산을 너무 좋아해 주말이면 언제나 전국의 산을 가는 큰형 C는 걸을 때 약간 무릎이 아파 병원에 방문했습니다. 몇 가지 검사 후 의사는 퇴행성관절염이라 빨리 수술을 해야 한다고 하면서 수술 날짜를 잡자고 합니다. 그냥 약간 아픈 정도이고 약만 먹으면 될 것 같은데 갑자기 수술을 하자니 깜짝 놀랍니다. 의사 앞에서 싫다고 하기는 왠지 그래서 수술 날짜를 잡기는 했지만 정말 수술이 필요한지 의문이 남습니다. 꼭 그렇게까지 해야 할까 하는 마음도 있지만 그렇다고 무시하기에는 왠지 뭔가 개운하지가 않습니다. 인터넷을 뒤져 봐도 여러 가지 말들이 어려운 말로 쓰여 있고 의견도 분분해 잘 모르겠습니다.

옆집에 사는 친절하고 다정한 D씨는 최근에 가슴에 강낭콩만한 혹이 만져져 집 근처 병원에 가니 유방암이라 수술을 해야 한다는 진단을 받았습니다. 그녀의 엄마도 오래전 유방암으로 진단 받고 오랫동안 치료받다가 돌아가셨고 언니도 최근 난소암으로 진단 받아 수술을 받았습니다. 그녀에게는 딸이 하나 있는데 이 아이도 혹시 이런 병에 걸리지 않을까 하는 걱정이 듭니다. 이제는 암과 같은 현대질병과 만성 질환이 남의 이야기가 아닌 일상이 되었습니다.

한편 기대수명(사람이 태어나 생존할 것으로 기대되는 평균 생존연수)의 경우 최근 우리나라는 경제 성장과 함께 2018년을 기준으로 남자 79.7세, 여자 85.7세로 점차적으로 증가하고 있습니다. 하지만 경제와 기술의 발전은 우리에게 편안함을 주는 동시에 사람들의 운동량을 급속히 떨어뜨렸고, 기름진 음식을 많이 섭취하게 되면서 현대질환도 함께 겪게 되었습니다. 이러한 현대질환들은 그 원인을 명확하게 찾기 어렵고, 경과가 길고 저절로 낫지 않아 완치가 어려운 만성 질환들이 많습니다. 또 나이가 들면서 그 발생 빈도가 증가한다는 특징을 가지고 있습니다.

이번 장에서는 현대인의 주요 질환인 당뇨, 퇴행성관절염과 같은 만성 질환과 함께 암에 대한 주요 궁금증들에 대해서도 알아보도록 하겠습니다.

위궤양의 원인인 헬리코박터 파일로리, 나쁘기만 할까요?

호주의 한 병원에서 근무하던 의사 배리 마셜^{Barry Marshall}은 위궤양 치료에 깊은 좌절을 느끼고 있었습니다. 1982년 당시 위궤양이나 위염은 짜거나 매운 음식을 좋아하는 생활습관이나 스트레스에 의해 발생한다고 여겼지만, 실제로는 스트레스를 감소시키는 처방이 거의 효과가 없었습니다. 위산을 줄여주는 제산제나 위산 분비를 줄여주는 약물을 처방한 경우에도 약을 복용한 환자 중 80%가 재발하는 등 일시적인 효과만 있었기 때문에 결국 위산을 분비하는 신경을 절단하는 미주신경절단술이나 위를 절제하는 등의 외과수술을 받는 경우가 많았기 때문입니다.

한편 호주의 병리학자인 로빈 워렌^{Robin Warren}은 만성 위염 환자들에게서 떼어 낸 위 조직에서 박테리아를 발견할 수 있었습니다. 하지만 당시에는 위에 세균이 살 수 있다고 생각한 사람이 없었습니다. 사람의 위액은 강산성인 염산 성분을 가지고 있어서 음식으로 들어온 세균을 죽이는 역할을 하기 때문입니다. 하지만 연구를 거듭한 결과 배리 마셜과 로빈 워렌은 그들이 발견한 박테리아가 위염과 위궤양을 일으킨다는 결론에 도달했습니다.

하지만 아무도 이들의 주장에 귀를 기울이지 않았습니다. 마셜은 자신의 주장을 증명하기 위해 이 박테리아가 가득 찬 액체를 꿀꺽 마셨습니다. 그로부터 일주일이 지나자 마침내 속이 쓰리고 구토 등의 초기 궤양 증상이 나타나기 시작했습니다. 하지만 항생제를 몇 차례 복용한 뒤 증상은 금세 호전되었습니다. 이 실험은 결국 세계에서 가장 유명한 실험이 되었고 의학계의 주목을 받기 시작했습니다. 이후 위궤양과 십이지장궤양 치료에 있어서 이 박테리아에 대한 제균요법이 표준치료가 되었고 재발율을 획기적으로 줄일 수 있게 되었습니다.

2005년 마셜과 워렌은 이 박테리아를 발견한 공로로 노벨상을 받았습니다. 이들이 발견한 박테리아가 바로 헬리코박터 파일로리 Helicobacter pylori (이하 헬리코박터균)입니다. 이 어려운 단어가 왠지 친숙하게 느껴진다면 이는 국내의 한 요구르트 광고에서 언급되었기 때문입니다. 이 광고에서는 백인 의사가 '많은 한국인의 위가 헬리코박터균에 노출되어 있습니다'라는 멘트와 함께 '당신의 위는 어떻습니까'라고 이야기하며 헬리코박터균의 위험성에 대하여 강조합니다. 이 의사가 바로 앞서 이야기 드린 마셜 박사입니다.

헬리코박터균의 발견은 이제까지 알려진 모든 상식을 뒤집는 큰 발견이었습니다. 앞서 말씀드렸던 바와 같이 1980년까지는 만성 위염이나 위궤양의 원인이 섭취하는 음식물이나 스트레스 때문이라고 생각했습니다. 하지만 최근까지의 연구결과를 종합해보면 십이지장궤양의 경우 95%, 위궤양의 경우 70%가 이 헬리코박터균과 관련이 있었습니다. 이런 연구와 광고를 보면 헬리코박터균이 우리 몸에 해롭고 반드시 없애야 할 존재로 보입니다. 특히 현대인들에게 있어 위염 등의 위장질환은 일상에서 흔히 만나는 질병이기에 헬리코박터균 박멸이 더 중요하게 느껴지지요. 그런데 정말로 헬리코박터균은 유해하기만 할까요? 이를 알아보기에 앞서 헬리코박터균에 대해 먼저 알아보도록 하겠습니다.

위산의 바다에서도 살아남는 균?

헬리코박터균은 2~7마이크로미터(0.001mm) 크기 정도의 작은 세균으로 나선형 몸통과 편모를 가지고 있으며 편모를 이용해 액체 안에서 헤엄칠 수 있습니다. 현재 세계 인구의 약 50% 정도가 헬리코박터균에 감염되어 있다고 알려져 있는데 서양의 경우 전체 인구의 30~40% 정도인 반면 우리나라의 경우 세계 평균보다 높은 약 70% 정도가 감염되어 있습니다. 우리나라에서 헬리코박터균의 감염률이 높은 것은 국물이 있는 음식을 함께 나눠 먹는 습관과 위장에 자극을 주는 맵고 짠 음식을 즐기는 식습관 때문으로 생각됩니다. 하지만 최근 여러 식생활 문화의 개선을 통해 헬리코박터 감염률은 점차 감소하고 있습니다.

그렇다면 이 헬리코박터균은 위산으로 둘러싸인 환경에서 어떻게 잘 살아나갈 수 있을까요? 바로 유레아제urease 라는 요소를 분해하는 효소를 헬리코박터균이 가지고 있기 때문입니다. 이 효소는 위에 있는 요소를 분해하여 염기성인 암모니아를 생성하는데, 이 염기

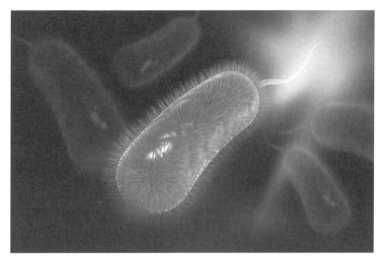

<그림 2-1> 헬리코박터 파일로리 현미경 사진

성인 암모니아가 산성인 위액을 중화시켜 살아남을 수 있는 것입니다. 이렇게 위벽에 살아남은 헬리코박터균은 위벽으로 파고들지 않고 위벽에서 살면서 여러 물질을 분비하는데, 이런 물질들이 염증반응과 함께 숙주에게 여러 면역반응을 일으켜 결국 위염과 위궤양을 발생시킵니다.

지금까지 헬리코박터균이 위염이나 위궤양, 십이지장궤양과 관련이 있다고 말씀드렸습니다. 그런데 이뿐만이 아닙니다. 설상가상으로 현재까지 연구된 바, 헬리코박터는 위장질환뿐만 아니라 다른 여러 질환과도 관련이 있다고 합니다. 그렇다면 어떤 질환들과 관련이 있는 것일까요?

먼저 헬리코박터균은 암과도 관련이 있는데 그중 가장 대표적인 것이 임파선암의 일종인 MALT^{mucosa associated lymphoid tissue} 임파선암과 위암입니다. MALT 임파선암은 비호지킨 임파선암non-Hodgkin's lymphoma의 일종으로 전체 임파선암의 7~8%를 차지하며 위장관에 잘 생기는데, 그 특징으로는 초기에 헬리코박터 제균치료만으로도 60~80%가 완치될 수 있습니다.

또 헬리코박터균은 위암과도 관련이 있습니다. 하지만 헬리코박터균은 위암의 여러 원인 중 주요한 하나이며 헬리코박터균에 감염되었다고 모두 위장병이나 암에 걸리는 것은 아니고 암이 발생할 확률이 약간 높아질 뿐입니다. 예를 들어 위궤양이나 위염, 십이지장궤양의 경우 헬리코박터균 감염자의 10% 미만에서, 위암의 경우 1%, 임파선암의 경우 0.1% 미만에서 발생하는 것으로 알려져 있습니다. 또 헬리코박터균의 위점막세포에 대한 흡착력, 균독성 정도, 감염된 사람의 저항력, 감염 당시 연령, 위산의 정도 등에 따라 질병의 발생률이 달라지게 됩니다. 하지만 어렸을 때 감염되는 경우 다른 사람들보다 위궤양이나 위암의 발생률을 높인다고 알려져 있습니다.[*]

헬리코박터균으로 인한 또 다른 질환으로 대표적인 것이 바로 철분 결핍으로 인한 빈혈입니다. 철분 결핍의 원인으로는 철분 섭취 부족, 흡수장애, 만성적인 혈액 소실, 감염 등 많은 원인이 알려져 있지만 철분 투여로 호전되지 않는, 만성 위염을 가진 철분 결핍 환자의 원인으로 헬리코박터균이 주목을 받고 있습니다.

이외에도 원발성 면역 혈소판감소증idiopathic thrombocytopenic purpura, ITP, 악성빈혈pernicious anemia, 단일클론 감마글로불린병증, 골

---

[*] 사실 현실적으로 헬리코박터균 감염과 암 발생과의 연관성을 증명하기는 쉽지 않습니다. 암의 전단계에서 위암 발생까지는 수년에서 수십 년이 걸리기 때문입니다. 예를 들어 이론적으로 계산하여 헬리코박터균 제균치료가 위암 발생을 50% 정도 줄인다는 가설을 증명하기 위해서는 약 18,000명의 환자를 최소한 10년 이상 추적관찰하여야 합니다.

수형성 이상증후군, 관상동맥질환과 같은 동맥경화 등도 헬리코박터균 감염과 관련이 있다고 알려지고 있습니다.

헬리코박터균 나쁘기만 할까?

앞서 연구결과들을 보면 헬리코박터균은 나쁜 세균으로 없애야 할 존재로만 보입니다. 그렇다면 헬리코박터균을 완전히 없애는 것이 무조건 좋은 것일까요? 아이러니하게도 그렇지만은 않은 것 같습니다. 최근 연구에서 헬리코박터균이 우리 몸에 좋은 역할도 한다는 것이 속속 밝혀지고 있기 때문입니다.

예를 들어 젊은 연령이나 소아 천식환자의 경우 헬리코박터균에 감염된 사람들이 18% 정도 천식에 걸릴 확률이 낮다고 합니다.[78] 생쥐 실험에서도 헬리코박터균에 감염된 생쥐가 천식에 걸리지 않는다고 합니다.

다른 연구에서는 헬리코박터균 감염이 비만을 예방하는 데에도 도움을 준다는 보고들이 있습니다. 즉, 우리의 위는 그렐린 Ghrelin 이라는 식욕을 촉진하는 호르몬을 분비하는데 헬리코박터균에 감염된 만성 수축성위염 환자의 경우 그렐린 호르몬의 분비가 감소하게 됩니다. 이런 환자들에게 헬리코박터균 제균치료를 시행하면 위점막이 호전되면서 위가 그렐린을 많이 분비하게 되어 환자들의 체중이 증가하고 체질량지수도 증가한다는 것입니다.** 생쥐의 몸에 항생제를 투여하여 헬리코박터균을 완전히 제거하자 생쥐의 몸무게가 늘

** 이 경우 제균치료에 의한 효과보다는, 제균치료 후 입맛이 좋아져서 식사량이 늘고 체질량지수가 증가했을 가능성도 배제할 수 없기 때문에 명확히 결론짓기는 어렵다는 단점이 있습니다.

었다는 보고도 있으며, 축산업에서는 이미 오래전부터 항생제를 먹이면 가축이 살찐다는 것을 알고 있었다고 합니다. 이런 사실들이 위의 결과를 뒷받침해주고 있습니다.

이 외에도 식도곁 틈새탈장^{hiatal hernia}이 있거나 위와 식도 사이의 괄약근이 약한 노인의 경우 제균치료를 하면 역류성식도염이 증가한다는 보고도 있습니다.[79] 마지막으로 크론병이나 궤양성대장염과 같은 염증성장질환을 가진 환자들의 경우 헬리코박터균의 감염 빈도가 그렇지 않은 사람들에 비해 낮았다는 연구결과도 있습니다.[80]

헬리코박터균, 너무 겁먹을 필요는 없습니다

헬리코박터균이 사람의 위에서 생존하기 시작한 것은 매우 오래된 것으로 보입니다. 유전체 비교분석 연구에 따르면 헬리코박터균은 적어도 5만 8천 년 전, 동아프리카 대륙의 인류와 함께 대륙을 이동하고 진화했다고 합니다.

비록 소수이기는 하지만 헬리코박터가 '나쁜 균'이 아니라 인간의 진화와 함께 우리 몸속에서 적응해 온, 일종의 공생관계로 존재해 온 것이 아닌가 생각하는 사람들도 있습니다. 왜냐하면 헬리코박터균에 감염되었다고 모두 위염이나 위궤양이 생기는 것이 아니고 단지 1~15% 정도에서만 생겨나는 데 비해, 헬리코박터균이 인간의 면역 형성에 기여하고 비타민을 생산하며, 병원성 세균이 위벽에 달라붙는 것을 방해하는 역할 또한 하고 있기 때문입니다.

우리나라의 경우 위궤양이나 십이지장궤양을 가지고 있으면서 헬리코박터균이 위 조직검사에서 증명되었거나, 조기 위암으로 내

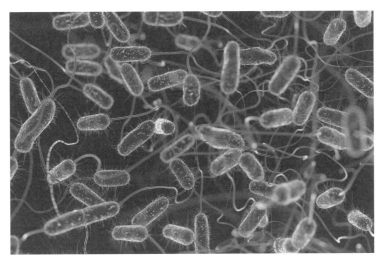

<그림 2-2> 대장균

시경 절제술을 시행한 환자인 경우에만 헬리코박터균을 제거하는 제균치료의 건강보험 적용을 받을 수 있었습니다. 하지만 최근 일본에서 위염이나 위궤양, 위암 등이 없더라도 위 속에 헬리코박터균이 존재하는 경우 이를 제거하는 광범위한 헬리코박터 제균치료의 의료보험 적용이 시작되었습니다. 우리나라도 최근 유사한 제균요법에 대하여 제한적으로나마 건강보험이 적용되기 시작했습니다.

나쁜 균이라는 오해는 대장균에서도 있었습니다. 많은 사람들이 대장균을 몸에 나쁜 균이라 생각하고 이를 없어져야 할 존재라고 생각하는 경우가 많지만 사실 그렇지 않습니다. 대장균은 우리 몸속에 자연스레 존재하는 정상 장내세균의 하나로 평소에는 아무런 이상을 일으키지 않지만, 외부에서 대량으로 들어온다거나 독성이 있는 변종이 유입되는 경우에만 병을 일으키게 됩니다. 따라서 병을 일으키는 균만 없애 주는 치료를 하면 되고 그렇지 않은 경우에는 굳이 치료할 필요가 없습니다. 이는 헬리코박터균에도 해당된다고 생각합니다. 그러니 건강검진에서, 특히 위내시경에서 헬리코박터균이 나왔다고 해서 무조건 겁먹을 필요는 없다고 말씀드리고 싶습니다.

위장질환을 쉽게 예방할 수 있는 왕도는 없습니다. 현재까지 알려진 것들을 요약한다면 하루에 세 번 식사를 규칙적으로 하면서 야식이나 간식은 줄이고, 가공음식 혹은 너무 짜거나 단 음식의 섭취 또한 줄이고, 신선한 과일과 채소를 많이 먹는 것이 좋습니다. 또한 타거나 보존 상태가 불량한 음식은 과감히 버리시기 바랍니다. 이와 함께 금연과 절주도 당연 도움이 됩니다.

최근의 여러 연구들은 세균과 우리 몸의 관계가 훨씬 복잡하다는 사실을 보여주고 있습니다. 한 사람의 몸에는 대략 1만 종의 세균이 함께 살고 있고 그 무게만 해도 1.4kg이 된다고 합니다. 이런 세균들은 우리 몸의 신진대사와 건강한 신체를 유지하는 데 중요한 역할을 합니다. 즉, 우리 몸은 건강한 세균을 필요로 합니다. 필요 없는 제균 치료는 우리 몸에 거주하는 세균의 다양성을 줄여 우리 몸이 오히려 위험에 노출될 수 있다는 사실을 잘 알아야 하겠습니다.

당뇨로 진단되면 약물치료를
빨리 시행하는 것이 좋을까요?

〈엑스맨〉과 〈몬스터 볼〉에서 화려한 액션을 뽐내며 2002년 흑인 최초로 미국 아카데미 여우주연상을 수상한 할리 베리 Halle Maria Berry 는 선천적으로 혈당을 조절하는 인슐린이 부족한 제1형 당뇨 환자입니다. 20대 초반에 당뇨병으로 진단 받은 그녀는 하루에도 몇 번씩 혈당을 체크하면서 인슐린 주사를 맞는 것은 물론 철저한 식이요법과 운동을 통해 당뇨병을 극복하고 있습니다. 그녀는 아카데미 시상식에서 '당뇨는 삶을 헤쳐나갈 힘과 의지력을 심어준 커다란 선물'이라고 말해 감동을 준 적이 있습니다.

그럼에도 불구하고 당뇨와 싸우는 것은 쉽지 않아 보입니다. 1976년 데뷔해 MBC 〈사랑과 진실〉 등 지상파 3사 드라마에 출연하여 활발하게 연기생활을 해 오던 중견 탤런트 홍성민씨는 당뇨로 진단받은 후 30여 년 동안 용감히 투병했지만 2004년 당뇨 합병증으로 시력을 잃어 연기생활을 접어야 했습니다. 하지만 그는 포기하지 않고 시각장애인 복지관에서 점자수업 및 보행 훈련 등의 재활훈련을 받았습니다. 또 연극무대에서 시작장애학교 교장 역을 맡는 등 연기 활동 재기에 성공했습니다. 이런 투병과정과 함께 그의 재기하는 과정이 2005년 KBS 〈인간극장〉에 소개되어 시청자들에게 많은 감동을 주기도 했지요. 하지만 당뇨 합병증은 무서웠습니다. 방송이 나가고 2년이 지난 2007년 그는 결국 당뇨 합병증으로 운명을 달리하여 세상을 안타깝게 했습니다.

당뇨병은 어르신들뿐만 아니라 중년의 성인에게도 비교적 흔한 질병입니다. 우리의 친구나 가족 중에서도 당뇨를 진단 받고 약과 함께 혈당기를 가지고 다니며 혈당을 확인하거나 식사를 엄격하게 조절하는 등 생활패턴이 완전히 바뀐 경우를 자주 볼 수 있습니다. 통계를 한번 보겠습니다. 우리나라에서 30세 이상 성인의 당뇨병 유병률은 2001년 8.9%에서 2016년 14.4%로 증가했고, 65세 이상의 경우 29.8%가 당뇨병으로 약물치료를 받고 있다는 조사결과가 있었습니다.

문제는 당뇨병이 감기나 폐렴처럼 며칠 주사를 맞거나 약물로 완치할 수 있는 병이 아니라는 것입니다. 당뇨병은 일단 진단되면 평생 동안 약을 먹거나 인슐린 주사를 맞아야 하는 만성적인 질병입니다. 당뇨병을 처음 진단 받은 사람들의 반응들도 다양합니다. 그중 당뇨약을 먹기보다 운동과 식이요법을 해 보겠다고 하면서 치료를 거부하는 경우도 있습니다. 반대로 처음부터 당뇨약을 먹기를 강력히 원하는 경우도 있습니다.

그렇다면 여기서 의문이 생깁니다. 당뇨병으로 진단 받으면 가급적 빨리 약물치료를 받는 것이 좋을까요, 아니면 식이요법이나 운동요법을 우선 시도해 보고 그래도 당뇨가 잘 조절되지 않으면 그때부터 약물치료를 시작하는 것이 나을까요?

그리고 또 하나 의문이 생깁니다. 당뇨병 환자들은 당뇨약을 통해 혈당을 엄격하게 조절하여 당뇨가 없는 사람과 같은 정도로 낮은 혈당 수치를 유지하는 것이 좋을까요, 아니면 그 정도는 아니지만 문제가 생기지 않을 정도의 혈당수치를 유지하는 것이 나을까요? 이번 시간에는 알다가도 모르겠는 당뇨병의 정체와, 당뇨병의 치료와 관리는 어떻게 해야 좋을지에 대해 살펴보도록 하겠습니다.

단맛이 나는 소변

먼저 당뇨란 정확히 무엇일까요? 당뇨병糖尿病이란 여러 원인으로 혈액 중의 포도당(혈당)이 높아지고 이로 인해 소변으로 포도당이 넘쳐 나오는 데서 지어진 이름입니다. 당뇨병을 영어로 'diabetes mellitus'라고 하는데 여기서 diabetes란 그리스어로 'siphon' 또는 'pass through'를 의미합니다. 여기서 siphon이란 대기의 압력을 이용해 액체를 하나의 용기에서 다른 용기로 옮기는 데 쓰는 관을 말하며, 당뇨 환자들이 요량이 많다라는 사실에 기인하여 유래했다고 합니다. 기원전 250년경 그리스 멤피스의 아폴로니우스Apollonius of Memphis가 처음으로 diabetes란 말을 사용했습니다. 이후 1675년 영국 의사 토마스 윌리스는 당뇨병이란 의미의 diabetes에 'mellitus'란 말을 추가했습니다. mellitus란 '꿀로 단맛을 낸' 혹은 '꿀을 사용하여 만든'이라는 뜻으로 당뇨병 환자의 소변 맛이 달기 때문에 붙여졌다고 합니다.

여기서 흥미로운 질문이 생깁니다. 옛날에는 요즘과 같은 혈당검사가 없었는데 어떻게 당뇨병을 진단했을까요? 우선 당뇨병의 증상을 보면 짐작할 수 있습니다. 당뇨병을 가진 환자들은 몸에 혈당이 증가함에 따라 신장의 세뇨관에도 다량의 당이 흘러 들어 삼투압이 올라가 주위의 혈관에서 대량의 수분을 끌어들입니다. 그 결과 소변량이 증가하는 다뇨^{多尿} 증상이 생기지요. 또 이러한 다뇨로 체내에는 물이 부족한 상태와 함께 고혈당으로 혈액의 삼투압이 증가하게 되는데 이로 인해 갈증을 느끼고 물이 많이 마시게 되는 다음^{多飮} 증상이 발생하게 됩니다.

문제는 유사한 증상을 가진 병이 하나 더 있다는 것인데 바로 요붕증diabetes insipidus * 입니다. 이 병은 당뇨병과 달리 소변을 농축시키는 항이뇨호르몬이 생성되거나, 기능의 이상으로 소변이 농축되지 않아 소변을 많이 보게 되는 질병입니다. 이 두 질환을 감별하기 위해 의사들은 환자의 소변을 맛봐야 했고, 여기서 소변의 맛이 달면 당뇨로, 그렇지 않으면 요붕증으로 진단했습니다.

그런데 여기서 하나 더 의문이 생깁니다. 그렇다면 의사들은 당뇨병 환자의 소변 맛이 단지 어떻게 알게 되었을까요? 이는 간단합니다. 옛날에는 요즘과 같은 혈액검사, X선 검사와 같은 기구나 검사가 없었기 때문에 의사들은 환자들의 병을 진단하기 위해 소변이나 혈액과 같은 체액을 맛보거나 대변을 검사하는 방법으로 환자들을 진단했습니다. 따라서 경험이 많은 의사들은 당뇨병을 앓고 있는 환자들의 소변에서 단맛이 난다는 것을 알 수 있었을 것입니다.

---

* 요붕증에서 'insipidus'는 접두사로, 부족함을 나타내는 'in'과 맛 또는 감각을 나타내는 'sapientia'가 붙어 생겨난 말이라고 합니다.

흥미로운 것은 당뇨병이라는 이름이 소변에서 포도당이 나오는 것을 의미하지만, 지금은 당뇨병을 진단하는 데 있어 소변에서 포도당이 나오는지 여부를 이용하지 않는다는 것입니다. 혈당검사를 기준으로 당뇨가 있는지를 진단하게 되지요. 금식한 후 시행한 혈액검사의 혈당이 126mg/dL이상, 식후 2시간 혈당이 200mg/dL 이상, 그리고 당화혈색소glycosylated hemoglobin, HbA1c를 기준으로 6.5% 이상인 경우 당뇨로 진단하게 됩니다.

여기서 mg/dL는 '밀리그램 퍼 데시리터'로 읽는데 이것은 '1 데시리터deciliter에 포함된 어떤 물질이 밀리그램milligram이라는 단위로 표시된 양'을 의미합니다. 데시리터는 리터라는 표준단위에 데시deci-, 즉 10분의 1이라는 의미를 가진 접두어가 붙은 말로서 0.1리터를 의미하고, 밀리그램은 그램이라는 표준단위에 1,000분의 1이란 의미인 밀리mili- 라는 접두어가 붙은 단어로 0.001그램을 의미합니다. 참고로 우리가 흔히 쓰는 센티미터는 미터라는 표준단위에 센티centi- 라는 접두어가 붙은 말로 100분의 1을 나타냅니다. 정상인의 경우 금식 후 시행한 혈당이 100mg/dL, 당화혈색소는 4~5.9%입니다. 공복에 시행한 혈당이 100~126mg/dL인 경우는 당뇨 전단계로 진단하게 됩니다.

이렇게 당뇨병을 진단하는 방식이 바뀐 이유는 소변에서 단맛을 느낄 정도로 요당尿糖이 나오는 것은 당뇨병이 많이 진행된 상태이기도 하거니와 혈액에서 포도당을 측정하는 것보다 예민도가 낮고, 소변의 농축도가 결과의 차이를 만들 수 있으며, 체크된 소변의 포도당이 현재 시점의 혈중 포도당농도를 잘 반영하지 못하기 때문입니다.

그렇다면 여기서 의문이 생깁니다. 당뇨병 환자들의 혈중 포도당

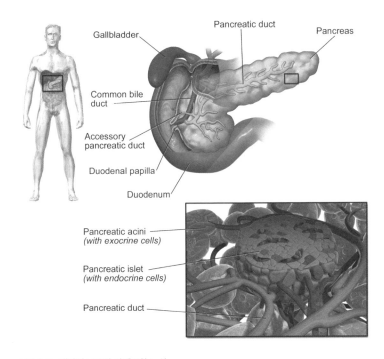

<그림 2-3> 췌장의 구조와 랑게르한스 섬

농도가 왜 높아지게 될까요? 바로 인슐린이 부족하거나 몸에서 인슐린에 대한 저항성이 생겼기 때문입니다. 인슐린이란 마치 열쇠와 같이 세포에 작용하여 포도당을 세포 안으로 들여보내는 작용을 하는 호르몬입니다. 인슐린이 작용하면 혈액 속의 포도당이 세포 안으로 들어가 혈액의 포도당농도는 떨어지게 됩니다.

참고로 인슐린는 영어로 'insulin'으로서 섬이라는 뜻의 insula에서 나온 말이라고 합니다. 인슐린이라는 이름에 섬이 들어간 이유는 사람의 췌장(이자라고도 합니다)을 현미경으로 들여다 보면 섬처럼 생긴 특수한 세포군들이 보이는데, 이것을 랑게르한스 섬islet of

Langerhans 이라고 부릅니다. 이 작은 섬처럼 보이는 세포군들 중 베타세포에서 인슐린이 만들어지기 때문입니다. 참고로 islet은 island보다 작은 섬을 말하고, 랑게르한스는 췌장에서 작은 섬처럼 생긴 특수한 세포군을 처음 발견한 사람의 이름을 따서 만든 것입니다.

당뇨병이 생기는 원인은 다양하지만 주로 태어날 때부터 선천적으로 인슐린을 만들지 못하거나(제1형 당뇨병이라고 합니다), 나이가 들면서 췌장에서 인슐린 분비기능이 떨어지거나 인슐린에 대한 저항성이 생겨 몸에 필요한 인슐린이 충분히 만들어지지 않아(제2형 당뇨병) 당뇨가 발생하게 됩니다.

당화혈색소는 당뇨의 진단에 어떤 도움을 줄까

앞서 당뇨병을 진단하고 조절하는 데 있어 임상에서는 혈액의 포도당농도와 함께 당화혈색소 검사를 많이 사용한다고 이야기했습니다. 혈액의 포도당농도를 통해 당뇨를 판단하는 것은 쉽게 이해가 가는데 왜 당화혈색소도 함께 많이 사용할까요?

여기에는 사정이 있습니다. 혈액의 포도당농도 측정이 여러 문제점을 가지고 있기 때문입니다. 즉 혈액의 포도당농도는 하루 종일 똑같이 유지되는 것이 아닙니다. 예를 들어 혈액검사 당일이나 전날 과식을 하거나, 금식을 하지 않거나 금식시간이 짧은 채로 혈액검사를 하게 되면 측정된 혈당이 환자의 상태를 정확히 보여주지 않습니다. 따라서 혈중 포도당농도만을 가지고 환자의 혈당이 얼마나 잘 조절되고 있는지 평가하기 어렵습니다. 이를 보완하기 위하여 혈액 내의 당화혈색소를 측정하게 됩니다.

여기서 당화혈색소는 흔히 glycosylated HbA1c, 또는 단순히 HbA1c란 영어약자로 사용되고 있는데 이 약자에서 Hb는 혈색소인 'Hemoglobin'의 약자입니다. 혈색소는 우리 적혈구 내부에서 관찰되는 산소를 운반하는 단백질로, 여러 변이형이 알려져 있는데 A형 혈색소가 가장 흔한 형태로 전체 혈색소 중 95~98%를 차지합니다.

이 A형 혈색소는 몇 가지로 더 세분화할 수 있습니다. 이중 A1c라는 혈색소가 있는데 이것이 당화혈색소의 A1c입니다. A1c는 매일 생산되며 수명은 평균 90~120일 정도로, 적혈구의 수명이 다하면 젊은 적혈구가 대신할 때까지 유지된다는 특성을 가집니다. 따라서 HbA1c란 특정 혈색소를 말하는 것으로 이해하시면 됩니다.

'당화glycosylated'란 포도당과 위의 혈색소가 결합했다는 것으로 당화혈색소란 혈액의 포도당이 산소를 운반하는 적혈구의 HbA1c 혈색소에 결합한 것을 말합니다. 당화혈색소는 포도당의 농도가 높으면 높을수록, 기간이 길면 길수록 더 많이 생성됩니다. 또 일일 식사시간과 관련된 혈당변화에 크게 영향을 받지 않고, 적혈구의 생존기간인 120일 정도까지 유지된다는 특성이 있습니다. 따라서 당뇨병 환자의 지난 두세 달 동안의 평균 혈당농도를 파악할 수 있기 때문에 혈중 포도당농도와 함께 임상에서 많이 사용하고 있습니다.

하지만 당화혈색소는 평균적인 혈당농도를 보여주는 것이기 때문에 간헐적으로 저혈당과 고혈당이 반복되는 경우 정상으로 나타날 수 있고 빈혈과 같이 적혈구의 생존기간이 현저하게 짧아도 낮게 측정될 수 있습니다.

이렇게 당화혈색소 수치를 가지고 개개인의 대략적인 평균 혈당농도를 알 수 있는데 당화혈색소가 1이 올라가면 평균 혈당농도가

성적표	예측되는 당화혈색소	나의 상태	조절 정도	평균 혈당 (mg/dL)
낙제	12%	☹	↑	300
낙제	11%	☹		270
불량	10%	😕		240
미흡	9%	😕		210
보통	8%	😐		180
우량	7%	😐		150
우수	6%	🙂	합병증 위험도 증가	120
정상	5.7% 미만	🙂	정상 범위	100 미만

· 정상인의 당화혈색소 범위는 4~5.7 %입니다.
· 당뇨인의 당화혈색소 조절 목표는 6.5% 이하이지만, 개인의 상황에 따라 다를 수 있으므로 의료진과 상의하여 결정하도록 합니다.

<그림 2-4> 당화혈색소와 혈당 (삼성서울병원)

35mg씩 증가하게 됩니다(이를 표현하기 위해 mg/dL라고 합니다). 예를 들어 당화혈색소가 5%이면 평균 혈당농도가 100mg/dL 정도 됩니다. 따라서 당화혈색소가 6, 7, 8, 9, 10이면 대략적으로 혈액의 포도당 수치를 135mg/dL, 170mg/dL, 205mg/dL, 240mg/dL, 275mg/dL로 평가하게 되는 것입니다.

그렇다면 이런 혈액의 맛을 우리가 흔히 마시는 콜라와 직접 비교할 수 있을까요? 안타깝지만 그 맛의 정도를 직접적으로 비교하기는 어렵습니다. 우리 몸에 있는 당성분은 단당류인 포도당glucose인데 콜라에 들어 있는 설탕의 주성분은 수크로스sucrose라는 이당류입니다. 이당류는 몸에서 포도당과 과당fructose과 같은 단당류로 가

수분해 되는데 각 당류의 당도가 종류에 따라 다르기 때문에 맛의 정도를 직접 비교하기가 어려운 것입니다.

예를 들어 설탕의 단맛이 100이라고 하면 과당의 단맛은 173정도로 더 달고, 포도당은 74.3정도로 덜 답니다. 그럼에도 불구하고 콜라 1리터에는 약 100그램의 당분이 있다고 하니 위 단위로 계산하면 무려 약 10,000mg/dL입니다. 어마어마하지요 즉, 아무리 당뇨가 심한 환자의 혈액 맛을 보더라도 콜라와 같이 아주 달지는 않다는 것을 알 수 있을 것입니다.

여기서 하나 더 의문이 생깁니다. 우리는 음식을 통해 포도당과 과당이라는 두 단당류를 섭취하는데 혈액의 당분을 측정할 때는 왜 포도당만 측정할까요? 혈액의 포도당은 우리 몸의 주요 에너지원으로 인간의 몸은 포도당을 혈액 중에 일정하게 유지하기 위해 많은 노력을 합니다. 대표적인 것이 혈당을 낮추는 성분인 인슐린이지요.

이에 비하여 같은 단당류인 과당은 인체에서 에너지원으로 사용되지 않아 체내 인슐린 분비에 미치는 영향이 적고, 주로 간에서 글리코겐과 지방 합성에 사용됩니다. 하지만 포도당과 마찬가지로 과당 역시 너무 많이 섭취하면 인슐린 저항성과 비만의 원인이 됩니다.

당뇨보다 무서운 합병증

당뇨가 무서운 것은 당뇨 그 자체보다 당뇨로 인한 합병증 때문입니다. 당뇨병이 조절되지 않는 경우 생기는 합병증은 크게 미세혈관 합병증과 대혈관 합병증으로 나눌 수 있습니다. 미세혈관 합병증이란 상대적으로 혈관의 크기가 작은 기관에 합병증이 생기는 것으로 눈의 망막에 병이 생기는 망막병증, 콩팥의 기능이 망가지는 신장병증*, 말초신경의 이상이 발생하는 신경병증이 있습니다. 이러한 미세혈관 합병증은 환자의 삶의 질을 떨어뜨리는 요인으로 작용하게 됩니다.

반면 대혈관 합병증은 상대적으로 크기가 큰 혈관에 합병증이 생기는 것으로 심장에 혈액을 공급하는 관상동맥이 좁아져 생기는 관상동맥질환(심장병), 뇌혈관이 막히거나 터지는 뇌졸중이나 뇌출혈, 말초혈관이 좁아져 생기는 말초혈관질환 등이 있으며 이러한 대혈관 합병증은 주로 당뇨병 환자들의 사망원인으로 작용하게 됩니다. 국민건강보험공단 조사 자료에 따르면 2013년 기준 당뇨병 환자들의 뇌졸중과 허혈성 심질환, 뇌출혈 위험도가 정상인에 비해 2~4배 높았습니다.

그런데 당뇨병 환자에게 왜 혈관질환이 많이 발생할까요? 안타깝게도 이에 대한 명확한 원인은 찾지 못했습니다만 아마도 혈액 내의 포도당농도가 높으면 이것이 직접적으로 심장병이나 뇌혈관질환의 원인이 되는 동맥경화증을 유발하거나 악화시킬 수 있기 때문일 것으로 보입니다. 또한 당뇨병 환자의 경우 고혈압, 고지질혈증, 비만과 같은 다른 위험요소들을 동반하는 경우가 많은데 이런 다른 위험요인이 간접적으로 혈관질환을 유발하거나 악화시키는 것으로 생각되고 있습니다. 실제로 2016년에 실시된 조사에 따르면 성인 당뇨병 인구의 약 50%가 비만을 동반하고 있으며 고혈압의 경우도 54% 동반되어 있다고 나타났습니다.

---

* 신장을 현미경으로 보면 작은 혈관으로 구성되어 있기 때문에 신장도 일종의 혈관이라고 할 수 있습니다. 따라서 신장에 생긴 합병증의 경우 미세혈관 합병증으로 분류하게 됩니다.

당뇨병, 어떻게 치료하고 관리해야 할까

이처럼 당뇨병은 쉽게 생각할 수 없기에 치료와 관리가 정말 중요합니다. 그래서 당뇨병은 관리가 중요하다는 말을 많이 듣게 되지요. 어떻게 해야 당뇨병을 잘 관리할 수 있을까요? 운동은 만병통치약이라는 말을 믿고 생활요법을 먼저 시작하는 편이 좋을지, 아니면 약을 바로 먹기 시작해 기나긴 투약 생활을 시작하는 것이 좋을지 고민하는 분들이 많을 듯합니다.

이에 대한 많은 연구결과들이 발표되었는데 결과적으로는 당뇨약을 초기부터 사용하는 것이 더 좋은 것으로 나타났습니다. 예를 들어 당뇨 진단을 받은 환자들을 식이요법을 시행한 군과 식이요법과 동시에 약물치료를 시행한 군으로 나누어 5년간 연구를 시행했습니다. 이후 당뇨를 어떻게 치료할지에 대한 규제를 하지 않고 평균 10년을 관찰한 결과 초기에 적극적으로 혈당을 엄격하게 조절한 군에서 모든 원인에 의한 사망이나 급성 심근경색, 당뇨 합병증에 의한 사망률을 줄일 수 있었습니다.[81]

최근에 당뇨를 진단 받고 약물치료를 시행한 환자들을 당화혈색소 수치에 따라 10년 동안 추적관찰한 결과, 초기에 당화혈색소가 정상수치로 잘 조절되는 사람들에게서 그렇지 않은 사람들보다 당뇨로 인한 합병증과 사망률이 낮았고, 당화혈색소가 잘 조절되지 않을수록 그 위험도가 증가하는 양상을 보였습니다.[82]

위 연구들을 종합해 보면 당뇨병을 처음 진단 받았을 때 식이나 운동과 같은 생활요법만 시행하기보다, 생활요법과 함께 약물치료를 통해 혈당을 엄격하게 조절하는 것이 장기적인 관점에서 혈관 합병증을 예방 또는 지연시킬 수 있을 것으로 보입니다.

혈당을 엄격하게 조절하는 것이 좋을까?

그렇다면 어느 정도 당뇨병이 진행된 환자들은 혈당을 엄격하게 조절하는 것이 좋을까요? 아니면 문제가 생기지 않을 정도로만 적당히 조절하는 것이 좋을까요? 직관적으로는 혈당을 엄격하게 조절하여 당뇨병이 없는 사람과 같이 유지할 수 있다면 좋을 것이라고 쉽게 생각해 볼 수 있겠지요.

하지만 당을 엄격하게 조절하면 여러 문제점이 발생할 수 있습니다. 우선 당을 조절하기 위해서는 적당히 조절할 때보다 많은 약을 강하게 사용해야 하기 때문에 복용이 힘들고 많은 비용이 들게 됩니다. 더 큰 문제는 당뇨약을 강하게 사용하면 저혈당증과 같은 부작용이 많이 발생하게 된다는 것입니다.

우리의 몸은 음식을 많이 먹으면 혈중 포도당이 증가하고 이런 증가에 대해 췌장에서 즉각적으로 인슐린이 분비되어 증가한 포도당을 처리하게 됩니다. 하지만 당뇨 환자들이 먹는 약은 일정량이 정해져 있어 규칙적으로 복용한다는 특성상 일시적인 당변화에 즉각적으로 대응하기가 어렵습니다. 따라서 낮은 혈중 포도당농도를 유지하려고 많은 약을 복용하게 되면 그만큼 저혈당이 올 가능성이 높습니다. 저혈당이 오면 환자는 의식 저하와 함께 많은 땀을 흘리게 되고 의식을 잃거나 심근경색이 오는 경우도 있다고 하니, 저혈당은 고혈당만큼 무섭다고 할 수 있겠습니다.

그렇다면 현재까지 진행된 임상연구들에서는 어떤 결과들을 보였을까요? 결론적으로 말씀드리면 애매합니다. 예를 들어 당뇨 환자들을 대상으로 평균 6.5년간 혈당을 엄격하게 조절한 그룹과 그렇지 않은 그룹으로 나누어 치료한 후에, 당뇨를 어떻게 치료할지에 대한 규제를 하지 않고 30년간 관찰했더니 처음 혈당을 엄격하게 조절한 군에서 모든 원인에 의한 심장병 발생을 30% 줄일 수 있었고 주요 심장 사건의 발생도 32% 줄일 수 있었습니다.[83]

영국에서 당뇨로 진단된 환자들을 엄격하게 조절한 군과 그렇지 않은 군으로 나누어 평균 10년간을 관찰한 결과에서는 엄격하게 조절한 군에서 저혈당 발생률은 높았지만 당뇨로 인한 합병증은 12% 낮출 수 있었습니다. 하지만 엄격한 조절을 통해 사망률을 낮추지는 못했습니다.[84]

엄격한 당 조절이 사망을 줄이지 못하고 오히려 해가 된 경우도 있습니다. 일례로 전 세계 20개 나라에서 당뇨 환자들을 엄격한 혈당관리를 한 군과 그렇지 않은 군으로 나누어 5년간 관찰한 결과 당뇨성 신증은 21% 줄일 수 있었지만 심장병 발생 및 심장병으로 인한 사망은 줄이지 못했습니다. 또한 엄격한 혈당관리를 시행한 군에서 저혈당의 발생이 더 많았습니다.[85]

미국의 재향군인병원에서 당뇨 환자들을 엄격하게 혈당관리를 한 군과 그렇지 않은 군으로 나누어 평균 5~6년을 관찰한 결과 심장병 발생률과 사망률에서 차이가 없었고, 엄격한 혈당관리를 시행한 군에서 저혈당 발생률이 높았습니다.[86] 이 환자들을 평균 15년간 조금 더 추적관찰 했지만 심장병 발생률과 사망률에 차이가 없었습니다.[87]

미국에서 당화혈색소가 7.5%이상(평균 8.1%)이거나 이전에 심장병으로 진단을 받았던 당뇨 환자들을 대상으로 엄격한 혈당관리를 한 군과 그렇지 않은 군으로 나누어 추적관찰한 결과에서는 엄격하게 혈당관리를 한 경우에서 사망률과 저혈당 발생률이 높아 연구를 시작한 지 3.5년 만에 조기 종료되었습니다.[88]

위 연구들을 종합해보면 당뇨병으로 진단 받은 초기에 집중적으로, 그리고 엄격하게 혈당을 조절하면 망막, 콩팥, 말초신경과 같은 미세혈관 합병증이나 관상동맥, 뇌혈관 및 말초혈관과 같은 대혈관 합병증들을 예방하는 것이 가능한 것으로 보입니다.

하지만 어느 정도 진행된 당뇨병이거나 이미 당뇨병으로 인해 합병증이 발생한 이후에는 엄격하게 혈당을 조절하는 것이 당뇨로 인한 합병증을 예방하는 데 있어서는 그 효과가 적을 수 있을 것으로 요약할 수 있겠습니다. 이는 당뇨병을 오랫동안 앓아 오고 혈당관리가 잘 되지 않은 상태인 경우, 이미 혈관 내에서 동맥경화가 상당히 진행되었음을 의미하며, 이 시점에서는 혈당조절을 아무리 열심히 한다고 하더라도 이미 변화된 혈관을 역전시키기 힘들다는 것을 보여주는 것이라고 할 수 있습니다.

따라서 당뇨병이 최근에 진단되었다면 당뇨와 관련된 합병증 예방을 위해 약물치료와 함께 식이, 운동요법으로 엄격하게 혈당을 조절하는 것이 좋겠습니다. 하지만 이미 당뇨가 오래 진행되었고 당뇨병과 관련된 합병증이 발생한 경우에는 엄격하게 혈당을 조절하기보다, 문제가 생기지 않을 정도로 적절히 조절하는 것도 크게 문제가 없을 것으로 보입니다.

더불어 당뇨병, 특히 제2형 당뇨병은 고혈압이나 고지질혈증, 비만이 서로 얽혀 있는 만성 대사질환의 집합체인 경우가 많습니다. 따라시 당뇨병으로 진단 받은 경우 약물치료를 통한 혈당조절과 함께 운동과 식이요법을 통해 체중을 줄이고 건강한 신체를 가지도록 노력해야 합니다.

최근 고지혈증 치료제인 스타틴을 사용하는 경우 당뇨병 발생이 증가한다는 보고들이 있습니다. 하지만 이는 주로 고용량을 사용했을 경우 나타나는 것이며, 당뇨병 발생이 증가한다고 하더라도 비교적 약하게 나타납니다. 오히려 고지혈증 치료제를 사용함으로써 나타나는 심장병 예방효과가 당뇨병 발생으로 인한 위해를 훨씬 상회합니다. 때문에 고지혈증 치료제를 복용하는 것에 있어 너무 걱정할 필요는 없다고 생각됩니다.

여기서 주의할 것은 위의 연구들은 모두 후천성 당뇨병, 즉 제2형 당뇨병에 관한 설명입니다. 만약 본인이 선천성 당뇨병(제1형 당뇨병)을 가지고 있다면 합병증을 예방하기 위해 초기부터 엄격한 혈당 조절을 하는 것이 매우 중요합니다.

당뇨병 치료제의 발전

당뇨병에 전통적으로 사용되던 약들은 부족한 인슐린을 외부에서 공급해주는 인슐린 제제, 췌장에서 인슐린 분비를 증가시켜 주는 약인 설포닐우레아sulfonylurea, 신체의 인슐린 저항성을 낮춰 주는 약인 티아졸리디네디온thiazolidinedione, 간에서의 포도당 합성을 막고 세포에서의 포도당 흡수를 촉진시키는 비구아나이드biguanides, 그리고 장에서 당흡수를 억제하는 알파글루코시다제 억제제alpha-glucosidase inhibitor 가 있었습니다. 그리고 최근 당뇨병에 대한 연구가 발전함에 따라 다른 기전의 당뇨약들이 많이 개발되었는데, 소개하자면 다음과 같습니다.

과학자들이 같은 양의 포도당을 정맥으로 주사한 경우와 입으로 투여한 경우를 비교해 보면 혈당이 올라가는 정도는 같지만 인슐린 농도의 경우 입으로 투여한 경우가 높다는 것을 발견했습니다. 이런 현상이 일어나는 이유는 음식을 입으로 먹게 되면 위장관에서 호르몬이 분비되고 이 호르몬이 췌장에서 인슐린 분비를 촉진하기 때문인데 이렇게 인슐린 분비를 촉진하는 위장관호르몬을 인크레틴incretin 이라고 합니다. 현재 알려진 인크레틴은 크게 글루카곤유사펩티드Glucagon-like peptide-1, 이하 GLP-1 와 포도당의존성 인슐린자극 펩티드glucose-dependent insulinotropic peptide, GIP 로 나눌 수 있습니다.

제약회사들은 GLP-1에 주목했습니다. GPL-1은 췌장에서 인슐린 분비 작용을 촉진시키고 혈당을 증가시키는 호르몬인 글루카곤의 분비를 억제시킵니다. 그리고 dipeptidyl peptidase-4(DPP-4)라는 효소에 의해 분해되면서 기능을 상실하게 됩니다. 제약회사들은 당뇨병 치료제로 이 GLP-1이라는 호르몬 수용체를 자극하여 GLP-1 호르몬과 유사한 효과를 보이는 GLP-I 수용체 작용제GLP-I agnonist 라는 약과 함께, GLP-1 호르몬 분해를 촉진시키는 효소인 DDP-4를 억제시키는 약인 DDP-4 억제제를 개발했고 현재 임상에서 많이 사용하고 있습니다.

흥미롭게도 GLP-1라는 호르몬은 그 작용 기전이 명확하지는 않으나 위장에서 포만감을 유발하고 음식물 섭취를 감소시키는 역할도 하여, GLP-1 수용체 작용제를 비만치료제로 임상시험을 한 결과 효과가 있다는 것이 증명되었습니다. 이에 따라 미국 식약처는 2014년 12월 GLP-1 수용체 작용제인 리라글루타이드liraglutide (상품명 '삭센다')를 비만치료제로 허가했고, 우리나라도 2017년부터 비만치료제로서의 사용이 허가되었습니다.* 당뇨약이 비만치료제로 사용된다는 것이 신기하지요.

마지막으로 신장은 혈액에서 물과 여러 물질들을 걸러내는데 이렇게 걸러진 물질들 중에는 포도당도 있습니다. 정상적으로는 신장

---

* 현재 우리나라 건강보험에서는 GLP-1 수용체 작용제를 당뇨 치료 목적으로 사용하는 경우 건강보험의 적용을 받아 할인된 가격으로 사용할 수 있습니다. 이에 비하여 이 약을 비만 치료 목적으로 사용하는 경우에는 건강보험이 적용되지 않아 약을 사는 데 필요한 모든 비용을 소비자가 부담해야 합니다. 당연히 소비자의 입장에서는 가격이 비싸다고 느껴지겠지요. 이와 비슷한 경우가 탈모치료제인 피나스테라이드finasteride의 경우입니다. 이 약은 항남성호르몬제로 원래 전립선비대증 치료제로 개발되어 사용되고 있었는데, 남성들의 탈모에도 효과가 있다는 것이 입증되어 현재 탈모환자에게도 사용되고 있습니다. GLP-1 수용체 작용제와 유사하게 피나스테라이드를 전립선비대증 치료제로 사용하는 경우 건강보험의 적용을 받을 수 있지만 탈모치료제로 사용하는 경우에는 건강보험의 적용을 받지 못하게 됩니다.

에서 하루에 약 180g 정도의 포도당이 여과됩니다. 또 신장에 있는 SGLT Sodium-glucose co-transporter 라는 수용체를 통해 여과된 포도당을 모두 재흡수하여 혈액으로 이동시켜 소변에 당이 나오지 않게 됩니다. 이러한 SGLT는 1형과 2형이 있어 SGLT 2형은 주로 신장에 있고 포도당 흡수의 90%를 담당합니다. SGLT 1형은 장이나 신장에 같이 발현하고 포도당 재흡수의 10%를 담당합니다.

제약회사는 신장에서 포도당이 재흡수되는 과정에 주목하였고 SGLT 2형을 억제시키는 약물을 개발하여 신장에서의 포도당 재흡수를 억제하는, 즉 소변으로 포도당 배설을 증가시키는 효과를 통해 혈당을 낮추는 약물을 만들어 현재 임상에서 사용하고 있습니다.

퇴행성관절염은
빨리 수술해야 할까요?

연예계에서 활발히 활동하고 있는 방송인 서장훈 씨는 20년 전만 해도 우리나라 농구계를 대표하는 국보급 센터이자 우리나라 농구 역사에서도 손가락에 꼽히는 선수였습니다. 1993~1994년 그는 연세대학교 재학 중 농구대잔치 정상에 오르며 한국 농구의 판도를 뒤바꾸기 시작했고, 그 결과 '오빠 부대'라는 스포츠 문화도 생겨났습니다. 전성기 시절에는 우월한 신체 조건을 이용해 포스트업에도 능했고 이를 역이용한 미들슛도 상당히 정확했습니다. 또 프로농구 선수로서 통산 최다 득점과 최다 리바운드 기록을 보유하고 있습니다. 하지만 은퇴한 그를 방송에서 보면 왠지 걷는 모습이 어색하고 잘 뛰지 못합니다. 2013년 한 예능프로그램에서 그는 퇴행성관절염을 앓고 있다고 고백했습니다.

관절이란 뼈와 뼈가 만나 연결되어 있는 곳으로 뼈와 뼈 사이가 부드럽게 움직일 수 있도록 만들어 줍니다. 만약 관절이 없다면 팔

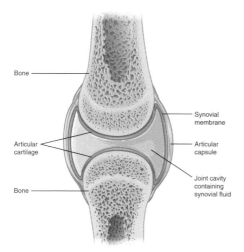

Bone

Synovial
membrane

Articular
cartilage

Articular
capsule

Joint cavity
containing
synovial fluid

Bone

<그림 2-5> 관절의 구조

이나 다리를 구부릴 수 없고 어깨를 돌릴 수 없게 될 것입니다. 관절의 역할은 이뿐만이 아닙니다. 관절은 쿠션처럼 우리의 움직임에 따라 발생하는 충격을 흡수하는 역할을 하고 이와 함께 하중을 지지하는 역할을 하기도 합니다.

이러한 관절을 이루는 뼈들의 끝은 연골이라는 부드럽고 탄력이 있는 재질로 싸여 있어 관절이 쉽게 움직이도록 도와줍니다*. 또 관절에는 활막이라는 아주 얇은 막이 둘러싸고 있으며 미끌미끌한 액체인 활액이 분비해 마찰이 생기지 않도록 합니다. 관절 주위에는 인대(힘줄)가 있는데 뼈와 뼈를 연결하여 관절을 움직이게 하는 힘을 제공하고 관절 조직이 한 덩어리로 움직이게 합니다.

관절염이란 여러 원인에 의해 관절에 염증이 생기고 이로 인해

---

* 연골은 콜라겐이라는 아교단백질이 풍부하기 때문에 탄력이 좋습니다. 참고로 이러한 연골을 이용해 만드는 대표적인 음식이 도가니탕과 젤리입니다. 여기서 도가니란 소의 무릎 연골을 말합니다.

관절의 연골이 손상되고 회복되지 않아 발생하는 질병입니다. 관절염의 가장 흔한 증상은 관절통증입니다. 이러한 관절통증은 주로 오랫동안 걷거나 서있을 때, 앉아 있다 일어설 때, 계단을 올라가거나 내려갈 때 흔히 발생하는데 심한 경우에는 움직임이 없는 밤에도 통증이 발생하게 됩니다. 이 외에도 관절염이 생기면 관절이 붓거나 뻣뻣해지고, 움직일 때 삐걱이는 소리가 나거나, 심해지면 관절의 모양이 변하기도 합니다. 무릎에 관절염이 생긴 경우 통증으로 인해 다리를 쓰지 않게 되면서 다리 근육이 약해져 다리가 가늘어지고 몸의 균형을 잡기 어려워지기도 합니다.

이러한 관절염은 크게 퇴행성관절염, 류마치스관절염, 외상성관절염으로 분류할 수 있습니다. 퇴행성관절염(퇴행성관절염이라고도 합니다)은 나이가 들면서 연골이 닳거나 찢어지는 것을 말하며, 류마치스관절염은 우리 몸의 면역체계에 오류가 생기면서 자신의 관절을 공격해 염증이 발생하여 관절이 파괴되는 것을 말합니다. 이에 비하여 외상성관절염이란 외상에 의해 골절이 발생하거나 관절 연골에 직접적인 손상이 가해져 관절이 변형되거나 파괴되어 발생하는 관절염을 말합니다.

이중에서 가장 주목해야 할 것이 퇴행성관절염입니다. 한 연구에 따르면 우리나라의 경우 50세 이상 성인의 12.5%가 퇴행성관절염을 가지고 있고, 70세 이상 여성의 경우 36.1%가 가지고 있을 정도로 매우 흔한 질병이기 때문입니다. 또한 이러한 연구결과로 미루어 볼 때 어르신들의 상당수가 퇴행성관절염으로 약물을 복용하고 있다고 해도 과언이 아니라 할 수 있습니다.

그런데 관절염약을 오랫동안 복용하면 부작용이 많다고 생각해 퇴행성관절염으로 진단 받으면 바로 수술을 하는 것이 더 좋지 않을까 하는 생각을 가지시는 분들도 있습니다. 그렇다면 퇴행성관절염을 진단 받았을 때에는 바로 수술을 하는 것이 좋을까요? 아니면 우선 약을 복용하다가 조절이 안 되는 경우 수술을 하는 것이 좋을까요? 여기서는 퇴행성관절염의 치료, 특히 수술 치료에 대해 알아보도록 하겠습니다.

퇴행성관절염 치료, 어떻게 하는 것이 좋을까?

관절염의 치료는 진단에 따라 달라지는데 류마치스관절염의 경우 증상 완화를 위한 소염진통제와 함께 질병의 진행을 더디게 하는 항류마치스약물disease-modifying anti-rheumatic drugs, DMARDs 을 주로 사용하는 반면, 퇴행성관절염의 경우 증상 완화를 위한 소염진통제 치료가 주된 치료이며 이 외에도 관절에 약물을 주입하는 치료가 시행되고 있습니다. 문제는 비선택적 소염진통제(자세한 내용은 '3장 건강상식 팩트체크: 선택적 소염제의 배신, 완전한 약은 없다!' 참고)를 오랫동안 사용하다 보면 소화불량, 속쓰림과 같은 경미한 부작용부터 위궤양이나 위출혈과 같은 심각한 약물부작용이 나타나거나 약물치료에도 관절통이 호전되지 않는 경우가 있어 이런 경우에는 수술을 해야 한다는 것이지요.

퇴행성관절염의 수술 방법은 크게 관절내시경을 통한 세척lavage 및 변연절제술debridement (기계적 자극을 일으키는 불안정하거나 파열된 연골, 관절의 연골 조각들을 제거하고 관절 안을 세척하여 통증을 유발할 수 있는 염증 물질들을 제거하는 수술적 치료, 이하 관절경수술)과 인공무릎관절 교체술(관절염이 생긴 관절 부위를 제거하고 인공적으로 만든 관절로 대치하는 수술, 이하 인공관절수술)로 나누게 됩니다.

1980년대에 관절내시경을 이용한 관절내시경 수술이 개발되었고 초기에는 관절내시경 수술이 퇴행성관절염 환자들의 증상을 호전시키는 데 효과적이라는 보고들이 있어 많이 시행되었습니다. 하지만 관절내시경 수술의 효과에 의심을 가진 연구진들이 효과를 입증하기 위한 임상시험을 시행했더니 그 결과가 놀라웠습니다.

예를 들어 미국의 한 연구진이 중등도 이상의 퇴행성관절염을 가진 75세 미만의 환자들을 대상으로, 관절내시경을 이용해 관절내강에 세척만 한 군과 세척 및 변연절제술을 시행한 군, 그리고 아무것도 하지 않은 군(물론 환자들에게 수술을 했다는 인상을 주기 위하여 피부에 상처를 내고 수술 치료를 받은 것처럼 가짜 치료를 했습니다)으로 나누어 2년간 관찰했더니 세척만 한 군, 세척과 변연절제술을 한 군, 아무것도 하지 않은 군 간에 느끼는 통증의 차이가 없었습니다.[89] 영국과 캐나다의 연구진들도 중등도 이상의 퇴행성관절염을 가진 18세 이상의 환자들을 대상으로 관절내시경수술과 약물치료 및 물리치료를 시행한 군과 수술을 시행하지 않고(여기서는 가짜 수술은 시행하지 않았습니다) 약물치료 및 물리치료만 시행한 군으로 나누어 2년 동안 통증의 정도를 비교했더니 차이가 없었습니다.[90]

그렇다면 망가진 관절을 인공관절로 치환하는 인공관절치환술은 어떨까요? 덴마크에서 중등도 이상의 퇴행성관절염을 가진 환자들을 대상으로 인공관절치환술을 시행한 군과 수술을 하지 않고 약물치료나 물리치료와 같은 보존적 치료만을 시행한 군으로 나누어 1년간 경과를 관찰했습니다. 그 결과 인공관절치환술을 시행한 환자

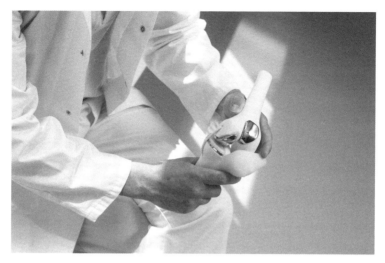
<그림 2-6> 인공관절의 모습

들의 경우 퇴행성관절염에 의한 통증이 호전되었고 운동능력도 호전되어 삶의 질이 좋아졌습니다. 하지만 수술 후 다른 쪽 무릎통증이 악화되어 수술을 하거나 심부정맥혈전증(정맥에 혈전이 생기는 질환)이 발생하기도 하고, 수술한 관절의 강직으로 인하여 강압교정 brisement force (강제로 움직여 운동 범위를 넓혀 주는 치료 방법)이 필요한 경우가 생기는 등 수술과 관련된 합병증이 더 많이 발생했습니다. 놀라운 것은 보존적 치료를 하기로 결정되었던 환자들 중에서 통증이 조절되지 않아 인공관절치환술을 시행한 경우는 26%에 불과했습니다.[91]

위의 연구들을 종합해 보면 퇴행성관절염 환자에게 시행한 관절내시경 수술은 통증 조절에 효과가 없었습니다. 또한 중등도 이상의 퇴행성관절염의 경우에도 적극적인 약물치료와 물리치료만으로 상당수 환자들의 통증 조절이 가능했습니다. 하지만 인공관절치환수술을 시행하는 경우 증상과 함께 운동능력의 호전을 어느 정도 기대할 수 있지만, 동시에 합병증 발생 위험도도 증가한다는 것을 알 수 있습니다.

또한 인공관절치환술과 함께 고려해야 할 것이 인공관절 자체의 문제입니다. 인공관절은 사람이 금속을 이용하여 만들기 때문에 수명이 10~15년 정도입니다. 비록 최근 기계공학 및 금속공학이 발달함에 따라 더욱 개선된 제품이 나오고 있지만 그럼에도 불구하고 인공관절의 수명은 제한이 있습니다. 이런 문제로 인해 60세 이전에 인공관절치환술을 받게 되면 10~20년 후에 다시 수술을 받아야 할 수도 있습니다.

심리적 효과가 이뤄 낸 위약효과

그렇다면 여기서 궁금증이 발생합니다. 관절내시경 수술이 증상 호전에 효과가 없다는 것이 나타났는데도 수술을 받은 환자들의 증상이 호전된 이유는 무엇 때문일까요? 의사들은 이 효과를 가짜 약, 즉 위약僞藥, placebo 효과라 설명합니다. 위약효과란 효과가 있다고 알려진 약을 먹거나 수술을 받은 후 진짜 효과와 상관없이 증상이 호전되는 현상 또는 심리적 효과를 말합니다. 위약을 뜻하는 영어 단어는 'placebo'인데 이 말은 '기쁨을 주다', '즐겁게 하다'라는 라틴어에서 유래한 말로, 죽은 사람들을 위한 저녁 기도라는 뜻으로 쓰이기도 했다고 합니다.

이러한 위약효과는 특히 통증이나 우울증 같은 정신질환에서 가장 큰 효과를 발휘하게 됩니다. 반대로 진짜 약을 먹지 않았는데도 불구하고 약에 대한 우려로 인해 진짜 약에서 볼 수 있는 부작용이 나타나는 경우도 나타날 수 있는데 이런 경우를 역위약효과^{nocebo effect}라고 합니다.

이런 위약효과는 언제 알게 되었을까요? 위약효과는 미국 의사 헨리 비처^{Henry K. Beecher}가 1955년 출간된 15개의 임상연구들을 분석한 결과 35%의 환자들이 가짜 약을 사용한 뒤에도 증상이 호전되었음을 발견하고 이런 현상을 '위약효과'라고 주장하면서 세상에 알려지게 되었습니다. 이러한 위약효과가 발생하는 기전은 사람들이 효과가 있다고 알려진 약이나 수술을 받으면 뇌에서 마약성 진통제와 구조가 유사한 자연진통제인 엔도르핀^{endorphin}이 분비되어 통증이 줄어든다고 느끼게 되는 것입니다.

이러한 위약효과는 약이나 치료에 대한 환자의 기대가 높으면 높을수록 효과가 더 잘 나타나게 되는데 예를 들어 명성이 높거나 신뢰하는 의사에게 진료를 받거나 비싼 약을 먹는 경우 그 효과가 증강된다고 합니다. 의사들은 위약효과만 나타난 약물이나 치료는 효과가 없는 것으로 해석하기 때문에 임상에서 사용하지 않습니다.

따라서 신약에 대한 임상시험에서는 이런 위약효과를 줄이고 진짜 약물의 효용성을 증명하기 위해 위약대조군 시험^{placebo-controlled study}이라는 방식을 사용합니다. 이 방법은 환자들이 자신이 어떤 약을 먹는지 분간할 수 없도록 진짜 약과 위약의 모양과 크기를 똑같이 만듭니다. 그리고 난수표를 이용해 약효가 있다고 여겨지는 유효성분이 포함된 진짜 약을 받는 사람들(시험군)과 유효성분이 하나도 들어 있지 않은 가짜 약을 받는 사람들(대조군)으로 나누어, 피실험자들이 자신이 먹는 약이 진짜 약인지 아니면 위약인지 모르게 하는 연구방법입니다.

좀 더 엄격한 연구들은 피실험자들인 환자뿐 아니라 실험자인 의사들도 피실험자들이 진짜 약과 위약 중에서 어떤 약을 먹었는지 모르게 합니다. 실험자인 의사가 환자에게 어떤 약이 들어갔는지 알게 되면 환자를 대하는 태도나 말투 등에서 무의식적으로 위약을 투여하고 있다는 암시를 주거나 진짜 약을 먹고 있는 환자들에게 효과를 강조하는 등 여러 편견이 개입할 수 있기 때문입니다. 이처럼 환자뿐 아니라 의사들의 눈도 가려 위약효과와 같은 심리적 효과를 차단하는 방법을 이중맹검 double blinded 방법이라고 합니다.

하지만 위약의 경우 보통 밀가루로 만드는 경우가 많은데 시험약물에서만 나타나는 독특한 부작용이 나타나지 않는 경우가 흔하기 때문에 임상경험이 많은 의사들은 환자들이 어떤 약을 먹고 있는지 눈치채는 경우가 많습니다. 이런 문제를 해결하기 위해 시험약물과 비슷한 부작용을 내는 위약을 사용하는 경우도 있는데 이런 위약을 활성위약 active placebo 라고 합니다.

관절염 초중기, 수술보다는 약물치료와 물리치료를

정리하면 퇴행성관절염 환자들에게 있어 약물치료나 관절주사 치료는 관절통을 조절하는 데 효과적이지만, 관절내시경 수술은 퇴행성관절염의 증상을 호전시키는 데 효과적이지 않으며, 인공관절 치환수술의 경우 증상은 호전시킬 수 있지만 합병증의 부담이 있고 그 내구성에도 문제가 있습니다.

따라서 퇴행성관절염으로 진단 받으면 처음부터 바로 수술을 받기보다는 우선 약물치료나 물리치료, 관절 내 약물치료를 우선 시도해 보고 그래도 일상생활을 못 할 정도의 통증이나 운동능력 저하가 있다면 수술을 고려하는 것이 좋겠습니다. 만약 약물치료나 물리치료를 받아도 참을 수 없는 증상이 지속된다면 인공관절치환술과 같은 수술을 고려해 볼 수 있겠습니다.

또 수술을 한다고 해서 이전과 같은 운동능력을 보유하게 되는 것은 아니기 때문에 걸을 때의 통증 완화, 계단 오르내리기, 자전거나 가벼운 등산 정도를 목표로 삼는 것이 좋습니다. 수술이 젊었을 때에 가능했던 심한 노동이나 운동, 장시간 걷기 등을 가능하게 하는 것은 아님을 알아야 하겠습니다.

무릎 퇴행성관절염에 대한 줄기세포 치료

최근 무릎 퇴행성관절염 치료로 수술 대신 무릎관절에 줄기세포 stem cell 를 주입하는 치료가 많이 연구되고 있습니다. 줄기세포는 기원한다는 뜻의 'stem'에서 유래했는데, 특정세포로 분화하지 않은 상태이지만 신경, 혈액, 연골 등 인체를 구성하는 모든 종류의 세포로 분화할 가능성을 가지고 있는 세포를 말합니다.

이러한 줄기세포는 한 개의 세포가 여러 종류의 다른 세포를 생산할 수 있는 다중분화능력을 가진 세포이기 때문에 손상을 받은 신체 부위의 세포들을 재생시킬 수 있는 능력을 가지고 있습니다. 줄기세포는 줄기세포가 얻어지는 방식에 따라 성체줄기세포 adult stem cell , 배아줄기세포 embryonic stem cell , 유도만능줄기세포 induced pluripotent stem cell, iPS (역분화 줄기세포라고도 합니다)로 분류됩니다.

성체줄기세포란 신체 각 조직에서 극히 소량만 존재하는 미분화된 세포로 세포를 분화시키는 것이 주된 기능입니다. 따라서 암 발생의 가능성은 적지만 얻을 수 있는 줄기세포수가 적고 배양이 어려우며 특정세포로만 분화가 가능하다는 단점을 가지고 있습니다.

배아줄기세포는 난자에서 유래한 만능성 줄기세포로 세포를 증식하는 데 효과적이고 여러 장기로 분화가 가능하지만, 난자를 사용하기 때문에 여러 법적, 윤리적 문제를 가지고 있어 현재 임상에서는 사용하지 않고 있습니다.

유도줄기세포는 체세포를 역으로 돌려 줄기세포로 만든 인위적인 줄기세포로 인간의 체세포를 이용해 줄기세포를 만들기 때문에 성체줄기세포보다 구하기가 쉽습니다. 또 배아줄기세포와 같이 법적, 윤리적 문제가 발생하지는 않지만 배아줄기세포와 세포의 형태나 성장 속도, 만능분화 특성이 유사하다는 특징이 있습니다. 하지만 만들기가 어렵고 만드는 과정에서 레트로바이러스를 염색체에 강제로 삽입하기 때문에, 세포의 정상적인 기능에 중요한 유전자가 변형되거나 기능이 상실되어 암이 발생할 가능성이 있습니다.

2015년부터 2018년까지 전 세계에서 시행된, 총 14개의 줄기세포를 이용한 퇴행성관절염 치료에 관한 임상시험 결과가 발표되었는데 줄기세포치료 후에 사망이나 종양 발생, 치료에 의한 감염과 같은 심각한 부작용은 발생하지 않았습니다. 하지만 줄기세포치료 후에 퇴행성관절염이 생긴 관절 내의 연골이 얼마나 회복되었는지, 또 회복이 되었다면 얼마나 그리고 어떻게 회복이 되었는지, 그리고 그 효과가 얼마나 지속될지 등 그 효과는 아직 명확하지 않습니다.[92] 따라서 줄기세포를 퇴행성관절염 환자들에게 치료 목적으로 이용하는 것은 그 효과가 증명되지 않았다고 생각하면 될 것으로 보이며 아직 연구 중에 있다고 보시면 될 것 같습니다.[93]

참고로 최근 우리나라에서 개발된 퇴행성관절염 줄기세포치료제인 인보사-케이tonogenconcel 의 경우 세계 최초의 퇴행성관절염에 대한 유전자 치료제gene therapy 라는 평가를 받으며 많은 주목을 받았습니다. 하지만 그 유래물질이 연골이 아닌 신장이라는 것이 밝혀지면서 상품 판매가 중단되었고 회사 사장이 구속되는 등 사회적으로 많은 문제가 일어났습니다.

무엇이 문제였을까요? 인보사-케이의 경우 연골세포가 담긴 1액과, 형질전환성장인자-베타1 transforming growth factor-beta 1, TGF-ß1 유전자가 도입된 동종연골유래세포 allogenic human chondrocytes 가 담긴 2액으로 구성되어 있습니다. 여기서 TGF-ß1은 염증을 감소시키고 조직재생을 촉진시키는 M1 대식세포를 활성화시켜 연골체세포와 연골세포의 성장을 촉진한다고 알려져 있는데, 이를 통해 관절통증을 완화하고 기능을 개선하며 관절구조가 퇴행하는 것을 지연시킨다는 것이었습니다.

이 신약을 허가할 당시 식약처의 부실 검증 논란이 있었을 정도로 효과에 대한 근거가 미약하다는 비판이 있었지만 2017년, 기존의 치료에 반응하지 않는 중등도 이상의 퇴행성관절염 환자들에 대한 사용이 승인되었습니다. 이 약은 1회당 700만 원에 달할 정도로 고가였지만 한 번의 주사만으로 무릎통증을 개선할 수 있는 획기적인 약품으로 알려지면서 유명세를 탔습니다. 하지만 치료제 2액의 세포가 허가될 당시에 제출한 연골세포가 아닌 종양을 유발할 수 있는 신장세포임이 드러나게 되면서 논란이 된 것입니다. 이 사실을 확인한 정부는 약품제조사를 혁신형 제약사에서 제외시켰으며 연구개발 지원금을 환수하고 대통령 표창도 취소할 예정이라고 합니다.

이 사건이 보도된 후 이 약을 투여 받은 상당수의 환자들이 종양 발생에 대한 우려와 함께 안전성이 입증되지 않은 약물 투여로 인한 우울과 불안 증상을 호소하고 있다고 합니다. 또한 인보사-케이를 투여한 국내 3,700여 환자들 중 901명은 인보사-케이를 투여한 후 통증이 나아지지 않았거나 더 심해졌다고 주장하면서 소송을 제기한 상태입니다.

이 사태는 명확하게 효과가 증명되지 않은 약을 판매한 제약회사에게 가장 큰 문제가 있지만 신약의 경제적인 효과 또는 52억이라는 정부연구개발지원금이 들어간 연구이기 때문에 반드시 성공 제품을 만들어야 한다는 강박이 만들어 낸 문제도 있어 보입니다. 이러한 강박 때문에 그 효과나 안전성을 면밀히 검토하지 않고 허가를 내어 준 것이지요. 앞으로는 유전자치료제 등의 바이오의약품에 대한 좀 더 장기적인 계획을 가지고, 이를 통해 얻을 수 있는 경제적인 이득보다는 환자의 안전을 우선적으로 생각하는 기업과 정책이 되었으면 좋겠습니다.

모든 암은
유전될까요?

배우 장진영씨가 위암으로 세상을 떠난 지 10년이 지났습니다. 2001년 〈소름〉으로 청룡영화상 여우주연상을 받은 그녀는 2003년 〈싱글즈〉로 다시 한번 여우주연상을, 그리고 2006년 〈연애, 그 참을 수 없는 가벼움〉으로 대한민국영화대상 여우주연상을 받는 등 활발한 활동을 이어 나갔습니다. 그런 그녀가 2008년 속이 좋지 않아 받은 건강검진에서 위암을 진단 받은 지 1년 만에 30대의 젊은 나이로 세상을 떠나게 되어 사람들을 안타깝게 했지요.

이와 대척점에 서 있는 인물이 있다면 바로 헐리우드 스타인 안젤리나 졸리입니다. 졸리의 어머니는 유방암으로 10년 동안 고생하다가 세상을 떠났고 그녀의 할머니와 고모 역시 같은 암으로 세상을 떠났다고 합니다. 이에 안젤리나 졸리는 유방암에 대한 유전자 검사를 받았는데, 그 결과 유방암에 걸릴 확률이 87%, 난소암에 걸릴 확률이 50%라는 검사 결과를 듣습니다. 그녀는 암 예방 차원에서 2013년 유방절제수술과 재건수술을 받았고, 2015년에는 나팔관과 난소절제수술을 받았는데 이 사실이 사회적으로 큰 파장을 일으킨 적이 있습니다.

통계청의 2018년 사망원인 통계를 보면 2018년 한 해 동안 약 8만 명이 악성종양(암)으로 사망합니다. 이를 10만 명 기준으로 보면 한 해 154.3명이 악성종양으로 사망하는 것으로 정부가 1983년 사망원인 통계를 작성한 이래 계속해서 사망원인 1위를 차지하고 있습니다. 하지만 정상세포가 왜 돌연변이를 일으켜 악성종양을 유발하는지에 대해서는 아직 명확하게 규명되지 않고 있습니다. 단지 가족력, 방사선 노출, 대기오염, 과음, 흡연, 스트레스, 식습관 등의 여러 요인들이 영향을 미치는 것으로 생각하고 있습니다.

이중에서도 최근 가장 주목을 받고 있는 요인이 바로 가족력과 같은 유전자 관련성입니다. 최근 여러 연구에서 유전자와 악성종양과의 관련성을 확인하는 연구결과를 발표했고 이것이 대중매체에 보도되면서 사람들은 가족 중 한 명이라도 특정 악성종양에 걸린 경우 나도 같은 암에 걸리지 않을까하는 걱정을 하게 되었습니다. 이러한 우려는 암 생존자의 직업 능력을 낮게 평가하거나, 가족 중 암과 관련된 질환을 앓은 사람이 있는 경우 결혼을 피하고 싶다라는 설문결과 등과 같이 암 환자들에 대한 편견과 무관심으로 이어지기도 합니다.[94]

여기서 의문이 생깁니다. 그렇다면 현재 알려진 모든 악성종양(암)이 유전자와 관련이 있는 것일까요? 더 나아가 안젤리나 졸리가 받았던 것과 같은 유전자검사로 자신이 악성종양(암)에 걸릴 위험을 정확히 평가할 수 있는 것일까요? 이번에는 많은 분들이 궁금해하시는 암과 유전자에 대해 알아보도록 하겠습니다.

종양의 분류

먼저 암이란 무엇일까요? 암은 일종의 종양입니다. 종양은 크게 양성종양과 악성종양으로 나뉘는데, 그중에서 악성종양은 우리가 흔히 암이라고 부르는 질환입니다. 앞서 언급했던 대로 악성종양은 줄곧 우리나라에서 사망률 1위를 기록하고 있는 질환이지요.

악성종양을 구성하고 있는 암세포는 몇 가지 특징을 가지고 있습니다. 먼저 세포의 성장과 분열에 필수적인 적절한 신호를 가지고 있지 않아 통제가 되지 않아서 세포분열의 제한이 없이 끊임없이 성장하고 분열합니다. 또 세포자살 프로그램이 작동하지 않으며, 새로운 혈관이 만들어지는 것을 촉진하고, 다른 조직으로 전이를 일으킨다는 특징을 가집니다.

이에 비하여 양성종양은 악성종양이 아닌 것을 말하는데 누구에게나 흔하게 생기며 정상인도 몸 곳곳에 한두 개는 가지고 있습니다. 한 연구결과에 따르면 종합건강검진을 받은 성인의 80% 정도가 양성종양을 가지고 있었다고 합니다. 이런 양성종양은 신체의 어느 부위에서도 생길 수 있는데 이러한 양성종양이 왜 생기는지에 대해서는 아직 잘 알지 못합니다. 양성종양은 증상이 없고, 크기가 커지지 않아 건강에 영향을 미치는 경우가 거의 없지만 양성종양이 호르몬을 분비하거나, 그 크기가 너무 커서 주변 조직을 압박하거나, 악성종양으로의 변화가 증명되었거나 변화될 가능성이 높은 경우에는 양성종양이라도 제거하는 수술을 해야 합니다.

악성종양으로 다시 돌아와, 특이한 성격을 가진 악성종양도 있습니다. 예를 들어 경계성종양이란 양성과 악성 두 가지 특성을 모두 가지는 예외적인 경우를 말하는데 이는 처음부터 암세포를 가지고 있지만 나중에 악성종양으로 변할지 아니면 몸에 해를 끼치지 않을지를 예측할 수 없는 경우를 말합니다. 또 제자리암^{carcinoma in situ} 이란 상피내암이라고도 하며 주위를 침범하지 않고 세포의 점막상피 안에서만 존재하는 경우를 말합니다.

모든 암은 유전될까?

그렇다면 모든 암은 유전될까요? 그렇지 않다면 암 발생에 유전이 미치는 영향은 얼마나 될까요? 최근에 암과 유전적 요인의 관련성에 대한 여러 연구가 발표되었는데 이중에서 흥미로운 결과를 소개하자면 다음과 같습니다.

기존의 의학과 생물학 연구에서 나온 결과와 데이터를 활용해 수학적 분석 작업을 시행한 미국의 한 연구[95]에서 조직 부위별로 줄기세포가 분열하는 총 횟수와 암 위험도 사이에 강한 상관관계가 있으며, 암 위험도의 1/3 정도가 환경적 요인이나 유전적 원인에 의해 발생하고, 2/3는 DNA 복제 과정에서 일어나는 무작위 돌연변이에 기인한다고 보고하여 세계적으로 큰 파장을 일으킨 적이 있습니다.

하지만 같은 데이터를 분석한 다른 연구에서 유전과 같은 내적 원인과 암 발생과의 관련성은 10~30% 정도에 불과하며 많은 요인들은 외부 요인들에 의해 영향을 받는다고 보고했습니다.[96] 세계보건기구 산하 국제암연구소가 50년 동안 축적된 국제적 암 역학조사를 분석한 결과[97] 한 인구집단에서 많이 발생하는 암이 다른 인구집단에는 드물게 발생하는 경우가 많은데 이렇게 지역마다 많이 나타나는 암이 다르다는 것은 암 발생에 있어서 환경이나 생활습관이 유전적 요인이나 무작위 돌연변이보다 더 중요하다는 것을 보여준다는 것을 주장했습니다. 이를 통해 암이 주로 무작위 돌연변이로 인해 발생한다는 것에 대해 반박했습니다.

위의 연구들을 종합해 보면 우리에게 발생하는 암의 대부분은 여러 요인이 함께 작용해서 발생하게 되는데 유전적인 요인보다는 환경적인 요인에 더 많은 영향을 많이 받는 것으로 보입니다. 예를 들어 세계보건기구 국제암연구소의 연구결과에 따르면 암의 원인으로 15~30% 정도는 흡연과 관련이 있고 30%는 식이요인, 10~25%는 만성 감염에 기인하며 일부만이 유전적 요인과 관련이 있었습니다. 미국국립암협회지도 암의 주요원인으로 흡연을 30%, 만성 감염 10%, 음식 35%, 음주 3% 정도로 추산하고 있습니다(표 참조).

다른 연구들에서 보면 유방암의 5~10% 정도만이 유전적 요인에 의한 것으로 생각됩니다. 이 유전적 요인 중 2/3가 BRCA1 및 BRCA2 돌연변이와 같은 유전적 요인과 관련이 있습니다. 난소암 역시 5~10% 정도, 대장암의 5~10% 정도만이 유전적 요인과 관련이 있다고 알려져 있습니다.[98] 마찬가지로 위암의 경우에도 10% 정도만이 유전적 요인과 관련이 있다고 알려져 있습니다. 따라서 가족 중에서 한 명이 누군가 특정 암에 걸렸다고 해서 너무 걱정할 필요는 없습니다.

정리하자면 현재까지 연구된 바에 따르면 우리가 알고 있는 많은 암들 중에서 유전적 요인과 관련이 있는 경우는 매우 적습니다. 따라서 정말로 암에 걸릴 것을 걱정한다면 유전적인 원인을 조사하는 데 집중하기보다는 자신의 나쁜 생활습관이나 패턴을 우선적으로 바꾸는 것이 더 중요하다고 생각합니다. 하지만 가족 중에서 여러 명이 유사한 암으로 사망했거나 고통받고 있다면 유전적 요인을 확인하기 위해 유전자검사가 필요할 수도 있겠습니다.

국제암연구소와 미국 국립암협회지에서 밝힌 암의 원인[99]

원인	국제암연구소	미국국립암협회지
흡연	15~30%	30%
만성 감염	10~25%	10%
음식	30%	35%
직업	5%	4%
유전	5%	-
생식요인 및 호르몬	5%	7%
음주	3%	3%
환경오염	3%	2%
방사선	3%	3%

유전자검사, 아직은 발전이 더 필요할 때

그렇다면 안젤리나 졸리의 예방적 유방절제술은 현명했을까요? 이에 대한 판단은 경우에 따라 다르며 그녀가 조언을 구한 의학 전문가나 그녀 본인이 아닌 이상 판단할 수 없는 문제입니다. 검사결과에서 유전적 요인을 가지고 있는 것으로 나타났을 때 택할 수 있는 대안은 예방적 수술을 통해 암 발생 위험성을 떨어뜨리거나 지속적인 조기검진을 통해 암을 조기발견하는 것입니다. 따리서 안젤리나 졸리가 자신의 유전자검사 결과를 전문가와 충분하게 논의했고 이에 따라 결정을 내렸다면 그 결정은 존중해 주어야 할 것으로 보입니다.

결론적으로 앞서 말씀드린 바와 같이 유전적 요인에 의하여 암이 생기는 경우는 많지 않기 때문에 모든 사람이 유전자검사를 받을 필요는 없습니다. 하지만 부모나 자녀, 자매 중에서 유방암이나 난소암 환자가 2명 이상인 경우 또는 가족 중에서 이른 나이에 여러 명이 같은 암으로 진단을 받았다면 유전자검사가 필요할 수 있고 의료진과의 충분한 상의 후에 예방적 수술 치료를 고려할 수도 있겠습니다.

또한 여기서 고려해야 할 것이 유전자검사 비용입니다. 유방암 유전자검사의 경우 그 비용이 약 3백만 원이나 되었습니다. 이렇게 비싼 이유는 미국에 있는 미리어드 제네틱스Myriad Genetics사가 유방암 유전자인 BRCA1, BRCA2에 대한 특허를 가지고 있으며 이 유전자와 관련된 실험은 이 회사의 실험실이나 그로부터 허가 받은 실험실에서만 할 수 있기 때문입니다.

하지만 최근 미국분자병리학회에서는 BRCA 유전자를 자연의 산물로 보고 이에 대한 특허가 무효임을 주장하며 소송을 제기했습니다. 2013년 6월 13일 미국 연방대법원은 유전자를 분리해 내는 기술과 인위적인 조작을 통해 만들어 낸 유전자는 특허권을 인정할 수 있지만, DNA는 자연의 산물로 분리된 유전자가 인체에서 분리되었다는 이유만으로는 특허 보호의 대상이 아니라고 판단하여 BRCA1과 BRCA2에 대한 특허권을 취소하라는 판결을 내렸습니다. 이 판결로 다른 연구소에서도 BRCA에 대한 검사를 시행할 수 있게 되었고 유전자검사 비용은 약 100만 원 선으로 내려갔습니다. 그럼에도 불구하고 아직까지는 유전자검사 비용이 부담스러운 것은 사실입니다.

이와 같이 인간 유전자가 특허의 대상이 될 수 있느냐에 대한 논란이 있습니다. 이러한 유전자를 분리하고 유지하는 것은 인간의 기

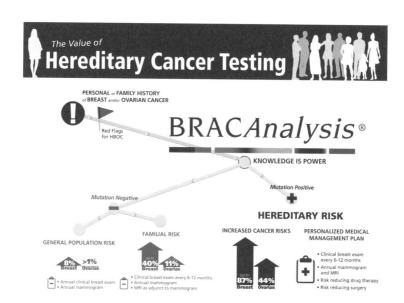

<그림 2-7> 미리어드 제네틱스의 BRCA 유전자검사 광고

술로, 자연적으로 존재하는 것을 발견하는 것과는 다르기 때문에 특허를 통해 보상해야 한다고 생각하는 사람도 있는 반면, 유전자에 대한 권리를 사적으로 독점하는 것이 오히려 더 많은 연구가 이루어질 가능성과 의료의 발전을 저해할 것이라고 주장하는 사람들도 있습니다.

유전자결정론

모든 암이 유전자에 의해 결정된다는 것은 유전자결정론에서 유래된 이론입니다. 유전자결정론이란 인간의 모든 다양성은 유전자에서 비롯된다고 주장하는 생물학적 결정론의 하나입니다.* 유전자결정론자들은 건강한 사람의 유전자와 병든 사람의 유전자를 비교하여 특정한 질병과 관련이 있는 특정 유전자를 찾고, 이를 통해 특정 사람이 걸릴 가능성이 있는 질병을 알아내 이 질병 유전자를 무력화시키거나, 질병에 대항하는 유전자를 보충하는 식으로 암을 해결할 수 있다고 믿는 사람들입니다.

이들은 1980년대부터 각각의 암 종류와 연관될 가능성이 있는 종양 형성유전자를 발견하는 데 많은 노력을 쏟았습니다. 하지만 예상과 달리 종양 형성과 관련된 유전자수는 점점 늘어나고 있으며 그 끝이 보이지 않는다는 것입니다. 예를 들어 유방암과 직장암 돌연변이 유전자에 관한 연구[100]에 따르면 당시까지 한 종양에서 189개의 유전자 돌연변이를 발견했는데 이러한 사실은 종양 형성과 관련된 유전자만을 공격하는 화학항암요법이 거의 효과가 없음을 의미하는 것이며, 동시에 유전자를 통한 암 예방 또한 불가능하다는 것을 보여주고 있다고 할 수 있습니다.

---

* 이들은 때로 여러 사회적 문제의 1차적 원인 또한 유전자에서 비롯된다고 주장하기도 합니다.

이 외에 키도 유전자와 관련이 있다는 가정하에 키와 관련이 있는 것으로 알려진 54개의 유전자를 가지고 사람의 키를 예측했는데 이런 새로운 방법은 기존의 방법, 즉 부모의 키를 평균과 성별로 보정한 방법이 가진 정확성의 1/10 수준에 불과했습니다.[101] 지능과 강한 상관관계가 있는 유전자를 가지고 지능의 유전성을 예측한 결과에서도 유전자는 측정된 지능변동수준의 단지 0.5% 미만을 설명할 수 있었고, 가장 상관관계가 높은 상위 6개의 지능 관련 유전자를 모두 합해도 지능변동수준의 1% 정도만 예측할 수 있었습니다.[102]

위의 사례들은 적은 수의 유전자로 특정 질병이나 사람의 특질을 예측할 수 있다는 유전자결정론이 문제가 있다는 것을 보여주는 예라고 할 수 있겠습니다.

이러한 유전자결정론은 인간은 후천적 환경에 의해 크게 영향을 받으며 양육에 의해 유전형질의 변화가 가능하다는 것을 간과한 것입니다. 실제로 생물의 크기와 형태, 외형과 움직임, 성장과 번식 등은 유전자에 의해 결정되지만 유전자만으로는 설명할 수 없는 많은 신체 현상이 있으며, 후천적 환경에 의하여 유전자가 억제되거나 활동하게 되어 각 생물의 크기와 형태, 성장과 번식에 영향을 미치기도 합니다.

또한 열등하게 보이는 유전자도 반드시 열등하지는 않습니다. 가령 겸상적혈구증후군sickle cell anemia**의 경우 일견 보기에는 문제점

** 11번 상염색체에 있는 유전자에 돌연변이가 생겨 발생하는 질환으로, 적혈구 내에서 산소를 운반하는 헤모글로빈이라는 단백질 유전자에 돌연변이가 발생하여 적혈구가 일반적인 둥그런 모양이 아닌 낫과 같은 모양으로 바뀌게 됩니다. 이런 적혈구를 가지면 둥그런 모양의 정상적인 적혈구와 달리, 유연성이 떨어져 모세혈관에서 잘 이동하지 못하고 혈관이 갈라지는 지점에 들러붙게 되어 혈관이 잘 막히고 빈혈을 일으키게 됩니다.

을 많이 가지고 있어 없애야 할 유전자로 보이지만 이 겸상적혈구증후군을 가진 사람들은 말라리아에 매우 강한 저항력을 가진 것으로 알려져 있습니다. 따라서 말라리아가 유행하는 지역에서는 겸상적혈구증후군을 가진 사람들이 생존할 가능성이 더 높게 됩니다. 마찬가지로 건장하고 큰 체구의 경우 강한 힘을 낼 수 있지만, 기본적으로 소모되는 열량이 많아 식량을 구하기 어려운 극한지에 거주할 경우 작은 체구를 가진 사람들보다 생존성이 더 떨어질 수 있습니다.

이런 예들을 고려한다면 이 세상에 언제나 좋은 유전자란 존재하지 않습니다. 환경의 변화에 적응하지 못한 유전자의 경우에만 나쁜 유전자일 뿐입니다. 더불어 유전자는 하나의 설계도로서 행위자에게 명령하고 도면을 제공하는 설계도 역할을 하지만 필연적으로 행위자를 결정하지는 않는다는 것입니다.

참고로 이러한 유전자결정론을 사회에 적용한 것이 바로 우생학입니다. 우생학은 1888년 영국의 프랜시스 골턴 Francis Galton 이 처음 창시한 이론으로 개개인에 고유한 것으로 인지되는 외모나 신체, 개성이나 인성, 태도나 행동, 매력과 취향, 능력과 자질, 재력이나 권력과 같은 사회적 지위 등이 모두 생물학적 유전요인에서 기인한다고 생각하는 이론입니다. 이 이론에 따르면 외모뿐만 아니라 반인륜적 살인을 저지르는 범행, 매춘, 폭행, 무기력하고 나태한 생활, 반란과 소요와 같이 사회문제를 야기하는 행위의 일차적 원인이 유전자라고 주장합니다.

이 이론을 적극적으로 수용한 것이 당시 나치가 정권을 잡았던 독일입니다. 독일은 이 이론에 따라 장애인들의 출산을 막기 위해 이들에 대한 불임 수술을 강제했고 정신이나 신체적 장애를 가진 아

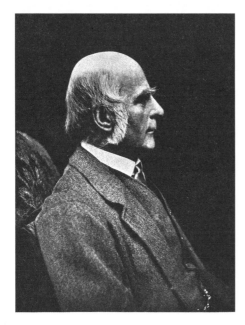

<그림 2-8> 프랜시스 골턴

동들을 안락사시켰습니다. 또한 성범죄자들이나 풍속범죄자들에 대해 물리적 거세를 하기도 했습니다. 이 프로그램이 점차 확대되면서 유대인과 집시, 정신질환자, 또는 병들거나 반사회적인 사람들을 대량으로 학살했습니다. 반대로 우월한 게르만족을 보호한다는 이유로 귀족이나 군인들의 딸을 모아 아이를 의무적으로 가지게 하거나, 심한 경우 인간 교배를 단행하고 세계 각국의 고아들 중 게르만족의 특징을 강하게 가지는 아이들을 납치해 강제로 입양시키는 일들을 저질렀습니다.

미국도 우생학이론을 받아들여 정신병을 가진 사람들이나 성범죄자, 약물중독자들을 강제 불임시켰고, 이민에서 차별을 두어 서유럽인의 경우 이민을 쉽게 허가한 반면 아시아나 동남부 유럽인의 이민은 어렵게 만들었습니다. 마지막으로 정신질환자들과 같이 우생학적 관점에서 부적격자로 판단되는 경우 결혼을 무효로 했고 백인과 다른 유색인종간의 결혼을 무효화시키거나 금지했습니다.

이런 우생학적 문제가 우리나라에서도 최근까지 있었다면 믿어지시나요? 우리나라에서는 정부의 주도로 사회적으로 열등하다고 생각되는 한센병 환자들을 소록도에 강제적으로 격리 수용하고 정관절제수술과 임신중절수술을 강제 시행한 적이 있습니다.* 또 최근인 1983년부터 1998년까지는 정부의 주도로 국내 보호시설에 수용된 정신지체 장애인 75명에게 불임수술을 시행했는데 이중 66명의 경우 강제로 불임수술을 시켰다는 사실이 밝혀져 큰 사회문제가 된 적이 있습니다.[103]

유전자결정론은 환경이나 사회적인 요인들을 무시한다는 것과 함께 장애인이나 여성, 가난한 사람들과 같은 사회적 약자들을 차별하는 도구로 사용될 수 있기에 문제가 있습니다. 또 지역주의에 기반한 차별에 이용되기도 합니다. 앞으로 유전자에 대한 지식을 악용하거나 남용하는 일이 다시는 없었으면 좋겠습니다.

---

* 국립소록도병원에 격리 수용되어 정관절제수술 또는 임신중절수술을 받은 한센병 환자들이 국가에 대하여 손해배상소송을 제기했습니다. 이에 대하여 2015년 법원은 이처럼 국가 소속 의사 등이 국가 주도 정책에 따라 정관절제수술 또는 임신중절수술을 한 행위는 인간으로서의 존엄과 가치를 훼손한 것으로, 국가는 이런 수술을 받은 환자들의 정신적 고통으로 인한 손해를 배상할 의무가 있다고 판단했습니다. 이에 따라 임신중절수술을 받은 사람들에 대하여 각 4천만 원, 정관절제수술을 받은 사람들에게 각 3천만 원을 배상할 것을 판결했습니다. (서울중앙지법 2015.7.16.선고 2013가합521666판결)

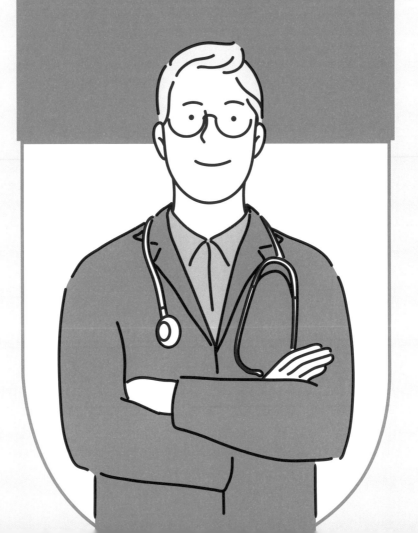

제3장

건강상식
팩트체크

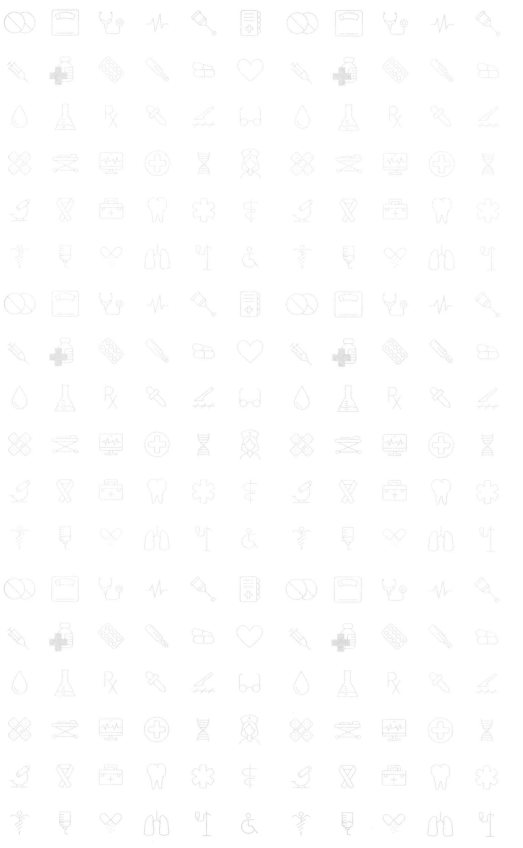

현대인들에게 '건강'은 너무나도 귀하고 중요합니다. 백세 시대를 앞두고 유한한 인간의 몸을 오랜 시간 잘 사용하려면 꾸준히 관리해 주는 것이 필수이지요. 하지만 이를 지켜내고 관리하는 것 또한 쉽지 않은 것이 사실입니다. 바쁜 일상으로 인해 1일 1커피가 어색하지 않고, 직장생활의 스트레스와 회식으로 인해 술과 담배가 일상의 한 부분이 된 경우도 많습니다.

하지만 카페인이나 알코올, 니코틴이 몸에 나쁘다는 것은 누구나 아는 기본적인 상식입니다. 건강한 삶을 위해서라면 조금씩 포기할 줄 알아야 한다고 이야기하지요. 그런데 이런 기호품을 단번에 끊기란 쉽지 않기에, 얼마나, 어떻게 포기할지 타협하는 방법을 찾아보다 전자담배와 같은 대체품을 찾아보기도 합니다.

사실 이런 대체품을 찾아보는 이유는 단순합니다. 건강을 유지하고는 싶지만, 힘들고 싶지는 않은 거지요. 솔직하게 말하자면, 건강 관리를 한다는 것은 매우 지루하고 단순한 일입니다. 꾸준히 적당한 운동을 하고, 꾸준히 적정량의 식사를 먹으며, 꾸준히 몸의 상태를 점검하고 필요할 때마다 적절한 치료를 받는 것이지요.

이렇게 힘든 생활요법보다 좀 더 간편하게 건강관리를 할 수 있는 방법은 없을까 고민하던 중 TV를 보니 신세계입니다. TV를 보면 건강정보 프로그램들이 정말 많습니다. 공중파는 물론이고 종편채널에서도 하루가 멀다 하고 건강에 대한 상식을 쏟아내고 있습니다. 이런 건강정보 프로그램들은 의사들을 앞세워 'OO가 몸에 좋다', 'OO하면 오래 살 수 있다'는 등의 소위 '썰'을 풀고 있습니다. 뒤나 옆에 앉은 패널들은 그 말이 맞다고 맞장구를 칩니다.

인터넷은 이보다 더 심하지요. 건강과 관련된 단어를 검색하면 많은 양의 기사와 블로그들이 건강식품이나 건강상식에 대해 이야기하고 있습니다. 이런 프로그램이나 기사들을 통해 보면 이런 약이나 건강식품을 먹으면 100년은 너끈히 살 수 있을 것 같습니다. 하지만 마음 한 편에 의문이 생기는 것도 사실입니다. 정말로 여기서 소개하는 약이나 식품을 먹으면 효과가 있을까요?

솔직히 말씀드리면 의사들도 민간요법에 사용되는 약이나 건강식품이 정말로 효과가 있는지 아닌지에 대해 잘 모릅니다. 이런 약이나 건강식품에 대하여 학생이나 전공의 시절에 배운 적이 없고 교과서에도 나와 있지 않기 때문입니다. 단지 이런 약이나 건강식품들이 주로 민간요법으로 사용되는 경우가 많아 의사들은 이들의 효과를 낮게 보거나 무시하는 경우가 많았습니다.

그런데 최근 전 세계의 연구자들이 민간요법으로 사용되는 여러 가지 약이나 건강식품과 관련해, 과학적인 방법을 통해 객관적으로 그 효과를 확인하기 시작했습니다. 예를 들어 대표적인 건강식품인 비타민이나 오메가-3를 먹으면 몸에 좋을지, 비타민 D나 칼슘을 먹으면 골다공증이나 뼈가 부러지는 것을 막을 수 있을지, 커피나 술을 많이 마시면 몸에 나쁘다는데 정말일지, 담배가 몸에 해롭다던데 전자담배는 우리 몸에 덜 해로울지 등에 대한 것들입니다. 이 장에서는 이에 대한 연구들을 바탕으로 건강상식들에 대한 팩트체크를 해 보도록 하겠습니다.

영양제, 어떻게 하면
똑똑하게 잘 섭취할 수 있을까요?

인포테인먼트라는 말을 아시나요? 인포테인먼트란 정보를 나타내는 영어인 '인포메이션'과 오락 프로그램을 나타내는 영어인 '엔터테인먼트'의 합성어로 이런 인포테인먼트를 대표하는 프로그램들이 바로 건강정보 프로그램입니다. 이러한 건강정보 프로그램의 구성을 살펴보면, 한 환자가 A라는 건강식품을 먹고 가지고 있던 병이 나았다는 사례를 제시하면 뒤나 옆에 앉아 있는 패널들이 자신도 효험을 봤다고 맞장구를 칩니다. 그러면 옆에 앉아 있는 의사나 한의사가 'OO가 몸에 좋다', 'OO하면 오래 살 수 있다'를 약간의 연구 데이터와 함께 설명합니다. 여기서 더 나아가면 이렇게 좋은 건강식품을 왜 아직까지 먹지 않고 있냐고 하며 끝납니다. 흥미로운 것은 방송이 끝나기 5초 전, 화면 아래에 조그마한 자막으로 '이 프로그램은 OOO 회사의 후원을 받아 제작되었습니다'라고 나옵니다.

홈쇼핑 채널은 대놓고 물건을 파는 방송이니 말할 것도 없지요.

인터넷도 만만치 않습니다. 건강과 관련된 단어를 치면 많은 양의 기사와 블로그들이 시중에 판매되고 있는 건강식품이나 약의 장점에 대해 그림을 곁들여가며 매우 흥미롭게 이야기하고 있습니다. 이런 프로그램이나 기사들을 보면 이와 같은 약이나 건강식품을 먹으면 무병장수하며 살 수 있을 것만 같습니다.

그래서 그럴까요? 국내의 건강기능식품 시장은 매년 성장을 거듭하고 있습니다. 건강기능식품 시장현황 및 소비자 실태조사에 따르면 건강기능식품 시장은 2017년 약 4조 2천 억의 규모에서 2019년 4조 6천 억 시장 규모를 형성하고 있습니다. 100명 중 78명이 1년에 한 번 이상 건강기능식품을 구매한 경험이 있다는 조사도 있으니 우리나라 사람들이 건강식품을 사는 데 얼마나 많은 돈을 쓰고 있는지 추측할 수 있습니다. 하지만 마음 한 편에 의문이 생기는 것도 사실입니다. 정말로 여기서 소개하는 약이나 식품을 먹으면 효과가 있을까요? 이번 장에서는 사람들이 가장 선호하는 건강식품이자 가장 연구가 많이 된 비타민과 오메가-3에 대하여 알아보도록 하겠습니다.

먼저 비타민은 생명체가 살아가는 데 중요한 역할을 하는 분자로 에너지를 생성하지는 못하지만 몸에 존재하는 효소나 효소의 역할을 보조하는 기능을 담당합니다. 하지만 체내에서 합성이 전혀 되지 않거나 합성되더라도 충분하지 못하기 때문에 음식을 통해 섭취해야 하는 성분입니다. 비타민의 영문자는 'vitamin'으로 라틴어로 생명을 의미하는 'vita'와 임모니아의 수소원자를 탄화수소기로 치환한 형태의 화합물을 의미하는 'amine'이 결합되어 만들어진 단어입니다. 비타민은 A, B, C, D, E, K로 나눌 수 있고 이중 비타민 B는 크게 B1, B2, B3, B4, B5, B6, B7, B9, B12로 나눌 수 있습니다. 이러한 비타민은 크게 물에 녹는 비타민인 수용성비타민과 지방에 녹는 비타민인 지용성비타민으로 나눌 수 있습니다. 수용성비타민에는 B, C가 있고 지용성비타민에는 A, D, E, K가 해당됩니다.

비타민은 몸에서 일어나는 화학반응에 직접 참여하지 않아 소모가 되지 않기 때문에 필요량이 매우 적지만, 적절히 공급되지 않으면 영양소의 대사가 제대로 이루어지지 않게 되어 몸에 영향을 미치게 됩니다. 이와 함께 비타민은 몸에 있는 활성산소를 없애는 항산화제로서의 역할도 담당하고 있습니다. 항산화제가 무엇이고 무슨 역할을 하는지 제대로 아는 분이 많지 않기에 먼저 활성산소와 항산화제에 대해 이야기를 해볼 텐데, 이를 잘 이해하기 위해서는 먼저 산소에 대하여 이해할 필요가 있습니다.

산소의 발견과 활성산소

산소는 1774년 조지프 프리스틀리 J. Priestley 에 의해 발견되었습니다. 그는 산화수은 HgO 를 가열하여 무색무취의 기체를 얻었는데 이기체에 촛불이 훨씬 더 잘 타도록 하는 성질이 있음을 발견했습니다. 하지만 산소라는 명칭을 만든 사람은 근대과학의 아버지라고 불리는 앙투안 라부아지에 A. Lavoisier 입니다. 그는 물질이 타거나 금속이 녹슬고 재로 변하는 것은 모두 산소와의 반응 때문이라는 것을 발견했습니다. 1777년 그는 생명의 공기를 산 acid 의 독특한 맛인 신맛 oxys 을 만들어 내는 것 genes 이라 이해하고 이를 산소 oxygen 라고 명명했습니다. 즉, 산소는 산소를 모든 산의 구성성분으로 오해하고 잘못 지은 이름입니다.

아시다시피 산소는 모든 생명의 기원이 됩니다. 하지만 지구가 탄생하고 수억 년 동안은 대기 중에 산소가 없었습니다. 현재 대기 중에 약 20%를 차지하는 산소는, 이산화탄소를 흡수하고 산소를 방출하는 광합성 미생물과 나무 등의 식물 덕분에 생겨난 것입니다. 생물들은 소화나 흡수로 얻은 영양물질을 산화시켜 생명활동에 필요한 에너지를 얻습니다. 이 산화에는 효모와 같은 일부 미생물을 제외하고는 산소가 반드시 필요하기 때문에 호흡을 통해 산소를 체내 또는 세포로 받아들이게 됩니다. 우리의 몸은 폐에서 산소를 흡수하여 온몸으로 보내는데 이것이 가능한 이유는 적혈구에 존재하는 혈색소 혹은 헤모글로빈Hemoglobin, Hb 때문입니다.

헤모글로빈은 적혈구에 있는 단백질로 붉은색을 띠며 철을 포함하고 있습니다. 우리의 피가 적색인 이유가 이 헤모글로빈 때문입니다. 헤모글로빈은 산소가 많은 폐에서는 산소와 결합하기 때문에 동맥에서는 피의 색이 선홍색을 띠는 반면 산소가 적은 곳에서는 산소를 떼내게 되어 정맥에서는 검붉은 색을 띠게 됩니다.

한편 체내 산소의 일부는 사용을 하지 못하고 남게 되는데 이를 자유라디칼oxygen free radical 또는 활성산소라고 부릅니다. 즉, 활성산소는 산소가 독성이 없는 물H_2O 을 만드는 도중에 생겨나는 일종의 부산물이라고 할 수 있습니다. 한 연구에 의하면 생물체가 흡수한 산소의 90~95%가 에너지를 만드는 데 사용되지만 이중 1~5% 정도가 활성산소로 전환된다고 합니다.

이 활성산소는 우리 몸에서 좋은 역할도 하고 나쁜 역할도 하는 이중적인 모습을 보입니다. 우선 활성산소는 우리 몸을 보호하는 면역체계에서 흔히 이용되고 있습니다. 예를 들어 우리 몸에 있는 백혈구는 활성산소를 만들어 병원균을 공격하고 암세포에 대항하는 데 흔히 사용되는 물질이기도 합니다. 하지만 몸에 나쁜 영향을 미치기도 합니다. 활성산소는 이미 잘 결합되어 있는 원소들 사이로 다가가 그 결합을 끊고 안정된 원소를 납치하는 방식으로 DNA를 산화하거나, 지질을 산화하여 독성이나 생명체에 손상을 주는 역할을 하게 됩니다.

이러한 활성산소를 만들고 제거하는 작용은 매우 유기적으로 조절되게 되지만, 활성산소의 양이 세포 내에서 수용할 수 있는 한계를 넘어서면 단백질이 파괴되고 지질 형태 및 DNA를 구성하고 있는 핵산이 변형됩니다. 그러면 세포가 죽거나 이상적으로 증식하여 종양으로 발전할 수 있습니다. 이 활성산소의 과잉생성과 관련이 있다고 알려진 대표적인 질병이 대사증후군, 파킨슨병, 알츠하이머병과 같은 퇴행성질환과 함께 암, 심장병, 노화 등이 있습니다.

이처럼 우리 몸에서 활성산소는 필요한 존재이지만 과잉으로 만들어지면 좋지 않기 때문에 이 활성산소를 줄여주는 항산화제가 건강보조식품으로 많이 애용되고 있습니다. 가장 대표적인 것이 지금 다루고 있는 비타민입니다. 하지만 최근 발표된 연구들을 보면 그 효과에 의문이 제기되고 있습니다.

항산화제 비타민과 그 효과

우리가 복용하는 여러 종류의 비타민 중에서 항산화제로 알려진 것은 비타민 A, C, E입니다. 비타민 C는 아스코르빈산ascorbic acid 이라고도 하는데, 1912년 발견되어 1933년 화학적으로 합성된 첫 번째 비타민으로 이것이 몸에 부족하면 괴혈병 scurvy*이 생길 수 있습니다. 비타민 C는 물에 잘 녹는 수용성이자 필수영양소로 조직의 재생과 여러 신경전달물질 생성에 관여하고 면역체계에서도 중요한 역할을 합니다. 동시에 과산화수소와 같은 활성산소를 제거하는 항산화제의 역할도 합니다.

비타민 C는 사람이 체내에서 스스로 만들지 못하기 때문에 매일 보충해 주어야 하는데, 항산화제 비타민 중에서도 비타민 C는 비교적 가격이 저렴하여 대중적으로 가장 널리 사용되곤 합니다. 현재 권장되는 일일 비타민 C 섭취량은 하루 30~100mg 정도이며 최대 2,000mg입니다. 비타민 C를 하루 2,000mg 정도까지 일일 권장량의 20~60배까지 섭취해도 독성이 나타나지 않는 이유는 대사되지 않은 과도한 비타민 C는 신장에서 배설되기 때문입니다.

최근 하루 6,000~12,000mg의 초고용량 비타민 C를 복용하여 활성산소를 줄임으로써 피로를 감소시킨다는, 소위 비타민 C 메가요법을 하는 경우를 종종 볼 수 있습니다. 하지만 비타민 C 메가요법의 효과는 그 증거가 미약하거나 아직 완전히 검증되지 않았으며 설사나 복통, 신장결석과 같은 부작용을 일으킬 수 있기 때문에 주의를 요합니다.

지용성인 비타민 E는 토코페롤 tocopherol 이라고도 하며 1922년 발

---

* 괴혈병은 예전에 주로 항해를 하는 선원들이 신선한 야채나 과일을 먹지 못해 발생했던 질환으로 잇몸이 붓고, 이가 흔들리거나 빠지고, 관절과 다리가 뻣뻣해지는 증상으로 나타나게 됩니다. 또한 특징적으로 피부 아래에 출혈이 나고 빈혈이 생기며 상처가 생기면 잘 낫지 않는 증상이 나타나게 됩니다. 이 병은 선원들이 해적 이상으로 두려워했던 질환으로, 바스코 다가마 Vasco da Gama 의 인도 항로 발견 항해에서 180명의 선원 중 100명이 이 병에 걸려 사망했다고 합니다. 일례로 영국의 경우 1749년 새로운 식민지 개척을 위해 1,955명의 군인과 선원으로 이루어진 선단을 이끌고 4년 만에 귀환했는데 이중 괴혈병으로 사망한 사람이 997명이었을 정도로 괴혈병은 치명적이었습니다.

견되어 1938년 처음으로 합성되었습니다. 사람의 비타민 E 결핍은 매우 드물지만 결핍될 경우 운동실조와 같은 신경질환을 일으킬 수 있습니다. 비타민 E는 자연에서 알파, 베타, 감마 및 델타 토코페롤 등의 여러 형태로 존재합니다. 이중에서 알파 토코페롤이 가장 활성화된 성분인데, 지용성으로 활성산소에 의한 세포막의 산화를 억제하는 항산화제로 알려져 있으며 하루 안전허용량은 400단위입니다. 특별한 부작용은 없으나 항응고효과가 있기 때문에 와파린^{warfarin} 과 같은 항응고제와 함께 사용하는 경우 주의를 요합니다. 최근에 비타민 E가 암 예방에 효과적이라는 말이 있는데 이는 동물실험이나 세포실험 결과들로 실제로 사람을 대상으로 하는 임상시험에서는 그 효과가 명확히 증명되지 않았습니다.

비타민 A의 화학명은 레티놀^{retinol} 이라고도 하며 주로 동물의 간, 치즈, 우유와 같은 동물성 지방에 많이 함유되어 있습니다. 유사한 물질인 베타카로틴^{beta carotene} 은 과일과 채소의 귤색, 노란색, 붉은색을 내는 색소로 당근과 토마토에 많다고 알려져 있습니다. 인체는 베타카로틴을 레티놀로 바꾸는 능력이 있기 때문에 베타카로틴이 함유된 식품을 섭취해도 비타민 A를 섭취한 것과 같은 효과를 냅니다. 이 베타카로틴은 항산화제로, 자연상태의 베타카로틴의 경우 항산화 작용이 더 강력하여 동맥경화를 예방하고 자외선 손상으로부터 신체를 보호하며 면역을 증진시키는 기능이 있다고 알려져 있습니다.

참고로 베타카로틴을 과도하게 섭취하게 되면 간에 저장되고 남은 베타카로틴이 우리의 피부와 눈동자에 저장되기 때문에 베타카로틴이 많이 든 음식을 섭취하면 피부와 눈동자가 오렌지색으로 변화될 수 있습니다. 이런 현상이 발생했을 때 너무 걱정할 필요는 없습니다. 베타카로틴의 섭취를 줄이면 피부와 눈동자는 정상으로 돌아오게 됩니다.

비타민 A의 성인 하루권장량은 5,000단위입니다. 비타민 A가 부족하면 초기에는 밝은 곳에서 어두운 곳에 들어갔을 때 잘 보이지 않는 야맹증night blindness 이 발생하고 이것이 심화되면 눈의 각막이 연화되거나, 만성 감염, 궤양이 생길 수 있으며 더 심해지면 실명에 이르게 됩니다. 또 피부가 건조해지고 까칠해지며 모낭 주변에 각질이 생기는 모낭각질증이 생길 수 있다고 합니다. 반면 비타민 A를 고용량 섭취한 경우 미식거림이나 구토 증상이 발생할 수 있으며, 만성적으로 고용량을 섭취하는 경우 간이나 신장에 부작용을 일으킬 수 있고, 흡연자의 경우 폐암 위험을 높인다는 보고가 있습니다. 임신 중 비타민 A를 과다복용하는 경우 태아의 선천성 기형을 일으킬 수 있습니다.

항산화제가 정말 우리 몸에 효과가 있을까?

앞서 말씀드렸듯이 항산화제들은 우리 몸에 필요하지 않거나 과다하게 생성된 활성산소를 줄여주는 효과를 보였습니다. 그렇다면 실제로 이러한 항산화제들이 암의 발병과 심장병을 줄여주는 효과를 보였을까요? 최근 비타민을 이용한 임상연구 결과들을 종합해보면 그렇지는 않은 것 같습니다. 예를 들어 45세 이상 여성을 대상으로 하루 600단위의 비타민 E를 10년간 사용한 연구에서는 비타민 E의 사용이 심장병과 암 발생률을 낮추지 못했습니다.[104]

또 프랑스에서 비타민 C와 E, 베타카로틴 등의 항산화제를 평균 7.5년간 투여한 연구에서도 이러한 항산화제를 투여한 군에서 심장병의 발생이 줄어들지 못했습니다. 단지 남성의 경우 비타민 E를 복용했더니 암 발생률이 약간 줄었다고 보고했습니다.[105] 하지만 이후 발표된 다른 연구[106, 107]에서 이 효과를 검증해 보았지만 효과가 없었습니다.

40세에서 84세까지의 남성을 대상으로 50mg의 베타카로틴을 12년간 투여한 연구에서도 베타카로틴을 장기간 복용한 군에서 그렇지 않은 군과 암이나 심장병 발생률 및 사망률에서 차이가 없었습니다.[108] 또 중환자실에 입원하여 여러 장기muti-organ의 기능이 떨어져 있는 동시에 인공호흡기 치료를 받고 있는 성인 환자에게 글루타민과 항산화제복합제(셀레늄, 아연, 베타카로틴, 비타민 E, 비타민 C의 복합제)를 투여한 군과 그렇지 않은 군으로 나누어 경과를 관찰했더니 항산화제복합제를 투여한 군에서 환자의 사망률을 줄이지 못했고, 글루타민을 사용한 경우 병원 내 사망률 및 6개월 내 사망률을 오히려 증가시켰습니다.[109]

마지막으로 항산화제의 효과에 대한 총 78개 임상연구들을 종합하여 연구한 결과[110]에서도 항산화제는 사망률을 줄이지 못했습니다. 각각의 항산화제 비타민을 분석한 결과 베타카로틴과 비타민 E의 투여는 각각 5, 3% 정도 사망률을 증가시켰고 비타민 A와 비타민 C, 셀레늄의 경우는 차이가 없었습니다. 이 연구에서 연구자는 항산화제 복용이 도움이 되지 않으며 특히 베타카로틴이나 비타민 E의 경우 장기간 복용하는 것이 위험도를 증가시킬 수 있기 때문에 주의해야 한다고 결론을 내렸습니다.

항산화제들이 활성산소를 없애 우리의 몸에 좋은 영향을 미칠 것이라는 연구는 거의 대부분 실험실에서 조직이나 세포를 통해 얻은 결과입니다. 하지만 항산화제를 사람에게 직접 투여하고 장기간 관찰한 임상연구에서는 효과가 없거나 위험할 수 있다는 결과가 나왔습니다. 왜 그럴까요? 첫째, 활성산소가 생산되는 것은 모든 세포나 조직에서 이루어지는데 항산화제가 이렇게 다양한 조직에서 어떤 효과를 가지는지 알지 못한다는 근본적인 문제가 있습니다.

둘째, 인체의 혈액과 조직에는 이미 풍부한 항산화제가 존재하고 있기 때문에 항산화제를 외부에서 투여해도 효과를 보기 어려울 수 있다는 것입니다.

셋째, 항산화제를 다량 복용할 경우 원래 막아야 할 유해한 DNA 반응과 세포손상반응을 오히려 자극하는 산화촉진제로 바뀔 수 있고, 감염과 암세포를 격퇴하는 면역세포에서 사용하고 있는 활성산소를 항산화제가 방해할 가능성 때문에 충분히 많은 양의 항산화물질을 투여하지 못합니다. 때문에 임상시험에서는 항산화물질의 효과가 나타나지 않았을 수 있습니다.

넷째, 많은 임상연구들은 자연계에 존재하는 항산화물질과는 다른, 이성질체isomer의 저가의 합성비타민을 이용해 연구를 진행하기 때문에 실제로 음식물에 존재하는 비타민이나 항산화제와 달리 그 효과를 내지 못했을 수도 있습니다.

다섯째, 항산화제의 효과를 검증하는 질병이 발생하는 데에는 수년에서 수십 년이 걸리는 데 비해 현재의 일반적인 임상시험 기간은 3~5년 정도입니다. 따라서 이 기간만을 가지고 항산화제의 효과를 확인하기에는 상대적으로 짧은 기간일 수 있다는 것입니다.

마지막으로 현재까지의 연구들은 항산화제가 매우 효과적인 환자들을 선택적으로 선발하지 못했을 수도 있습니다. 하지만 그럼에도 불구하고 많은 임상연구들에서 항산화제의 효과가 기대한 것보다 못하다는 점은 인정해야 할 것으로 보입니다.

신선한 과일이 알약 항산화제보다 더 좋습니다

그렇다면 우리는 어떻게 하는 것이 좋을까요? 이에 관련하여 중국과 일본에서 시행된 재미있는 연구결과가 발표되어 주목을 받았습니다. 중국에서 30세에서 79세까지의 고혈압이나 심장병을 가지지 않은 건강한 사람들을 대상으로 약 4년간 추적관찰을 한 결과, 매일 과일을 먹는 경우에서 과일을 전혀 먹지 않는 경우보다 혈압을 4mmHg 정도 줄이고, 혈당을 9mg/dL 정도 줄일 수 있었습니다. 또한 심장병과 뇌경색 및 뇌출혈을 25~36% 정도 줄일 수 있었다고 보고했습니다. 특히 이런 추세는 소비하는 과일의 양과 비례하여 과일을 많이 먹을수록 더 많이 줄일 수 있었다고 보고했습니다.[111]

마찬가지로 일본에서 40세에서 79세 사이의 건강한 사람들을 대상으로 약 19년간 추적관찰을 했더니 항산화제인 비타민 A, C, E를 과일이나 야채와 같은 음식물로 많이 섭취한 경우 사망률이 12~17% 정도 낮았습니다. 이러한 효과는 주로 여성에게서 나타났고 흡연자에게는 그 효과가 줄었다고 보고했습니다.[112] 이런 연구결과를 종합하면 항산화제를 가공된 약으로 섭취하는 것보다는 신선한 과일이나 야채를 많이 섭취하는 것이 건강한 몸을 유지하는 데 도움이 될 것으로 보입니다. 더불어 금연을 실천한다면 더 좋을 것입니다.

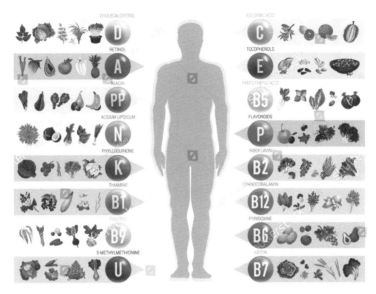

<그림 3-1> 자연에서 얻는 비타민

몸에 좋다는 오메가-3 지방산, 효과가 있을까요?

우리들이 평소에 많이 섭취하는 건강식품으로 비타민과 함께 대표적인 것이 오메가-3입니다. 이 오메가-3는 심장병 예방효과 등 여러 장점이 있다고 알려져 있는데 이러한 주장은 이누이트족에서부터 시작됩니다.

이누이트족은 북극과 캐나다, 그린란드 지방에서 어로 및 수렵을 하며 사는 사람들을 가리키는 말입니다. 우리에게는 에스키모인이라고 알려져 있는데 이 에스키모란 밀은 닐고기를 먹는 사람들이라는 뜻이라고 합니다. 이들은 해안가에 집을 짓고 작은 촌락을 이루며 사는데 이들이 거주하는 지역은 산림이 거의 없고 6개월 이상 겨울이 지속되는, 혹독한 추위가 지속되는 툰드라 지대입니다. 따라서 농사를 질 수 없어 짧은 여름철에만 야생식물 열매나 꽃, 기타 식용 식품을 채집해서 먹고 대부분은 고래나 물개, 물고기, 사슴 등의 고기를 먹는 식생활을 가지고 있습니다.

1970년대 초에 과학자인 뱅Bang 및 다이어버그Dyerberg는 이누이트족이 심장병에 잘 걸리지 않는다는 사실과 함께 생선 기름의 주성분인 오메가-3가 이들의 심장을 보호하는 주원인이라고 발표했습니다. 이후 오메가-3에 대한 초기 임상연구들에서 심장보호효과가 있다고 알려져 건강식품으로 선풍적인 인기를 끌게 된 것이지요. 미국 국립보건연구원NIH 산하 국립보완통합보건센터NCCIH에 따르면 현재 미국인의 약 10%가 오메가-3를 보충제로 복용한다고 하며, 미국에서만 그 비용이 약 22억 5,000만 달러 규모에 이르고 있다고 합니다.

하지만 최근 보고된 연구들은 오메가-3의 심장보호효과나 항염증 효과에 의문을 제기하고 있습니다. 이 오메가-3 지방산은 필수지방산의 일종입니다. 이해를 돕기 위해 먼저 필수지방산에 대하여 알아보고 최근 발표된 오메가-3 지방산에 대한 임상연구들을 함께 살펴보도록 하겠습니다.

포화지방산과 불포화지방산

흔히 우리가 말하는 지방은 1개의 글리세롤glycerol과 3개의 지방산free fatty acid이 결합해 만들어져 있습니다. 우리가 지방을 섭취하게 되면 소화작용을 통해 즉, 쓸개에서 분비되는 담즙산bile acid이라는 유화제에 의해 지방을 유화시키고 췌장에서 분비되는 리파제lipase

에 의해 글리세롤과 지방산을 분리해 흡수하고 운송하게 됩니다.

지방산은 크게 포화지방산과 불포화지방산으로 나눌 수 있습니다. 포화지방산은 지방산 구조에서 모든 탄소가 수소와 단일결합만을 가지고 이중결합이 없는 구조를 가지기 때문에 포화지방산이라는 이름을 얻었습니다. 포화지방산은 실온에서 고체 형태로 존재하며 몸에서 합성이 가능합니다. 이 포화지방산은 주로 동물성 식품에 많으나 팜유나 코코넛유에도 들어 있습니다.

이에 비해 불포화지방산은 지방산 구조에서 포화되지 않은 부분, 즉 이중결합을 가지고 있는 지방산입니다. 불포화지방산은 지방산이 가지고 있는 이중결합의 수에 따라 이중결합이 하나인 경우 단일불포화지방산이라고 하고, 두 개 이상의 이중결합을 가진 경우 다가불포화지방산이라고 합니다. 불포화지방산은 이중결합이 많을수록 녹는점이 낮기 때문에 상온에서 액체로 존재하게 됩니다. 이중결합을 갖는 불포화지방산은 화학적 구조가 다른 두 개의 이성질체인 시스[cis] 이성질체와 트랜스[trans] 이성질체 두 종류가 있습니다.

트랜스 불포화지방산은 흔히 트랜스지방이라고 하며 다른 불포화지방산과 달리 탄소 골격이 직선상의 구조를 가지는데 이로 인해 포화지방산과 비슷한 특성을 지니게 됩니다. 자연적으로 존재하는 불포화지방산은 시스형이 대부분이지만 마가린이나 쇼트닝 같이 식물성 기름의 물리적 성질을 변화시키고 산패를 억제하기 위해 수소를 첨가하는 공정을 거치게 되면 이 과정에서 트랜스형으로 바뀌게 됩니다. 트랜스지방은 바삭바삭한 질감과 함께 특유의 향미가 있어 가공식품을 만드는 데 많이 이용되었지만 건강 문제로 인하여 최근은 거의 사용하고 있지 않습니다.

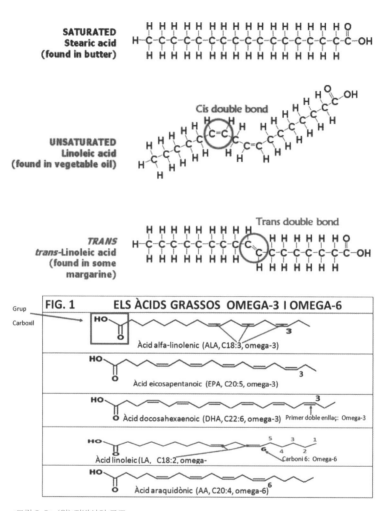

SATURATED
Stearic acid
(found in butter)

UNSATURATED
Linoleic acid
(found in vegetable oil)

Cis double bond

TRANS
trans-Linoleic acid
(found in some
margarine)

Trans double bond

Grup
Carboxil

FIG. 1   ELS ÀCIDS GRASSOS OMEGA-3 I OMEGA-6

Àcid alfa-linolenic (ALA, C18:3, omega-3)

Àcid eicosapentanoic (EPA, C20:5, omega-3)

Àcid docosahexaenoic (DHA, C22:6, omega-3) Primer doble enllaç: Omega-3

Àcid linoleic(LA, C18:2, omega-   Carboni 6: Omega-6

Àcid araquidònic (AA, C20:4, omega-6)

<그림 3-2> (위) 지방산의 구조
          (아래) 오메가-3와 오메가-6의 구조

또한 불포화지방산은 이중결합의 위치에 따라 오메가-6 지방산
과 오메가-3 지방산으로 나눌 수 있는데 지방산의 말단에 있는 메칠
기에서 6번째 탄소에 이중결합을 가지는 지방산을 오메가-6라고 하

지방산의 분류와 함유식품

분류	포화지방산	불포화지방산			
종류		트랜스 지방	단일불포화 지방산	다가 불포화지방산	
				오메가-3	오메가 6
	팔미트산, 스테아르산 등			ALA, EPA, DHA 등	리놀레산
함유식품	동물성식품, 팜유, 코코넛기름	마가린, 쇼트닝	올리브유, 견과류	들기름, 생선과 어유	콩기름, 옥수수기름, 참기름

며 3번째 탄소에 이중결합을 가지는 지방산을 오메가-3 지방산이라
고 합니다.

그렇다면 지방산을 이렇게 나누는 원인은 무엇일까요? 각각의 지
방산의 특성이 다르기 때문입니다. 예를 들어 포화지방산을 과다섭
취하는 경우 비만과 당뇨병 발생률을 높이고 혈중 콜레스테롤을 증
가시켜 동맥경화를 유발한다고 알려져 있습니다.

이에 비하여 불포화지방산의 경우 심장을 보호하는 효과가 있다
고 알려져 있습니다만 전부가 그런 것은 아닙니다. 트랜스지방은 불
포화지방산이지만 유방암의 발생률을 증가시키고 심장병 및 당뇨
발생률을 높인다고 알려져 있습니다. 불포화지방산인 오메가-3와
오메가-6는 다양한 형태로 전환되는데 주로 오메가-6는 염증반응
이나 혈전을 생성하는 쪽으로 유도하지만, 오메가-3는 항염증 작용
이나 혈전 생성을 방해하는 쪽으로 유도한다고 알려져 있습니다. 이
러한 오메가-3의 효과는 오메가-3가 건강보조식품으로 널리 쓰이
는 이유이기도 합니다.

그렇다면 이 오메가-3 지방산이 포함된 음식을 많이 섭취하면 정말로 몸에 좋은 효과가 있을까요? 최근에 오메가-3 지방산의 효과를 검증한 임상연구들이 많이 발표되었는데 그 결과 예상과 달리 효과가 거의 없었습니다. 예를 들어 심장혈관질환이 없는 당뇨병 환자를 대상으로, 오메가-3 지방산을 보충제로 1,000mg을 사용한 군과 사용하지 않은 군으로 나누어 평균 7.4년간을 추적관찰한 결과 심근경색과 뇌졸중, 심장병에 의한 사망 발생률 및 모든 원인에 의한 사망 발생률에서 차이가 없었습니다.[113]

미국에서 건강한 50세 이상의 남성 및 55세 이상의 여성을 대상으로 오메가-3 지방산 1,000mg을 사용한 군과 사용하지 않은 군으로 나누어 평균 5.3년간 추적했더니 마찬가지로 심근경색과 뇌경색, 심장질환으로 인한 사망 및 암 발생에 차이가 없었습니다.[114]

미국을 포함한 11개 나라에서 45세 이상으로 심장병을 가지고 있거나 50세 이상으로 당뇨를 가진 환자들을 대상으로, 혈중 콜레스테롤 수치를 낮추는 약인 스타틴과 함께 오메가-3 지방산의 일종인 EPA를 좀 더 정제하고 화학적으로 안정시킨 물질로 만들어 하루 4,000mg(500mg이나 1,000mg이 아닙니다)을 복용하게 하고 평균 4.9년 동안 추적관찰을 했습니다. 그 결과 심혈관질환으로 인한 사망과 심장병 발생률을 25% 정도 줄일 수 있었습니다. 하지만 오메가-3 지방산을 투여한 군에서 심방세동이나 심방조동과 같은 부정맥이 유의하게 많이 발생했고, 통계적으로 유의하지는 않았지만 주요 출혈사건도 오메가-3 지방산 투여군에서 20% 정도 높았습니다.[115]

마지막으로 영국의 코크란Cochrane 그룹이 오메가-3 지방산에 관련된 연구들을 종합하여 분석한 결과[116] 오메가-3를 약물로 섭취하는 것이 사망률을 줄여주지 못했고, 심장병과 뇌경색, 부정맥 또한 줄이지 못했다고 보고했습니다.

건강한 식단 그리고 규칙적 운동이 몸에 더 좋습니다

현재까지의 연구결과를 종합한다면 일반적인 용량의 오메가-3 지방산을 단기간 복용하는 것은 심장병 발생을 예방하는 효과가 없습니다. 단지 이미 심장병을 가졌거나 고위험 환자들의 경우 혈중 콜레스테롤 저하제인 스타틴과 함께 오메가-3 지방산 보충제를 장기간 고용량 복용하는 경우에 한해 도움이 될 수도 있을 것으로 보입니다(예를 들어 시중에서 건강식품으로 팔리는 오메가-3의 경우 한 알에 500mg정도 들어 있습니다. 앞서 연구에서와 같이 복용효과를 보려면 하루에 8알을 5년 이상 장기간 드셔야 합니다.)

따라서 이런 연구결과를 종합한다면 건강한 분의 경우 건강보조식품으로 제작된 저용량의 오메가-3 지방산 보충제에 너무 의존할 필요는 없습니다. 만약 건강을 생각한다면 이런 가공된 오메가-3 지방산보다는 그 돈으로 신선한 생선이나 해산물을 많이 드시는 것이 건강에 더 좋아 보입니다. 또 비록 힘들지만 금연과 절주를 하면서 비만이 생기지 않도록 규칙적인 운동을 하는 것이 현재까지의 연구가 증명하는, 심장을 보호하는 방법이기도 합니다.

참고로 혈액의 중성지방이 높은 고중성지방혈증hypertriglyceridemia 이나 이전에 급성 심근경색을 앓았던 분들의 경우 주치의가 고용량의 오메가-3 지방산이 함유된 약물을 처방하기도 합니다. 여기서 치료제로 사용되는 오메가-3는 한 알의 용량이 보통 1,000mg으로 한

번에 한 알이나 두 알씩 하루에 두 번 복용하도록 처방됩니다. 이런 치료 목적의 오메가-3는 건강식품으로 사용하는 오메가-3와는 완전히 다르다고 생각하시면 될 것 같습니다.

종합하면 비타민과 오메가-3가 심장질환과 암을 예방한다는 효과는 아직 증명되지 않았습니다. 하지만 몸에 나쁘다는 증거도 없습니다. 따라서 원하시면 드셔도 무방합니다. 하지만 너무 의지할 필요는 없다고 생각합니다.

임상연구가 전혀 되지 않은 크릴오일이나 다른 건강보조식품은 말할 것도 없습니다. 최근에 많이 선전되었던 크릴오일의 경우 인지질이 체내의 지방을 분해하고 혈관을 청소해주며, 두뇌건강과 치매예방에 좋고, 노화방지와 산화방지 효능이 있다고 이야기합니다. 하지만 인지질은 크릴오일에만 들어 있는 성분도 아니고, 계란 1개에 들어 있는 인지질의 양이 크릴오일 1캡슐보다 훨씬 많습니다. 특히 인지질은 체내에 부족하게 되면 알아서 합성되는 물질로 오히려 너무 많이 복용하는 경우 고지혈증을 유발할 수도 있습니다. 건강보조식품은 '약'이 아니고 '식품'일 뿐입니다.

에스키모인의 역설

육식과 생고기 위주의 에스키모인들은 정말로 건강할까요, 그리고 오래 살까요? 최근 이누이트족에 대한 연구를 종합하여 분석한 결과는 이전의 연구와 정반대로 나왔습니다. 이누이트족들의 심장병 발생 비율은 이누이트족이 아닌 사람들과 유사했고, 오히려 이들의 사망률은 2배 높았으며 기대수명의 경우 덴마크 사람들에 비해 10년 정도 짧았다고 보고되었습니다.[117]

이 연구에 따르면 에스키모인들에게 심장병이 없다는 기존의 논문들은 단지 에스키모인들의 식생활에 대해 연구를 한 결과 어류지방을 다량 섭취하는 것이 심장병을 예방하는 데 효과적일 것이라는 가설을 세운 것에 불과했다는 것입니다. 당시 연구자들은 이 가설을 증명하기 위해 실제로 에스키모인들의 심장병 유병률을 직접 조사하지 않고, 그린란드의 보건국장chief medical officer 이 1963년부터 1967년 및 1973년에서 1976년까지 에스키모인들의 병원 입원 및 사망확인서를 바탕으로 분석한 보고서를 이용했습니다.

문제는 이 보고서가 많은 문제점을 가지고 있었고, 이로 인해 에스키모인들의 심장병 발생을 서평가했다는 것입니다. 예를 들어 에스키모인들의 상당수가 보건소가 없는 외딴 곳에서 작은 정착촌을 이루며 거주하다 보니 사망확인서의 약 20% 정도가 의사의 검안 없이 발행되었다고 합니다. 이는 사망원인을 제대로 평가하지 못했을 가능성이 있습니다. 또 많은 에스키모인들이 도심에서 멀리 떨어진 곳에 살고 있어 아프더라도 의사를 만날 수 없다 보니 질병의 발생률도 저평가되었을 가능성이 있습니다. 마지막으로 의료기술 및 이송 수단이 잘 발달된 현재까지도 농촌이나 시골에 사는 환자들은 적절한 치료를 받지 못한다는 보고들이 많습니다.

2017년 국내의료실태조사에서도 인구 10만 명당 치료 가능한 사망률 즉, 적절한 의료서비스만 제공되었다면 피할 수 있었을 사망률의 경우 서울 강남구는 29.6명이었지만 경북 영양군의 경우 107.8명이었습니다. 우리나라와 같이 비교적 작은 나라에서도 대도시에 비해 중소도시나 농어촌에서 적절한 의료서비스를 받지 못하는 환자들의 비율이 높다는 것을 고려한다면, 도심에서 멀리 떨어진 외딴 곳에 사는 에스키모인들의 경우 응급 상황에서 적절한 치료를 받지 못했을 가능성이 많습니다. 결론적으로 에스키모인들이 건강하고 오래 산다는 것은 사실이 아닐 가능성이 높습니다.

갱년기,
어떻게 하면 잘 보낼 수 있을까요?

남자친구와 데이트를 하러 나간다고 하자 엄마가 갑자기 울었다. "넌 이제 엄마보다 남자친구가 더 좋지?" 대학생인 딸은 당황스러웠다. 우리 엄마는 늘 이성적이고 내가 힘들 때마다 조언을 해주던 사람이었는데… 딸은 아니라고 하면서 엄마를 겨우 달래고 나왔지만 신경이 쓰인다. 그러고 보니 요즘 엄마는 어이없는 이유로 아빠에게 신경질을 낸다. 엄마 아빠는 사이가 좋았는데. 아빠는 답답해하면서 밖으로 나간다. 나와 언니에게도 큰소리가 오가는 날이 많아졌다. 술자리도 늘고 짜증내는 날이 많아졌다. 대체 우리 엄마에게 무슨 일이 생긴 걸까?

낯설지 않은 이 사례, 짐작하시다시피 엄마는 생년기(생년기)증후군을 겪고 있는 것으로 보입니다. 이 시기에는 가족이나 주변 사람들도 갑작스러운 변화에 놀라지만 사실 가장 힘들어하는 사람은 갱년기 여성 본인이지요. 폐경은 노화로 인한 자연스러운 현상이지만 일부 여성들의 경우 동반되는 다양한 증상으로 인해 삶의 질이 저하되기도 합니다. 그렇다면 어떻게 치료해야 이 시기를 잘 보낼 수 있을까요? 이번 장에서는 갱년기증후군에 대해 이야기해보도록 하겠습니다.

우선 갱년기증후군을 이야기하기에 앞서, 갱년기란 무엇일까요? 갱년기란 폐경, 즉 생리가 중지되는 전후 시기를 일컫는 말입니다. 여성이 40대에 접어들면 월경이 불규칙해지는 시기가 오는데 이것이 갱년기의 시작이라고 할 수 있습니다. 의학적으로 폐경은 마지막 생리 후 무월경 상태가 12개월 이상 지속되는 상태로 일반적인 폐경 연령은 45세에서 55세(평균 50~51세) 정도입니다.

갱년기에 들어서면 여러 신체적인 변화와 함께 증상들이 나타나게 됩니다. 증상은 크게 자율신경계 이상과 여성호르몬 분비 저하로 인한 변화로 나눌 수 있습니다. 자율신경 自律神經, autonomic nerve system 이란 말 그대로 자신의 의지에 영향을 받지 않고 자율적으로 조절되는 신경계를 말하는 것으로 자율신경계 기능 이상과 관련된 갱년기의 대표적인 증상이 바로 안면홍조 facial flushing 입니다. 안면홍조는 얼굴 목, 가슴에 갑자기 화끈거리는 느낌이 들고 피부가 달아오르기도 하는 증상을 말하는데 주로 얼굴 및 머리에서 시작해서 전신으로 전파되는 양상을 보입니다. 안면홍조가 잠을 잘 때 나타나면 식은땀에 젖어 잠이 깨거나 잠을 설치기도 하는데 보통은 6개월에서 2년 정도 지속되지만 5년 이상 지속되는 경우도 있다고 합니다.

여성호르몬 감소와 관련된 증상으로는 질이 건조해져 성생활에서 통증을 느끼는 경우도 있고, 요관이 탄력성을 잃어 반복적으로 요도감염이 발생하거나, 소변을 자주 보게 되는 등 비뇨생식기 증상

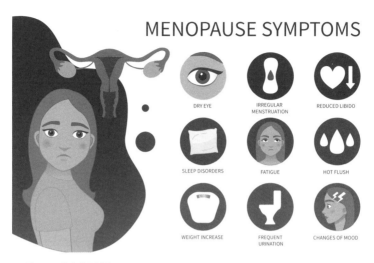

<그림 3-3> 갱년기 증상들

이 흔해집니다. 또 여성호르몬은 골밀도 유지에 중요한 역할을 하는데 갱년기에는 여성호르몬이 감소하기 때문에 대퇴부 및 골반 부위에 골다공증이 발생하여 넘어지면 쉽게 뼈가 부러지게 됩니다. 이와 함께 기분의 변화, 기억력의 변화와 같은 정신적 변화들이 발생하는 경우도 많은데 가장 흔한 증상이 우울증이고 이 외에도 불안, 짜증, 긴장, 신경과민, 의욕상실, 자신감 상실 및 기억력 감소나 집중력 소실과 같은 증상도 발생하게 됩니다.

이러한 갱년기가 찾아오는 이유는 여성의 몸에서 여성호르몬의 양이 변화하기 때문입니다. 여성호르몬 양의 변화는 여성의 생리주기, 임신, 갱년기 등 여성의 삶에 많은 영향을 미치는 중요한 요소입니다. 아시다시피 폐경은 여성의 몸에서 여성호르몬의 절대적인 양이 줄어든 것이기 때문에 갱년기증후군의 치료는 그 반대로 여성호르몬을 보충해 주는 것입니다. 그런데 이 여성호르몬 치료는 과연 안전할까요? 그리고 치료를 시작하면 약을 언제까지 복용해도 괜찮을까요?

갱년기증후군의 치료에 대해 설명하기 전에, 먼저 이해를 돕기 위하여 여성의 생리와 생리주기에 따른 여성호르몬 양의 변화에 대해 여기서 간략히 설명해 보도록 하겠습니다. 조금은 어려울 수 있습니다. 하지만 이런 여성호르몬의 변화를 이해하게 되면 갱년기가 왜 생기는지, 그리고 갱년기증후군이 왜 발생하는지에 대한 전체적인 맥락을 알 수 있게 될 것입니다. 이와 함께 이러한 여성호르몬의 변화를 이용한 여러 약물들의 작용 기전을 이해하는 데에도 도움이 될 것입니다.

여성의 생리주기에 따른 호르몬 변화

여성의 몸이 성장하면 아기가 생길 수 있도록 몸안의 난소^{ovary} 에서 난자를 만들어 배출하는데, 아이가 생기지 않으면 불필요한 신체 조직과 함께 난자가 몸밖으로 나오게 됩니다. 이를 생리 또는 월경^{月經, menstruation} 이라고 하지요. 여성의 생리에는 프로게스테론과 에스트로겐, 그리고 성선자극호르몬과 같은 여러 호르몬이 관여하고 있습니다. 그렇다면 이러한 호르몬들은 생리주기에 어떻게 영향을 미칠까요?

여성의 생리주기가 끝나면 뇌하수체^{pituitary gland} 에서 성선자극호르몬^{gonadotrophin} 인 난포자극호르몬^{follicle stimulating hormone, FSH} 이 분비되어 난소주머니인 난포^{follicle} 에서 에스트로겐^{estrogen} 을 분비하기

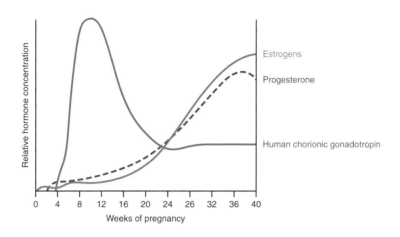

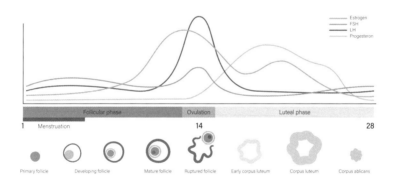

<그림 3-4> (위) 여성의 생리주기에 따른 호르몬 변화
(아래) 임신이 되었을 때의 호르몬 변화

시작합니다. 이 에스트로겐이 최고조에 이르면 배란이 일어나게 됩니다. 배란이 일어나면 난포는 부풀어 오르면서 색이 노랗게 변화하는데 이를 황체corpus luteum 라고 하며 여기서 프로게스테론와 에스트로겐이라는 성호르몬을 분비를 하게 됩니다. 배란이 되지 않은 난포들은 에스트로겐 분비를 중단하게 됩니다. 이 프로게스테론과 에스트로겐은 두꺼워진 자궁내막을 유지시키고 성선자극호르몬을 억제하여 다른 난포의 성숙을 억제하게 됩니다.

만약 임신이 되지 않으면 황체가 원래 크기로 줄어들면서 에스트로겐과 프로게스테론과 같은 성호르몬의 분비가 줄어들게 되어 자궁내막이 떨어져 나가면서 생리가 시작됩니다. 만약 배란된 난자가 정자와 수정하여 자궁에 착상하게 되면 난소에서 성선자극호르몬이 분비되어 황체가 유지되고, 이후 태반에서 에스트로겐과 프로게스테론과 같은 성호르몬이 많이 분비되어 자궁내막을 계속 두껍게 유지하고 월경도 일어나지 않게 됩니다.

종합하면 여성호르몬은 에스트로겐과 프로게스테론이 있고 이 두 호르몬의 양의 변화에 의해 생리가 시작되고 끝나게 된다고 할 수 있습니다.

폐경은 왜 일어날까?

그렇다면 여성호르몬의 양이 갱년기에 갑자기 줄어드는 이유는 무엇일까요? 바로 여성호르몬을 분비하는 생식세포의 절대적인 양이 줄기 때문입니다. 여성의 난포 수는 태어날 때 이미 정해져 있어서 보통 100~200만 개의 생식세포를 가지고 태어납니다. 하지만 사춘기에 도달하면 난포수가 약 30~40만 개로 줄어 들게 됩니다. 물론 이 난포들이 모두 난자로 배란되는 것은 아니고 성장한 여러 개의 난포 중에서 하나만이 난자로 배란되게 됩니다. 나이가 들면서 점차적으로 난포수가 줄어드는데 38세 정도에는 약 25,000개밖에 남지 않고 51세 전후로는 1천 개 미만으로 떨어지게 됩니다. 이렇게 줄어든 난포로 인해 결국 여성호르몬의 부족이 일어나게 되고 이를 만회하기 위하여 뇌하수체에서는 성선자극호르몬의 분비를 증가시키는데 이로 인한 호르몬 불균형으로 월경주기가 짧아지거나 배란이 되지 않고, 증식된 자궁내막이 유지되지 못해 불규칙한 질출혈을 보이게 됩니다. 또 이러한 여성호르몬 불균형은 자율신경중추에도 영향을 미쳐 자율신경기능이 어긋나 갱년기와 관련된 증상이 발생하게 됩니다.

여기서 재미있는 의문이 발생할 수 있습니다. 남성은 나이가 들어감에 따라 생식력이 서서히 떨어지는 양상을 보이는데 여성의 경우 왜 45세에서 50세 사이에 생식력을 잃는 갑작스러운 갱년기를 맞이하게 될까요? 이에 대하여는 두 가지 사회학적 가설이 있습니다.

첫째로 이런 현상이 일어나는 이유는 더 많은 자손을 남기기 위한 진화의 결과라고 하는 것입니다. 즉, 여성이 나이가 들어 임신하는 경우 출산 과정에서 엄마나 아이가 죽을 위험성이 높아지고 무사히 낳았더라도 아이가 다 자랄 때까지 부모가 살아 있지 못할 가능성도 있습니다. 따라서 이런 위험성을 감수하는 대신 현재 키우고 있는 자식들에게 투자하는 것이 번식에 더 이로울 수 있다는 것입니다.

두 번째는 할머니 가설입니다. 이 가설에 따르면 갱년기가 생기는 이유는 자식의 자식을 돌보기 위한 일종의 진화라는 것입니다. 부모 둘이 아이를 키우는 것보다 할머니가 힘을 보태면 아이가 살아남을 가능성이 높다는 것입니다.

갱년기증후군의 여성호르몬 치료, 문제는 없나요?

사실 갱년기증후군을 가진 환자들에게 여성호르몬을 치료약으로 사용한 지가 벌써 70년이 넘었습니다. 1980년까지만 해도 여성호르몬 치료는 갱년기 증상을 완화시키고 골다공증을 예방하며 치매, 대장암, 심장질환을 예방하는 데 효과가 있다고 알려져 1990년대까지는 폐경이 되면 필수적으로 처방 받아야 할 약으로 권고되기까지 했습니다.

하지만 1990년대에 들어와 여성호르몬 치료의 문제점이나 위험성에 대한 논문들이 발표되면서 여성호르몬 치료를 받는 사람의 숫자가 급격히 줄었습니다. 그렇다면 어떤 연구결과가 나왔길래 그랬는지 살펴보도록 하겠습니다.

심장병을 가진 갱년기 여성에게 평균 4.1년 동안 여성호르몬 치료를 시행한 HERS 연구[118]에서 여성호르몬 치료를 받은 사람들에게서 그렇지 않은 사람들에 비해 정맥혈전증 발생이 2.89배 증가했고 담낭질환도 38%가 증가했습니다. 미국에서도 50세부터 79세 사이의 갱년기 여성들을 대상으로 여성호르몬 치료를 한 군과 그렇지 않은 사람으로 나누어 관찰했더니 여성호르몬 치료를 받은 사람들에게서 대퇴골 골절과 대장암이 각각 34%, 37% 감소했지만, 심장병의 경우 29%, 유방암 26%, 모든 뇌경색 및 뇌출혈이 31% 증가했습니다.[119] 또 폐동맥혈전증pulmonary thromboembolism과 같은 합병증이 2.1배 증가했으며[120] 치매 발생률도 65세 이상 대상자들에게서 2.0배 증가했습니다.[121]

특히 평균 11년 정도 장기적으로 여성호르몬 치료를 한 경우 유방암 위험도가 25% 증가했고 이로 인한 사망률도 96% 증가했습니다.[122]

여성호르몬 치료와 관련된 여러 연구들을 종합하여 분석한 결과[123] 65세 이상의 건강한 여성의 경우 4년 이상 여성호르몬제를 복용하는 것은 갱년기 증상 및 골절 위험도를 낮추지만 치매 위험도를 증가시키고, 정맥혈전증의 위험을 증가시키는 것으로 나타났습니다.

이런 연구결과들이 발표된 이후 갱년기증후군을 가진 여성들이 여성호르몬제 치료를 받는 것에 대한 많은 우려가 나오기 시작했고, 여성호르몬 처방을 받는 사람들의 수가 이전과 비교하여 급격히 줄어들게 되었습니다.

하지만 최근 발표된 연구에 의하면 갱년기가 막 시작되었을 때 호르몬 요법을 시행하는 경우에는 갱년기 증상을 완화시킬 뿐만 아니라 심장혈관질환의 발생에도 나쁜 영향을 미치지 않는다는 보고가 있습니다.[124]

갱년기증후군 치료, 기간과 사회적 노력이 중요합니다

앞서 연구들을 종합해보면 갱년기증후군에 대한 여성호르몬 치료는 여러 부작용이 있지만 이를 대체할 만한 치료법이 아직 개발되어 있지 않기 때문에 현재까지도 활용되고 있다고 할 수 있습니다. 따라서 여성호르몬 치료를 시작할 때는 이러한 부작용에 대해 충분히 의사선생님과 상의를 거치신 후 사용 여부를 결정하는 것이 좋겠습니다.

또한 한 번 치료를 시작하면 언제까지 여성호르몬 치료를 받아야 하는가도 어려운 문제입니다. 여성호르몬 치료를 중단하면 갱년기증후군 증상이 재발하는 경우가 많아 길면 10년 이상 장기적으로 약을 복용하는 경우도 있습니다. 문제는 장기간 여성호르몬 치료를 받았을 때 이것이 우리 몸에 어떤 영향을 미칠지에 대한 연구가 잘 되어 있지 않다는 것입니다.

2015년 미국 내분비학회에서는 여성호르몬 치료를 언제까지 하여야 하는가에 대하여 '치료목적에 합당한 상태에서 최단시간'이라 명시했습니다. 너무 추상적이지요. 이를 구체적으로 설명하면 다음과 같습니다. 일반적으로 여성호르몬 치료의 부작용은 치료 기간에 비례하며 첫 1~2년은 부작용이 적고, 50대 초반의 경우 60대 중반의 여성에 비해 부작용이 적기 때문에 50대 여성의 경우 단기간 동안 여성호르몬 치료를 받는 것은 문제되지 않습니다.

하지만 3~5년이상 치료를 받고 있다면 중단을 고려해 볼 수 있습니다. 하지만 여성호르몬을 중단했을 때 약 20% 정도에서 증상이 다시 재발할 수 있기 때문에 여성호르몬 치료를 중단한 후 다시 갱년기증후군과 관련된 증상이 나타나는 경우, 그때까지 부작용이 없다면 최저용량의 여성호르몬 요법을 다시 받을 수 있습니다. 이와 함께 폐경은 생리적 변화, 가족에서의 역할 변화, 자아정체성의 변화 등과 함께 여러 건강 문제를 동반하기 때문에 신체적, 정신적, 사회문화적인 접근이 필요합니다.

따라서 갱년기증후군 증상이 발생하면 우선 약물치료보다는 본인 스스로 증상을 해결하려는 노력을 먼저 시도해보시는 것을 추천드립니다. 예를 들어 안면홍조가 계속 나타나는 경우 옷을 얇게 겹쳐 입어 체온을 조절할 수 있도록 하고 실내온도를 시원하게 유지하는 것도 도움이 될 것입니다. 또 식사는 가볍게 여러 번 하고 규칙적인 운동을 통해 건강하게 땀을 흘리는 것도 좋은 방법입니다. 동시에 심리적인 안정을 위하여 집에서 가만히 있기 보다는 사회활동을 통해 사람들과 많이 만나는 것이 우울증 예방에 좋습니다. 또 갑자기 이유없이 화가 날 때는 복식호흡을 통해 참는 연습을 해 보고, 기분 좋은 일을 생각하며 집중할 일을 찾다 보면 불안과 안절부절하는 감정을 잊을 수 있다고 하니 참고하시기 바랍니다.

그래도 조절이 잘 안 되면 의사선생님과 여성호르몬 치료의 효과와 부작용에 대해 충분히 상담한 후 약물치료 여부를 결정하는 것이 좋을 것으로 보입니다. 이와 함께 부끄러워하기보다, 가족들에게 자신이 폐경에 도달했고 이러한 갑작스런 감정적 변화가 이로 인한 것이라고 설명하는 용기도 중요합니다. 이를 통해 오해를 없애고 가족들로부터 정신적인 지지를 받는 것이 많은 도움이 됩니다.

갱년기증후군은 자연스러운 노화의 과정입니다. 이를 없애려고 시도하는 것보다는 이런 신체적 변화에 점차적으로 적응해 나가는 것이 좋습니다. 약은 단지 증상을 조절하기 위한 방법 중 하나일 뿐입니다.

피임약

피임약의 발명은 우리 사회에 많은 영향을 미친 중대한 사건 중 하나입니다. 피임약이 개발되기 이전에는 자유로운 성생활은 상상도 하지 못했고 우연히 생긴 아이는 여성의 사회활동을 제약하는 가장 큰 문제 중 하나였습니다. 하지만 피임약의 발명을 통해 여성들이 자유로운 성생활과 함께 20대와 30대를 육아 대신 교육과 커리어에 투자할 수 있게 되었고, 이는 성평등을 이루는 데에도 많은 도움을 주었습니다. 이런 영향으로 어떤 사람은 20세기 최고 발명품으로 피임약을 뽑기도 합니다. 최근에는 여성들이 휴가 기간 동안 생리통이나 위생용품 사용의 번거로움, 물놀이의 곤란함을 피하기 위해 피임약을 복용하는 사례도 있다고 합니다. 흥미로운 것은 피임약도 갱년기증후군 치료법과 마찬가지로 여성호르몬을 이용한다는 것입니다. 여기서는 피임약에 대해 알아보도록 하겠습니다.

사전피임약은 갱년기증후군 치료와 마찬가지로 에스트로겐, 프로게스테론과 같은 여성호르몬 유사물질을 함유하고 있습니다만 그 용량과 사용법이 다를 뿐입니다. 그렇다면 왜 피임약은 에스트로겐과 프로게스테론을 직접 사용하지 않고 유사물질을 사용할까요? 이런 호르몬을 구강으로 복용하면 호르몬의 효과가 나기도 전에 몸에 흡수되면서 분해되기 때문입니다. 따라서 피임약은 이런 호르몬과 유사한 작용을 하면서도 위나 장에서 흡수할 때 분해되지 않도록 호르몬 유사물질을 사용하게 되는 것입니다.

그렇다면 피임약은 어떤 원리로 임신을 예방할까요? 앞서 배운 대로 과학자들은 임신 상태에서 배란이 억제되는 현상을 확인했습니다. 즉, 여성이 임신을 하게 되면 수정란을 보호하고 임신 상태를 유지하기 위해 다른 난자가 활성화되고 배란이 되는 것을 막는데, 이런 역할을 하는 것이 에스트로겐, 프로게스테론과 같은 여성호르몬이었지요.

사전피임약의 주성분은 바로 에스트로겐과 프로게스테론의 유사물질로, 복용하게 되면 임신한 것과 같이 인위적으로 여성호르몬의 농도가 높아져 우리의 몸은 이를 임신 상태로 착각하고 난자의 배란을 억제시키게 됩니다. 이 외에도 자궁의 점액을 끈적하게 만들고 자궁내막을 위축시켜 정자가 자궁으로 들어가기 어렵게 하고, 수정란이 자궁에 착상하기 어렵게 만드는 효과도 있습니다.

피임약은 생리가 시작된 날부터 5일 이내에 복용을 시작하여 21일 동안 복용하고, 7일간의 휴약기를 가지게 되는데 대부분 이 휴약기에 월경을 하게 됩니다. 이 21정이 모두 같은 호르몬 정도를 가지면 일상성 피임약이라고 하고, 21정 안에서 여성의 생리주기 변화에 따라 여성호르몬 변화 양상과 유사하게 호르몬 정도를 바꾼 약을 다상성 피임약이라고 하는데 다상성 피임약의 경우 먹는 순서에 주의해야 합니다. 사전피임약의 경우 복용법을 잘 따르면 피임 성공률이 99% 정도라고 합니다. 하지만 피임약 복용에 약간의 실수가 있을 수 있기 때문에 현실적으로는 성공률이 91% 정도라 합니다.

피임약도 호르몬 약물이기 때문에 부작용을 피할 수 없습니다. 특히 복용 초기에는 일시적인 메스꺼움이나 두통, 부정출혈이 발생할 수 있습니다. 또한 피임약의 성분인 프로게스테론은 남성호르몬인 테스토스테론과 구조적으로 유사하기 때문에 여드름이나 다모증이 발생할 수 있고, 혈전증이 발생할 수 있습니다. 또한 현재 임신이 되었다고 생각되면 피임약은 복용하면 안 됩니다. 마지막으로 피임약 복용 기간에 흡연을 하는 것은 혈전증의 발생 가능성을 높이기 때문에 금연이 필요합니다. 혈전이 잘 생길 수 있는 병을 가진 경우에는 피임약을 복용하지 않는 것이 좋겠습니다.

사후피임약은 응급피임약이라고도 하는데 성관계 후에 복용하여 인위적으로 임신 가능성을 낮추는 약물로 주성분은 프로게스테론 유사물질입니다. 사후피임약은 일반적인 피임약에 비해 약 10배 정도로 프로게스테론이 많아 복용하게 되면 자궁에서 점액이 끈끈해져 정자가 이동하기 어렵게 되고, 수정란이 자궁에 착상하지 못하게 됩니다. 현재 시판되고 있는 사후피임약은 성관계 후 72시간에서 120시간 이내에 복용해야 하는데 성공률은 성관계 후 24시간 이내 복용하면 95% 정도이지만 48시간 이내는 85%, 72시간 이내는 58% 정도로 알려져 있습니다.

사후피임약도 여러 부작용을 가지고 있습니다. 사후피임약에 포함된 고농도의 호르몬으로 인해 기존의 생리주기가 바뀔 수 있으며, 30% 정도는 부정출혈이나 유방통증을 경험하고, 10% 정도가 구토, 복통, 두통, 피로감 등의 부작용을 경험한다고 합니다.

이러한 사후피임약은 의사의 처방을 받아야 살 수 있는 전문의약품으로 지정되어 있는데 사후피임약의 접근성을 강화하기 위해 일반의약품으로 전환할지에 대한 논란이 있는 상태입니다. 일반의약품으로 전환되게 되면 의사의 처방전 없이도 약국에서 사후피임약을 살 수 있기 때문입니다. 영국과 스웨덴, 노르웨이, 미국 등은 이미 사후피임약을 일반의약품으로 전환한 상태입니다. 우리나라의 경우 의사 단체에서는 현재대로 전문의약품 지정을 원하지만 소비자 단체에서는 이를 일반의약품으로 전환하여 임신을 원치 않는 여성들이 좀 더 쉽게 접근할 수 있도록 하기를 원하는 것 같습니다. 앞으로 이에 대한 많은 논의가 필요해 보입니다.

골다공증 예방을 위한 칼슘과 비타민 D, 효과가 있나요?

도시에서 도로를 걷다 보면 문득 가로수가 눈에 들어옵니다. 평소에는 앞만 보고 걷지만 벚꽃이 흐드러지면 머리를 들어 주위의 가로수를 쳐다보게 되지요. 가로수들 중에는 벚나무나 이팝나무와 같이 예쁜 꽃을 피우는 나무가 있는 반면 메타세콰이아처럼 하늘 높이 솟아오르는 나무도 있고, 어렸을 때 노란 잎을 말려 책갈피로 쓰던 은행나무도 있습니다.

이런 가로수 중에서 가장 많은 나무가 바로 플라타너스입니다. 플라타너스는 우리말로 (양)버즘나무라고 하는데 아무래도 플라타너스란 말이 더 익숙합니다. 플라타너스에 버즘나무라는 한국 이름이 붙은 것은 나무의 줄기 때문이라고 합니다. 플라타너스의 줄기껍질에 흰색이나 회색 얼룩이 심하게 드러나 마치 우리 얼굴에 나는 버즘과 닮았다고 하여 버즘나무라고 했답니다. 그럼 왜 버짐이 아니고 버즘이라는 단어를 사용했을까요?

여기에는 사정이 있습니다. 지금은 버짐이라고 하지만 옛날에는 표준어가 버즘이었기 때문입니다. 이렇게 표준어가 바뀌어도 나무 이름은 바꿀 수 없다고 하네요. 하여튼 플라타너스의 넓은 잎에는 작은 솜털이 촘촘히 돋아나 있는데 이 솜털은 공해와 매연을 빨아들이는 능력이 뛰어나고 공해에도 잘 견뎌서 도시의 가로수로 쓰이고 있습니다.

하지만 이런 플라타너스도 관리가 잘 되지 않으면 속이 썩어 들어가 부러짐 현상이 나타나게 됩니다. 사람도 마찬가지입니다. 사람의 골격을 구성하고 있는 뼈도 관리가 잘 되지 않으면 약해지고 잘 부러지게 됩니다. 흔히 말하는 골다공증이지요.

대퇴골 골절이 그러한 예입니다. 국민건강자료에 따르면 나이가 증가함에 따라 허벅지뼈인 대퇴골 골절이 발생하는 빈도가 증가합니다. 특히 대퇴골이 골반과 만나는 관절 부위인 고관절 골절은 사망률과 매우 밀접히 연관되어 있어 어르신에게 고관절 골절이 발생하는 경우 사망률이 급격히 증가하게 됩니다. 그런데 이 고관절 골절의 원인으로 많은 주목을 받는 것 역시 골다공증입니다.

2010년 조사에 따르면 우리나라 만 50세 이상 여자의 34.9%, 남자의 7.8%가 골다공증을 가진 것으로 보고된 바 있습니다. 골다공증은 크게 폐경 후 골다공증과 노화로 인한 골다공증으로 분류하는데 거의 같은 시기에 진행하기 때문에 실제적으로 정확히 분류하기는 어렵습니다.

폐경 후 골다공증은 폐경 후에 여성호르몬인 에스트로겐이 부족하게 되면서 발생하는 것으로 전체 골다공증의 80%를 차지하며 일반적으로 폐경이 지나고 10~15년 이내에 발생합니다. 노화로 인한

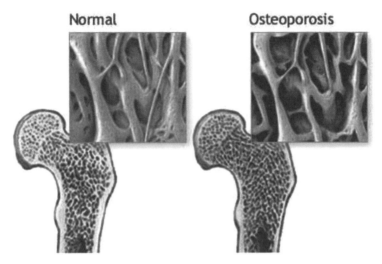

<그림 3-5> 정상 뼈에 비해 골파괴가 진행된 골다공증의 모습

골다공증은 주로 70세 이후에 발생하며 나이가 들면서 뼈형성이 감소되고 골파괴가 증가하면서 발생하게 됩니다.

이 외에도 다른 질병이나 수술, 스테로이드와 같은 약물 복용에 의해서도 골다공증이 발생할 수 있습니다. 예를 들어 스테로이드와 같은 부신피질호르몬제는 조골세포의 생성을 감소시키고 성숙된 조골세포의 사멸을 증가시켜 골다공증을 유발시키는데, 장기간 사용하는 경우 대퇴골(허벅지뼈)의 괴사를 유발하기도 합니다.

현재 홈쇼핑이나 인터넷에서 이런 골다공증을 예방하고 치료하기 위해 칼슘과 비타민 D를 매일 복용할 것을 광고하고 있으며, 많은 갱년기 여성들이 이를 따라 복용하고 있습니다. 그런데 골다공증 예방에 있어 칼슘과 비타민 D의 효과에 대한 논란이 있습니다.

칼슘과 비타민 D, 골다공증에 정말 효과가 있을까

칼슘은 뼈를 구성하는 주요 구성성분이기 때문에 사람들은 칼슘이 풍부한 음식을 먹으면 골다공증을 예방할 수 있다고 생각합니다. 이와 더불어 비타민 D도 주목을 받고 있습니다. 비타민 D는 장에서 칼슘의 흡수를 돕고 뼈로 칼슘을 보내주어 골을 튼튼하게 해준다고 알려져 있기 때문입니다.

참고로 비타민 D가 뼈와 관련이 있다는 것을 알게 된 것은 불과 백여 년 밖에 되지 않았습니다. 1920년대에 당시 의사들이 뼈에 충분히 칼슘이 들어가지 않아 발생하는 골연화증osteomalacia 이라는 질병을 가진 아동들을 조사한 결과, 비타민 D가 부족해서 이 병이 생긴다는 것을 알게 되었고 비타민 D가 중요하다는 것을 인식하게 된 것이지요. 비타민 D는 햇볕을 받아 피부에서 합성되거나 음식에 존재하는 비타민 D를 흡수하여 몸에 들어오게 됩니다.

그런데 여기서 잠깐, 무언가 이상하지 않습니까? 원래 비타민이란 우리 몸에 꼭 필요한 물질이지만 체내에서 만들어지지 않으므로 식품으로 섭취해야 하는 물질을 말하지요. 그런데 비타민 D는 피부에서 합성이 되는데도 불구하고 왜 비타민이라는 단어를 사용하게 되었을까요?

비타민 D가 비타민이라는 이름을 얻게 된 이유는 처음 발견되었을 당시에는 음식물을 통해서만 얻을 수 있는 것으로 생각했기 때문이라고 합니다. 이후 연구결과에서 우리의 피부에서 합성된다는 것이 밝혀졌지만 이미 이 단어에 익숙해져 있었기 때문에 비타민 D라는 이름을 지속적으로 유지하게 된 것이지요.

다시 돌아와, 그렇다면 칼슘 성분이 포함된 칼슘이나 비타민 D를 보충제로 섭취하면 골다공증을 예방하고 골절 위험성을 줄일 수 있을까요? 칼슘 보충제와 비타민 D 보충제의 효과에 대한 각각의 최근 연구결과들을 통해 한번 살펴보도록 하겠습니다.

칼슘에 대한 임상연구

뉴질랜드에서 55세 이상의 갱년기 여성을 대상으로 매일 1,000mg의 칼슘 보충제를 사용한 군과 그렇지 않은 군으로 나누어 5년 이상 장기간 복용하게 한 연구[125]가 이뤄졌습니다. 그 결과 칼슘 보충제를 장기간 복용한 군의 심근경색 발생률이 2.12배 높았고 심근경색 또는 뇌경색, 돌연사의 종합 위험도가 47% 증가했습니다.

미국에서 50세부터 71세까지의 남녀를 대상으로 평균 12년 동안 관찰한 연구[126]에서는 남성의 경우 칼슘 보충제를 장기간 복용했더니 심장병으로 인한 사망률이 19% 높았습니다. 특히 총 칼슘 섭취가 일일 1,500mg보다 많을 경우 심장병 위험도가 높았습니다. 흥미롭게도 칼슘을 보충제가 아닌 음식을 통해 섭취했을 때에는 남녀 모두 심장병 발생 위험이 높아지지 않았습니다.

스웨덴에서 여성을 대상으로 19년 동안 관찰한 연구[127]에서는 식이 혹은 보충제로 칼슘을 일일 600~1,000mg 복용한 경우와 비교했을 때 일일 1,400mg 이상 복용한 경우 모든 원인에 의한 사망률이 40% 증가했고, 심장병 발생 위험도 2.14배 증가했습니다. 하지만 칼슘 보충제를 하루에 500mg 복용한 경우에는 문제가 되지 않았습니다.

비타민 D에 대한 임상연구

영국에서 70세 이상의 성인을 대상으로 비타민 D와 칼슘을 복용한 군과 그렇지 않은 군으로 나누어 비교한 연구[128]에서는 비타민 D와 칼슘을 복용하더라도 골절의 발생을 줄이지 못했습니다.

50세부터 79세까지의 갱년기 여성을 대상으로 1,000mg의 칼슘과 비타민 D를 동시에 복용한 군과 그렇지 않은 군으로 나누어 평균 7년 동안 골밀도 및 골절발생률을 비교한 결과,[129] 비타민 D와 칼슘을 동시에 섭취한 군에서 골밀도는 6% 정도 증가했지만 고관절 골절 및 척추 골절은 유의하게 줄이지 못했고, 오히려 요로결석을 17% 정도 증가시켰습니다.

비타민 D에 대한 연구들을 종합해 분석한 연구[130]에서는 비타민 D를 복용하더라도 고관절을 포함한 모든 부위에 골절에 대한 예방 효과가 나타나지 않았고, 골밀도 개선 효과도 나타나지 않았습니다. 복용 용량에 따라 하루 800단위 이상 고용량을 복용한 경우와 800단위 이하의 저용량을 복용한 경우를 비교해 보아도 차이가 없었습니다.

다만 혈중 비타민 D의 농도가 유의하게 낮은 경우 비타민 D를 사용했을 때 척추뼈와 고관절의 골밀도 개선 효과가 나타났습니다. 미국에서 50세 이상의 남성 및 55세 이상의 여성을 대상으로 2,000 단위의 비타민 D를 복용한 군과 그렇지 않은 군으로 나누어 평균 5.3년간을 관찰한 연구[131]에서는 비타민 D를 복용한 군과 그렇지 않은 군에서 심장병과 악성암 발생에 차이가 없었습니다.

보충제보다는 생활환경 개선과
매일 적절한 운동이 더 중요합니다

앞서의 연구결과들은 칼슘 보충제나 비타민제를 보충제로 섭취하는 것이 골다공증 예방에 그리 효과적이지 않다는 것을 보여주고 있습니다. 그렇다면 칼슘을 칼슘 보충제로 섭취하면 왜 몸에 안 좋을까요? 이에 대해서는 여러 가설이 있는데 소개하면 다음과 같습니다.

첫째, 음식으로 칼슘을 섭취하면 칼슘농도가 빠르게 올라가지 않지만 칼슘 보충제로 먹으면 혈액 내의 칼슘농도가 갑자기 급격하게 상승하기 때문에 여러 부작용이 발생할 수 있다는 것입니다.

둘째, 칼슘을 많이 섭취하면 남아도는 칼슘이 혈관에 침착하게 되어 석회화가 급격히 진행하기 쉽게 됩니다. 이렇게 혈관에 침착된 칼슘은 심장병의 원인이 될 수 있습니다.

마지막으로 칼슘을 많이 섭취하면 비타민 D의 대사산물인 칼시트리올calcitriol 의 농도가 낮아지게 되어 동맥경화를 일으키는 염증 유발물질의 농도가 높아져 심장혈관질환 발생률이 높아질 수 있다는 것입니다.

2018년 미국의 질병예방국US preventive service task force 에서 나온 '칼슘 및 비타민 D에 대한 권고안'[132]에서도 남성과 갱년기 이전 여성뿐 아니라 갱년기 이후 여성에서도 골절의 위험도가 낮은 경우, 골절을 예방하기 위한 비타민 D나 칼슘 보충제를 단독 또는 병합해서 복용하는 것의 효과가 명확하지 않기 때문에, 비타민 D나 칼슘 보충제를 복용할 필요가 없다고 결론지었습니다.

하지만 이미 골다공증에 의한 골절이 있고, 평소 넘어질 위험이 높다거나, 골다공증 또는 비타민 D 결핍으로 진단된 경우에는 비타민 D나 칼슘을 보충제로 복용해야 한다고 권고했습니다. 저도 이 권고안에 전적으로 동의합니다.

마지막으로 위의 연구결과를 살펴보면 정제로 만든 칼슘 보충제보다는 칼슘이 풍부한 음식을 통해 이를 섭취하는 것이 건강에는 더 좋은 것 같습니다. 이와 함께 나이가 드신 어르신과 함께 사시는 경우 집안 정리와 함께 실내조명을 밝게 하는 것이 매우 중요합니다.

갑자기 웬 '집안 정리?' 하고 의아해할 분도 계실지 모릅니다. 그렇지 않습니다. 집안 정리는 골다공증과 직접적인 관련은 없지만 어르신들에게 발생하는 골절의 90% 이상이 낙상 즉, 넘어지면서 발생하기 때문에 넘어지지 않는 환경의 중요성을 강조한 말입니다. 따라서 집안에 널려 있는 가구나 전기코드를 정리하여 장난감들이 어지럽게 널려 있지 않도록 하는 것이 좋습니다.

또 실내조명을 밝게 하여 발 밑에 무엇이 있는지 확인할 수 있게 하는 것이 좋겠습니다. 또한 계단이 있는 경우 가급적 계단의 높이를 낮게 만들고 난간을 설치하여 넘어지더라도 손으로 난간을 잡을 수 있게 만드는 것이 좋습니다. 이와 더불어 어르신들의 경우 평소에 근력을 유지하기 위한 스트레칭과 함께 꾸준한 운동을 하는 것이 골다공증을 예방하고 골절을 예방하는 데 도움이 됩니다.

선택적 소염제의 배신,
완전한 약은 없다!

　"또 일기가 갑자기 변해서 더 아픈가 보구려"하고 나는 선 채로 눈물에 젖은 아내의 얼굴을 들여다보았다. 벌써 두 달이 넘은 병, 이 세상에서 제일 아픈 병이라는 관절염이다. 꼭 누운 채로 꼼짝도 못 한 지가 벌써 두 달. 그 몸에 살은 다 말라 버리고 아픈 팔만이 통통 하게 부었다. 그의 얼굴에는 웃음이 스러진 지가 벌써 오래다. "날 어 떻게 해 주세요. 나중에 어찌 되든지 두 시간 안에 한 번씩만 마약 주사를 해 주세요. 죽는 것은 조금도 무섭지 않아도 이 아픔은 참 못 참겠어요"하고 엉엉 소리를 내어서 울었다. (중략) "참기는 언제까지 나 참아요. 자고 나면 또 마찬가지요. 자고 나면 또 마찬가진 걸, 내 일이나 내일이나 하고, 내일이면 좀 나을까 해도 마찬가진 걸."

이광수 수필
『난제오』중에서

앞의 수필은 관절염을 심하게 앓고 있는 이광수 작가의 부인에 대한 이야기입니다. 관절염을 경험해 보지 않아도 얼마나 고통스러운 일인지 글만 봐도 알 수 있을 것 같아 보입니다. 우리의 몸은 많은 뼈로 구성되어 있고, 이 뼈와 뼈를 이어주는 것이 바로 관절입니다. 관절은 우리가 움직일 수 있게 하지요. 앞서도 이야기했지만 관절 안에 있는 연골은 뼈와 뼈가 직접 만나지 않게 하여 뼈가 부딪혀 상하지 않게 보호하고 활동할 때 발생하는 충격을 흡수하는 역할도 합니다.

관절염은 크게 퇴행성관절염과 류마치스관절염으로 나눌 수 있습니다. 나이가 들면서 점차적으로 관절의 연골이 탄력성을 잃고 파괴되며, 떨어져 나간 연골 조각에 의해 염증이 일어나 결국 연골이 닳고 뼈가 노출되게 됩니다. 이렇게 되면 관절운동이 어려워지고 뼈 가장자리에는 돌기가 자라나 관절이 튀어나오고 변형이 일어나는데 이를 퇴행성관절염 혹은 퇴행성관절염이라고 합니다. 이에 비하여 면역체계 이상으로 우리 몸의 면역을 담당하는 임파구가 몸의 일부를 공격해 관절에 염증이 발생하면서 연골조직이 파괴되는 것을 류마치스관절염 rheumatoid arthritis 이라고 합니다.

퇴행성관절염은 특징적으로 고관절(대퇴골관절), 무릎관절, 허리 및 손가락 끝에 잘 생기는 특징을 가지는 반면 류마치스관절염의 경우 손목 또는 손가락 사이 관절이나 팔꿈치, 발목에 잘 생기게 됩니다. 참고로 류마치즘 rheumatism 의 어원을 보면 'rheu-'는 '몸에서 나오는 분비물'을 뜻합니다.

갈레노스라는 기원전 로마의 유명한 의사는 오랫동안의 관찰을 통해 코와 입에서 콧물이나 가래가 흘러나오면 관절염이 잘 생기는 것을 발견하고 이러한 점액들이 염증과 관련이 있다고 주장했습니

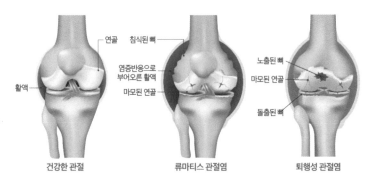

<그림 3-6> 관절염의 종류 (삼성서울병원)

다. 이 점액의 흐름을 류마티스모스^{rheumatismos}라 했는데 이 말이 기원이 되었습니다. 갈레노스가 말한 병은 아마도 현재의 류마치스열 rheumatic fever 을 말하는 것 같습니다. 류마치스열은 A군 연쇄상구균 Group A streptococcus 에 감염되어 목이 붓고 열이 나는 감기 증상과 함께 손목, 발목, 무릎, 팔꿈치 등에 빨갛게 붓고 열기가 있는 관절염을 일으키는 질환입니다.

이런 관절염이 발생하면 너무 아파서 침대 시트나 옷에 닿기만 해도 아플 정도라고 합니다. 류마치스관절염의 영어 표현인 'rheumatoid arthritis'을 분석하면 류마치스에 'oid'란 말이 붙은 것으로 이는 '-와 비슷한'이란 접미어입니다. 즉 류마치스관절염이란 류마치스열에서 발생한 관절염 증상과 비슷하여 이런 이름이 붙은 것으로 생각됩니다. 하지만 류마치스관절염은 앞서 말씀드린 대로 자가면역질환autoimmune disease , 즉, 면역을 담당하는 림프구가 자기의 몸을 외부에서 침범한 물질로 잘못 인식하여 공격하게 되는 질환으로 류마치스열과는 완전히 다른 질병입니다.

진통제 없이는 안 되는 관절염

이와 같은 관절염이 발생하면 오래 걷거나 서 있을 때, 혹은 계단을 올라가거나 내려갈 때 관절통증이 생기고 간혹 통증으로 밤에 잠을 자기가 어려울 수도 있습니다. 또한 관절통증으로 다리를 잘 사용하지 않게 되면서 다리가 가늘어지게 됩니다.

관절염의 치료는 진단에 따라 달라지는데 류마치스관절염의 경우 항류마치스 약물disease-modifying anti-rheumatic drugs, DMARDs을 복용하면 증상이 완화되고 질병의 진행을 더디게 할 수 있지만 증상 완화를 위해 소염진통제도 사용하는 경우가 많습니다. 퇴행성관절염의 경우 되돌릴 수 있는 방법은 존재하지 않습니다. 단지 통증을 조절하기 위해 소염진통제를 포함한 여러 약들을 장기간 복용하거나 증상이 너무 심한 경우에는 인공관절로 대체하기도 합니다.

퇴행성관절염의 증상 조절에 가장 많이 사용되는 약물이 바로 비선택적 소염진통제Non-steroidal anti-inflammatory drugs, NSAIDs 입니다. 2011년 건강보험심사평가원 발표에 따르면 전체 고령인구의 20~30%가 소염진통제를 처방 받았다고 합니다. 현재 비선택적 소염진통제는 전 세계적으로 가장 많이 사용되는 의약품 중 하나이고 2017년 우리나라의 비선택적 소염진통제 시장 규모는 4,000억 정도로 국내에서도 많이 사용되고 있습니다.

비선택적 소염진통제, 피할 수 없는 부작용

문제는 비선택적 소염진통제를 오래 사용하다 보면 많은 부작용이 발생하게 됩니다. 비선택적 소염진통제는 위장벽을 직접 자극하기 때문에 메스꺼움과 더부룩함, 복통이 발생하고 위장점막에 손상을 일으켜 위염과 위궤양, 십이지장궤양을 유발하기도 합니다. 심한 경우에는 위와 십이지장에 출혈을 일으키거나 최악의 경우 위가 뚫리면서 위산이 밖으로 새어 나오는 천공이 발생하기도 합니다.

또 비선택적 소염진통제는 콩팥(신장)독성으로 인해 수분배출을 억제하고 체액을 정체시켜 몸을 붓게 하기도 하고, 심한 경우에는 콩팥기능을 떨어뜨리기도 합니다. 이 외에도 어떤 사람들은 비선택적 소염진통제에 과민반응이 일어나 약하게는 두드러기에서부터 심한 경우에는 천식이나 쇼크가 일어나기도 합니다.

비선택적 소염진통제 사용과 관련된 합병증 중에서 가장 흔하면서도 문제가 되는 합병증은 바로 위·십이지장궤양 및 출혈이라고 할 수 있습니다. 최근 국내 연구결과에 따르면 전체 위·십이지장궤양 환자 중에서 65세 이상의 고령자가 48.1%이었고, 전체 위·십이지장궤양 환자의 21.0%가 소염진통제나 항응고제, 항혈소판제 등 소화성 궤양을 유발할 수 있는 약제를 한 가지 이상 복용하고 있었다고 합니다.

미국의 경우 비선택적 소염진통제의 합병증으로 연간 7만 명 이상이 입원 치료를 받고 있으며 이중 10% 정도가 사망한다고 보고된 바 있습니다. 이런 합병증은 비선택적 소염제를 일주일만 복용해도 발생할 수 있으며, 수개월 이상 복용하는 경우에는 소화불량 20%, 위·십이지장궤양 5%, 위장관 천공이나 출혈과 같은 궤양 합병증이 0.25% 정도 발생한다고 알려져 있습니다. 사용하는 약제의 용량이 증가할수록 그 위험도는 더 커지게 됩니다.[133]

참고로 비선택적 소염진통제를 위나 장에서 천천히 붕해되게 만들거나, 위에서 약물이 흡수되지 않도록 하는 여러 방법들이 시도되었지만 이런 방법들은 약제로 인한 소화불량은 줄일 수 있었으나 위·십이지장궤양은 막지 못했습니다. 왜냐하면 비선택적 소염제가 위염이나 위궤양을 만드는 기전은 위장관 속에서 방출된 약물에 의한 것이 아니라 혈중에 흡수된 약물 성분에 의한 것이기 때문입니다.

이러한 배경에서 기존 약물과 같은 부작용은 덜하면서도 진통효과는 유지되는 새로운 소염진통제에 대한 열망이 생겨나게 되었습니다. 그리고 그 기대에 부응하여 최근 새로운 종류의 소염진통제인 '선택적 소염진통제'가 개발되었습니다.

선택적 소염진통제, 뭐가 다를까?

비선택적 소염진통제는 사이클로옥시제나제cyclooxygenase, 이하 COX라는 효소를 억제하여 염증과 통증, 발열에 관여하는 프로스타글란딘Prostaglandin, PG이라는 물질의 합성을 억제하게 됩니다. 최근 COX는 COX-1과 COX-2라는, 기능이 완전히 다른 이성체isoform가 확인되었습니다. COX-1은 평상시에 꾸준히 만들어진다는 특징을 가지는데, 위에서는 위점막 세포를 보호하는 역할을 하는 반면 혈관에서는 트롬복산Thromboxane이라는 활성물질을 유도하여 혈관을 수축시키고 혈소판 응집을 촉진시키게 됩니다. COX-2는 주로 염증반응과 같이 외부자극으로 유도되는 특징을 가지는데 혈관에서는 혈관을 이완시키고 혈전생성을 막는 특징을 가지게 됩니다.

그런데 우리가 말했던 비선택적 소염진통제는 COX-1과 COX-2

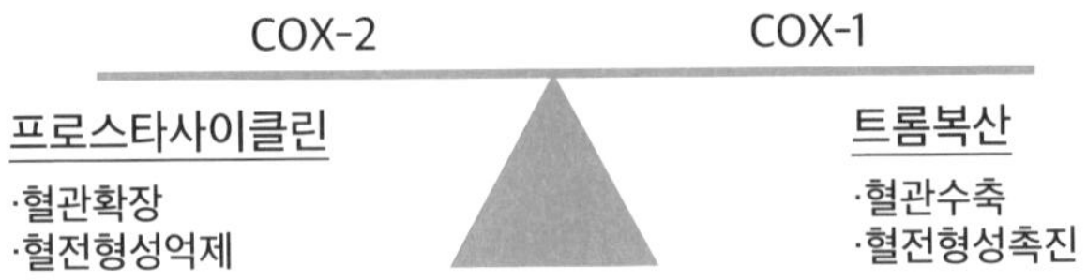

프로스타사이클린   트롬복산
·혈관확장   ·혈관수축
·혈전형성억제   ·혈전형성촉진

<그림 3-7> COX-2와 COX-1

를 모두 차단하는 것에 비해, 선택적 소염진통제는 COX-2만 선택
적으로 차단하는 역할을 하게 됩니다. 따라서 비선택형 소염진통제
의 경우 위궤양이나 출혈 같은 부작용이 발생하게 됩니다. 그러나
선택적 소염진통제는 위점막 보호기능이 유지되기 때문에 위궤양이
나 출혈을 줄일 수 있다는 것이지요.

선택적 소염진통제의 배신

이런 비선택성 소염진통제의 부작용을 줄이기 위해 많은 제약
사들이 사활을 걸고 연구한 결과 선택적 소염진통제가 관절염 치
료제로 발매되었고 가장 성공적인 의약품 중 하나로 자리잡았습니
다. 대표적인 선택적 소염진통제로는 1998년에 처음 승인받은 세
레콕시브celecoxib, celebrex™를 시작으로 1999년의 로페콕시브rofecoxib,
Vioxx™, 2001년의 발데콕시브valdecoxib, Bextra™가 있습니다. 이외
에도 주사제로서 발데콕시브와 같은 성분인 파레콕시브parecoxib,
Dynastat™와 COX-2 선택성을 강화한 에토리콕시브etoricoxib, Arcoxia™
가 있습니다.

하지만 선택적 소염진통제는 이론적으로 문제점을 안고 있었습

니다. 앞서 말씀드린 바와 같이 COX-2는 혈관에서 혈전이 생기는 것을 막고 혈관을 확장시키는 역할을 합니다. 반대로 COX-1는 혈관에서 혈소판을 응집시키고 혈관을 수축시키는 효과가 있습니다. 문제는 선택적 소염진통제가 COX-2만 선택적으로 억제시키기 때문에 COX-1에 의해 위점막은 보호가 되지만 혈관이 수축되고 혈전 형성이 촉진될 수 있다는 우려가 있어 왔습니다. 기초 연구에서도 선택적 소염진통제를 사용함으로써 혈전유발이 가능하다는 결과[134]가 보고된 바 있습니다. 따라서 선택적 소염진통제의 사용으로 인해 결국 혈전형성과 가장 관련성이 높은 심장병이나 뇌경색 발생이 증가할 수 있다는 우려가 나오게 되었고 걱정한 대로 이러한 우려가 임상연구에서 나타나기 시작했습니다.

예를 들어 류마치스관절염을 가진 환자를 대상으로 선택적 소염제를 사용한 군과 비선택적 소염진통제를 사용한 군으로 나누어 9개월간 관찰한 연구[135]에서, 선택적 소염진통제를 사용했더니 위출혈이나 위궤양을 50% 줄일 수 있었지만 심각한 심장병 및 기타 혈관질환 합병증의 발생이 2.3배 증가했고, 급성 심근경색과 같은 치명적인 심장병의 경우 그 발생률이 4배 증가했습니다.

대장암 환자의 발병에 있어 가장 중요한 위험인자인 대장선종을 가진 환자들을 대상으로 선택적 소염진통제를 사용한 군과 그렇지 않은 군을 비교했더니[136] 선택적 소염진통제를 사용한 군에서 뇌경색 및 급성 심근경색 발생률이 92% 증가했는데 특히 18개월 이상 사용했을 경우 그 효과가 명확히 나타났습니다. 대장암의 병력을 가진 환자를 대상으로 선택적 소염진통제를 저용량과 고용량을 사용한 군으로 나누어 비교한 연구[137]에서는 저용량을 사용한 경우 급성 심근경색, 뇌경색, 심부전의 발생률이 2.3배 증가했고, 고용량을 사용한 군에서는 3.4배 증가했습니다.

또 심장병으로 심장우회수술을 받은 환자의 수술 후 통증을 줄이기 위해 선택적 소염진통제를 사용한 군과 그렇지 않은 군을 비교한 연구[138]에서 선택적 소염진통제를 사용했을 때에는 90% 정도 합병증 발생률이 증가했습니다. 특히 급성 심근경색과 심정지, 뇌경색, 폐혈전증과 같은 심장 관련 부작용의 경우 3.7배 증가한다고 보고되었습니다.

다만 퇴행성관절염 및 류마티스관절염을 가진 환자를 대상으로 선택적 소염진통제를 통상 사용량보다 낮은 용량으로 사용한 연구에서는 선택적 소염진통제를 사용한 경우 위장관 합병증의 발생률은 낮았지만 뇌경색이나 심장병 발생률에서의 차이는 없었습니다.[139]

선택적 소염진통제의 예는 아무리 좋은 약이라도 부작용을 가지고 있으며 완전한 약은 없다는 것을 보여주는 대표적인 사례입니다. 뛰어난 염증 억제 및 진통 효과와 함께 낮은 위장관계 부작용 발생으로 다양한 상황에 널리 이용되고 있던 선택적 소염진통제였지만 심장병, 뇌경색과 같은 부작용으로 인해 몇몇 선택적 소염진통제는 결국 시장에서 퇴출되었습니다.

위의 사례는 최근에 개발된 약이라고 하더라도 무조건 안전하지는 않고 위험할 수도 있다는 것을 보여주는 사례라고 할 수 있습니다. 약은 인간이 개발한 것으로 비록 임상시험을 통과하여 시장에서 시판되고 있더라도 완전하지 않습니다. 예를 들어 비만치료제였던 시부트라민sibutramine, Reductil™의 경우 한때 가장 안전한 비만약이라고 호평을 받았지만 이 약을 복용한 환자들에게서 심장발작 등의 부작용이 나타나 시장에서 퇴출되었습니다. 마찬가지로 당뇨약으로 선풍적인 인기를 끌던 로지글리타존rosiglitazone, Avandia™은 심장질환 사망 위험과 심장마비 발생위험을 증가시킨다는 연구가 발표되어 시장에서 퇴출되었습니다. 최근 우리나라에서 문제가 되었던, 세계 최초의 퇴행성관절염 유전자 세포치료제인 인보사케이도 마찬가지입니다.

약은 잘 사용한다면 정말로 약이 되지만 잘못 사용하면 독이 되기도 합니다. 안전한 약은 없습니다. 약이 모든 것을 해결해 줄 것이라는 환상을 가진 분들이 많은데 사실 그렇지 않습니다. 신약이 더 안전하고 효과적이라고 생각하시는 분도 계시겠지만 그렇지 않습니다. 신약이 중요한 것이 아니라 부작용이 없고 나에게 맞는 약을 적절한 용량으로, 적절한 기간 동안 사용하는 것이 가장 안전하고 효과적인 치료라 할 수 있습니다. 약을 드실 때에는 꼭 담당의사와 충분히 상의한 후 적절한 용량으로 사용하시기 바랍니다.

심장병과 뇌경색 예방을 위한 아스피린 사용, 안전할까?

아스피린은 대표적 비선택적 소염진통제로 해열진통 작용과 함께 혈소판 응고로 인한 혈전형성을 억제시키는 독특한 약리작용을 가지고 있습니다. 그래서 심근경색, 협심증과 같은 심장병 및 심방세동 등 심장부정맥으로 인한 뇌경색을 예방하기 위해서도 현재까지 사용되고 있지요. 하지만 아스피린은 비선택적 소염진통제이기 때문에 위·십이지장궤양과 위출혈을 증가시키는 단점도 가지고 있습니다.

그렇다면 건강한 사람이 심장병이나 뇌경색을 예방하기 위해 아스피린을 먹는 것은 좋을까요? 최근까지 진행된 연구들을 살펴보면 그렇지는 않은 것 같습니다. 미국에서 45세 이상의 건강한 간호사와 병원 종사자를 대상으로, 예방적으로 아스피린을 복용한 군과 그렇지 않은 군으로 나누어 10년간 추적했더니 아스피린 복용이 심장병 및 뇌경색으로 인한 사망률을 줄이지 못했고, 위 및 십이지장에서의 출혈 등 합병증은 20% 증가시켰고, 위궤양, 십이지장궤양의 발생도 약 1/3 정도 증가했습니다.[140]

또 건강한 미국 남성의사를 대상으로 예방적으로 아스피린을 복용한 군과 그렇지 않은 군을 나누어 5년간 관찰했더니 아스피린 복용을 한 경우 50세 이상에서는 심근경색의 발생이 44% 줄었지만 위·십이지장의 궤양 발생이 증가했으며, 수혈을 요하는 출혈도 71% 정도 증가했습니다.[141]

일본에서 60세 이상에서 85세까지의 환자들을 대상으로 예방적으로 아스피린을 사용한 군과 그렇지 않은 군으로 나누어 평균 5년간 관찰했더니 아스피린 사용이 심장병과 뇌경색의 발생률을 줄이지 못했고, 위·십이지장궤양이나 출혈의 위험도를 높였습니다.[142] 이는 미국과 호주에서 70세 이상의 어르신을 대상으로 시행한 연구에서도 비슷한 결과를 보였습니다.[143]

또 일본에서 당뇨를 가졌지만 심장병은 없는 환자를 대상으로 예방적으로 아스피린을 사용한 군과 그렇지 않은 군으로 나누어 평균 10.3년 동안 관찰했더니 아스피린 사용이 심장병 발생을 줄이지 못했고 위·십이지장 출혈은 두 배 정도 높았습니다.[144]

하지만 이전에 심장병의 기왕력을 가진 환자들은 결과가 다르게 나타났습니다. 예를 들어 고혈압, 고지혈증, 비만, 당뇨, 심근경색을 앓았거나 앓았던 심장병 고위험군 환자들에게 아스피린을 사용했더니 심장병과 관련된 사망률을 44%나 감소시켰고 심근경색, 뇌졸중, 협심증, 일과성 뇌허혈증transient ischemic attack, TIA , 하지 동맥 폐쇄증, 심혈관 중재시술 등 여러 관련된 합병증을 1/3을 감소시켰습니다. 하지만 위궤양, 십이지장궤양 등 아스피린과 관련된 부작용 역시 6.9%에서 나타났습니다.[145]

요약하자면 건강한 성인이라면 굳이 아스피린을 예방적으로 복용할 필요는 없습니다. 하지만 고혈압이나 당뇨, 이전에 심장병을 앓은 경우 등 심장병 위험인자를 여러 개 가진 50세 이상 님성 및 60세 이상 여성은 예방적으로 아스피린을 복용하는 것이 도움이 될 수 있습니다. 아스피린을 예방적으로 사용하려는 경우 혼자 결정하기보다는 의사와 충분히 상의한 후 사용 여부를 결정하는 것이 좋겠습니다.

술,
적당히 마시는 건 괜찮을까요?

일에 지친 무더운 여름, 퇴근길에 맥주 한 잔 생각이 납니다. 옆 동료에게 "맥주 한 잔 할까?" 하면 얼른 다른 자리에서 일어나 괜히 바쁜 척 합니다. '일도 없으면서….' 투덜투덜하면서 간단하게 혼술을 하면 좋겠다는 생각에 마트에 갑니다. 마트에서 만 원에 네 캔인 맥주를 골라 얼른 샤워를 하고 팬티 바람으로 아무렇게나 누워 맥주를 마시는 여름밤은 상상만 해도 즐겁습니다.

하지만 한 잔 두 잔 하다 보면 어느새 잠들어 다음날이면 맥주 캔들이 바닥에 뒹굴고 화장실에서는 퀴퀴한 냄새가 스멀스멀 올라옵니다. 정리도 제대로 못한 채 허겁지겁 출근 준비를 하고 집을 나서게 됩니다. 혼자 살아본 사람이라면 아마도 이런 상황 한 번쯤은 겪어 보지 않으셨을까 합니다.

사실 술을 빼고는 인간의 역사를 말하기 어렵습니다. 수렵과 채취 시대의 술은 과실주였고 유목시대에는 가축의 젖으로 술을 만들었습니다. 그리고 농경시대에 들어오면서 곡물로 만든 술이 탄생하게 됩니다. 그리스 신화에서 술의 신인 디오니소스는 대지의 풍작을 관장하는 신으로 넓은 지역을 여행하며 각지에 포도 재배와 양조법을 전파했다고 합니다. 구약성서에는 노아가 처음으로 포도주를 빚었다고 하며, 우리나라에서는 『삼국지 위지동이전』에 고구려와 삼한에서 자연에 대한 재앙을 막고 풍성한 수확을 거두기 위한 영고, 동맹, 무천 등의 군중대회에서 밤낮으로 마시고 즐겼다는 기록이 나와 있지요.

사람들은 일과에 찌든 스트레스를 해소하기 위해, 사람들과의 친밀감을 위해, 불면증을 해소하기 위해 등 저마다의 이유로 술을 마십니다. 우리가 술에 매력을 느끼는 것은 술이 부정적인 감정을 빠르게 조절해 주기 때문입니다.

하지만 음주는 사회경제적 문제를 일으키기도 합니다. 우리나라의 음주로 인한 사회경제적 비용은 2007년 기준 약 18조 원으로 추정되며 이중 음주와 관련된 질병으로 인한 비용은 5조 원, 음주로 인한 기업 내 생산성 감소손실액은 13조 원 정도로 평가됩니다. 특히 과음은 개인적으로는 간경화, 간암 등의 원인이 되고, 사회적으로는 음주운전, 사고, 폭력, 살인, 자살의 원인이 되기도 합니다. 그렇다면 술은 어떻게 마셔야 건강하게 마실 수 있는 걸까요? 그리고 술은 우리의 건강에 어떤 영향을 미칠까요?

알코올이 맞지 않는 사람도 있다

술의 주성분인 알코올은 에틸알코올을 말합니다. 참고로 알코올의 일종인 메탄올(메틸알코올)은 절대 먹어서는 안 됩니다. 메탄올은

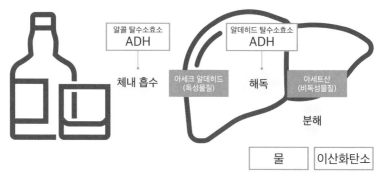

<그림 3-8> 체내 알코올 분해 과정

실험실에서 알코올 램프에 사용되는 물질로 이 물질은 분해되는 과정에서 포름알데히드로 바뀌는데 이 포름알데히드는 적은 분량으로도 시신경을 파괴하여 실명에 이를 수 있으며, 맥주 반 잔 정도로도 사망에 이를 수 있는 맹독성을 가지고 있기 때문입니다.

한편 에탄올은 간에서 알코올 탈수소효소alcohol dehydrogenase 와 알데히드 탈수소효소aldehyde dehydrogenase 라는 효소에 의해 아세트 알데히드, 아세테이트를 거쳐 물과 이산화탄소로 분해되어 제거되게 됩니다. 우리가 에탄올을 섭취하면 약 20%는 위에서, 나머지는 소장에서 흡수되어 전신에 분포하게 됩니다. 흡수된 알코올은 90%가 간에서 효소에 의해 분해되고, 나머지는 호흡이나, 소변, 땀으로 배출됩니다.

참고로 술을 먹게 되면 얼굴이 붉게 달아오르는 사람들이 있는데 이는 알코올의 대사물인 아세트알데히드 때문입니다. 아세트알데히드는 몸에서 혈관을 확장시켜 얼굴과 전신이 붉게 달아오르게 하는 작용을 합니다. 만약 간에서 알코올 분해효소들이 잘 작동하고 있다면 아세트알데히드는 빠르게 물과 이산화탄소로 분해되어 이러한 증상이 나타나지 않지만 앞서의 알코올 분해효소들이 부족하거나 잘 작동하지 않으면 음주 후 부작용이 나타나게 됩니다.

또한 술을 마신 후에 어지럼증을 호소하거나 실신하는 사람을 간혹 볼 수 있는데 이런 증상을 자세에 따른 기립성 빈맥증후군postural orthostatic tachycardia syndrome, POTS 이라고 합니다. 갑자기 일어나면 머리로 가는 혈압이 줄어들게 됩니다. 이를 보정하기 위해 일어날 때 혈관이 수축을 해 주어야 충분한 혈압을 유지할 수 있습니다. 하지만 음주 후에는 혈관 수축이 제대로 되지 않아 일어설 때 충분히 혈압을 유지할 수 없기 때문에 맥이 빨라지거나 어지럼증을 호소하게 되고 때로는 정신을 잃는 것입니다. 이런 증상은 특히 고혈압이나 전립선비대증으로 약을 드시는 분들에게 많이 발생할 수 있으니 혈압약이나 전립선비대증으로 약을 드시던 중 음주를 하다가 이런 일이 발생할 경우 금주하시는 것이 좋습니다.

적정한 음주를 위해 만들어진 것들

사실상 적절한 음주가 어디까지인지는 명확하지 않습니다. 한국 정부는 이와 관련하여 적절한 음주라는 표현 대신 '절주'라는 단어를 사용하고 있습니다. 세계 각국에서는 음주량의 기준으로 각각의 표준단위를 설정하는데 나라마다 표준단위의 징도는 다르지만 대략 1표준단위는 알코올 12g 정도 됩니다. 이렇게 각각의 술을 표준단위로 만드는 이유는 이해하기 쉽기 때문입니다.

예를 들어 알코올 농도가 4.5%인 맥주는 355ml인 캔 하나가 대략 1표준단위이고, 알코올 농도가 20%인 소주의 경우 1잔 반, 막걸리는 한 사발, 와인이나 양주는 각 한 잔 정도가 1표준단위가 됩니다.

또한 표준단위를 이용하여 각 나라에서는 적정음주량을 규정하고 있습니다. 예를 들어 1표준단위가 8g인 영국의 경우 남성의 적정음주량은 일일 3~4표준단위, 일주일은 24~32표준단위로 규정하고 있으며 여성은 남성의 절반 용량을 적정음주량으로 규정하고 있습니다. 1표준단위가 14g인 미국의 경우 성인 남성은 일 2표준단위, 여성은 일 1표준단위, 노인의 경우 여성의 절반을 적절한 음주량으로 규정하고 있습니다.

우리나라의 경우 적정음주량에 대한 명확한 기준이 제시되고 있지는 않지만 최근 가정의학과 알코올연구회에서 남성의 적정음주량을 하루에 알코올 14g, 일주일 112g(8잔) 이내, 여성과 어르신의 경우 그 절반을 적절음주량으로 규정했습니다.

음주는 몸에 어떤 영향을 미칠까요?

아시다시피 음주는 우리 몸에 많은 영향을 미칩니다. 그렇다면 장기적인 음주는 혈압을 높일 수 있을까요? 최근 연구를 보면 그런 것 같습니다. 예를 들어 술을 전혀 마시지 않는 사람에 비하여 한 주에 알코올을 300~499ml(대략 일당 34g 정도로 하루 3~4잔 정도 이상) 마시는 남성의 경우 술을 전혀 마시지 않는 사람들에 비해 수축기혈압과 이완기혈압이 각각 2.7mmHg, 1.6mmHg 높았습니다. 주 500ml 이상 마시는 경우에는(대략 일당 60g 정도로 하루 7~8잔 정도 이상) 수축기혈압과 이완기혈압이 각각 4.6mmHg, 3.0mmHg 높았습니다.

여성의 경우 알코올의 양에 비례하여 혈압 상승효과가 더 높아 주당 300ml 이상의 알코올을 마시는 여성의 경우 수축기혈압과 이완기혈압이 각각 3.9mmHg, 3.1mmHg 높았습니다.[146]

일본에서 23세부터 59세 사이의 고혈압이 없는 사람들을 평균 4년 정도 관찰하고 고혈압 발생률을 분석했더니 음주량이 일 23g 이하인 소량의 음주자는 전혀 술을 마시지 않는 사람에 비해 2.0배, 일일 23~45g 정도의 중등도 음주자는 2.6배, 일 46g 이상의 과량 음주자는 2.2배 정도 고혈압 발생률이 높았습니다.[147]

하지만 소량의 음주는 고혈압 위험도를 줄인다는 연구도 있습니다. 예를 들어 25세부터 42세까지의 여성을 대상으로 8년간 조사한 연구[148]에서 술의 종류에 관계없이 하루 0.25잔의 술을 마시면 고혈압 위험도가 4% 정도 감소하고, 0.25~0.5잔의 경우 14%, 0.5~1.0잔의 경우 8%가 감소했습니다. 반면, 1.5잔에서 2잔의 경우 고혈압 위험도가 20% 증가하고 2잔 이상의 경우 31% 증가했습니다.

그렇다면 음주와 심장병은 관련이 있을까요? 이제까지의 연구결과를 보면 적정량의 음주는 심장병 발생률을 줄이지만 과음은 이를 악화시키는 것 같습니다. 미국에서 30세부터 104세까지 사람들의 사망률과 사망원인을 분석한 연구[149]에서는 금주하는 사람들보다는 하루에 한 잔 정도 술을 하는 경우 심장병으로 인한 사망이 줄어든 것으로 보고했습니다. 흥미롭게도 남성의 경우 30% 정도를 줄이는 데 비하여 여성의 경우 약 40% 정도를 줄일 수 있었습니다.

또 미국에서 알코올 정도에 따른 사망률을 평균 8.2년 동안 관찰했더니 소량 또는 적당량의 알코올을 섭취한 경우 전혀 섭취하지 않은 경우보다 약 21~26% 정도 심장병 및 악성종양을 포함한 사망

위험도가 낮았지만, 과음한 경우에는 전혀 섭취하지 않는 경우보다 모든 원인의 사망위험도가 11~29% 높았는데 악성종양의 경우 27~86% 정도 위험도가 높았습니다.[150] 특히 일주일에 한 번 이상의 과음은 모든 원인의 사망 위험을 13% 정도 증가시켰으며 악성종양의 경우 22% 증가시켰습니다.

급성 심근경색으로 입원한 환자들을 대상으로 평균 3.8년 동안 추적관찰한 결과[151]에서는 술을 전혀 마시지 않는 사람들에 비해 맥주를 일주일에 7잔 이하로 마시는 사람들의 사망률이 21% 정도 낮았다고 보고했습니다.

절주가 심장병을 낮추는 이유와 이에 대한 반론

여기서 질문이 있을 수 있습니다. 절주가 어떻게 심장병 위험도를 낮추었을까요? 여러 가설들이 있는데 소개하자면 다음과 같습니다. 첫째, 우선 적당량의 음주는 좋은 콜레스테롤로 알려진 HDL 콜레스테롤을 증가시키기 때문입니다. 예를 들어 알코올 30g을 섭취하면 약 4.0mg/dL정도의 HDL 콜레스테롤이 올라간다고 합니다. 하지만 앞서 말씀드린 바와 같이 HDL 콜레스테롤이 좋은 콜레스테롤이라는 가설에 대해 최근 논란이 있습니다.

둘째, 알코올은 혈액을 응고시키는 피브린fibrin의 기능을 떨어뜨려 혈소판 응집을 막기 때문에 심장병 보호효과가 있다는 것입니다. 마지막으로 적정량의 알코올은 혈관내피세포의 기능을 향상시키고, 염증반응을 떨어뜨리며, 항산화작용을 촉진시키기 때문에 심장병 예방효과가 있다고 추정하고 있습니다. 하지만 폭음과 같은 과다한 알코올 섭취는 일시적으로 피브린 용해를 억제하여 혈소판 응집력을 증가시키기 때문에 해가 되는 것으로 추정되고 있습니다. 이와 함께 과음은 사고사의 위험을 증가시키고 고혈압과 뇌경색, 심장병으로 인한 급사의 위험률을 높일 뿐 아니라 간경화 및 기타 여러 암을 유발할 수 있습니다.

하지만 음주와 관련된 연구결과를 해석할 때 고려해야 할 것들이 있습니다. 첫째, 실제로 음주를 전혀 하지 않는 사람들이 어떤 사람들인지에 대해 생각해 보아야 합니다. 음주를 전혀 하지 않는 사람들 중에는 실제로 음주가 싫기 때문에 하지 않는 경우도 있지만 건강이 좋지 않아 음주를 하지 않는 경우도 있을 수 있습니다. 만약 후자가 연구에 포함되면 음주를 전혀 하지 않는 사람들의 위험도가 과대평가될 수 있습니다.

둘째, 술을 끊은 사람과 술을 꾸준히 마시는 사람들을 비교하는 연구에서 가지고 있는 질환으로 인해 어쩔 수 없이 술을 끊은 사람들이 술을 중단한 비교군에 포함되면 마찬가지로 술을 중단한 사람들의 위험도가 과대평가될 수 있습니다.

셋째, 소량의 술을 즐기는 사람들의 경우 비교적 사회경제적 위치가 양호하고 건강에 신경을 쓰는 사람들이 많이 포함되어 있을 가능성이 높기 때문에 소량 또는 적당량의 음주를 즐기는 사람들이 오히려 건강한 사람들을 의미한다고 할 수도 있습니다.

마지막으로 과음이나 폭음을 하는 경우 심장병이나 뇌경색이 발생하기 전에 다른 원인으로 사망하여 연구에 참여하지 못하는 경우가 있어 그 위험도가 낮게 나왔을 가능성도 배제할 수 없습니다.

생활을 즐기면서 '절주'하세요

현재까지의 연구결과를 종합해보면 가족과 함께 저녁식사로 간단히 맥주 한 잔을 마시면서 하루의 피로나 스트레스를 푸는 것은 몸에 크게 무리를 주지 않으며 긍정적인 효과도 있어 보입니다. 특히 담배도 피우지 않고 건강 수칙을 지키며 절주하는 사람들에게 무조건 금주해야 한다며 강요할 필요는 없다고 생각됩니다. 하지만 한번 술을 먹으면 끝까지 가는 경우나 음주하면서 흡연을 하는 경우, 암을 경험했던 사람들, 술이 몸에 받지 않는 사람들은 음주를 추천하지 않습니다. 또한 술을 마시지 않거나 끊은 사람이 건강을 위해 술을 다시 마시는 것도 추천되지 않습니다.

커피 없이는
못 살아!

백화점 아래층에서 커피의 알을 찧어 가지고는 그대로 가방 속에 넣어 가지고, 전차 속에서 진한 향기를 맡으면서 집으로 돌아온다. 그러는 내 모양을 어린애답다고 생각하면서, 그 생각을 또 즐기면서, 이것이 생활이라고 느끼는 것이다.

이효석 수필
『낙엽을 태우면서』 중에서

요즘에는 밥 없이는 살아도 커피 없이는 살 수 없다는 사람이 늘고 있다고 합니다. 그만큼 커피는 우리의 삶에 깊숙이 들어와 앉아 있습니다. 필자가 진료를 보면서 가장 많이 듣는 질문 중 하나가 바로 '심장병 환자가 커피를 마셔도 될까요?'와 '어느 정도까지 마셔도 안전한가요?'이기도 합니다. 이번에는 이 커피에 대해 이야기해 보도록 하겠습니다.

커피는 아프리카에서 처음 발견되어 아라비아 반도로 전해졌고, 16세기에 터키의 이스탄불을 거쳐 유럽으로 전파되었습니다. 16세기 유럽의 가톨릭교 지도자들은 커피를 이슬람교도들의 음료라는 이유로 억압했지만 17세기에 르네상스 시대로 들어서면서부터는 유럽의 거의 모든 국가에서 커피를 마시게 되었다고 합니다. 이후 교황 클레멘스 8세가 커피에 세례를 내리고 나서 유럽 곳곳에 커피 하우스가 생기게 되었다고 합니다. 19세기만 하더라도 커피는 정치인이나 예술인, 지식인 등 일부 계층만 주로 이용하는 기호품이었지만 20세기부터는 커피와 카페가 본격적으로 대중화되기 시작했습니다.

우리나라에서 커피를 처음 접한 사람은 고종입니다. 1895년 을미사변으로 고종을 러시아 공사관에 거처하게 하는 아관파천이 발생했는데 당시 러시아 공사가 고종과 담소하기 위해 처음 커피를 권했다고 합니다. 전파 초기 커피는 궁중에서 상류층들이 즐기던 기호품이었지만, 20세기 초 커피를 판매하는 일명 '다방'이 생기면서 점차 대중화되기 시작합니다. 미군이 한국에 주둔하게 되면서 군용식량에 있던 인스턴트 커피를 통해 우리나라에도 커피 문화가 본격적으로 자리잡기 시작한 것이지요.

2017년 우리나라는 세계 7대 커피 수입국으로 1인당 512잔의 커피를 마시고 있습니다. 이 수치는 한국인의 주식인 쌀 소비가 일주일에 7회, 즉 연간 365회에 불과하다는 사실과 비교해 볼 때 놀라울 뿐입니다. 과거에는 커피가 서양 문물을 느끼게 하는 기호식품이었다면 현대의 커피는 사람들이 모이는 장소의 필수품으로 자리를 잡았습니다.

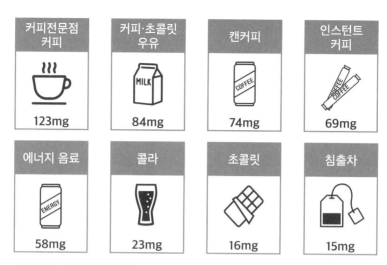

<그림 3-9> 식품의 카페인 함량

커피, 왜 점점 더 많이 마시게 될까

커피하면 떠오르는 것이 '카페인'입니다. 커피의 쓴맛은 카페인 때문으로 원래 카페인은 식물의 병충을 막아주는 역할을 한다고 합니다. 일반적으로 150ml 정도의 원두커피 한 잔에는 카페인이 약 100mg 정도, 인스턴트 커피의 경우 한 잔에 60~100mg 정도의 카페인이 들어 있습니다. 카페인은 커피에만 있는 것은 아닙니다. 코카콜라 340ml에는 약 45mg, 아이스티 340ml에는 10mg, 그리고 초콜릿 30g에는 15mg의 카페인이 들어 있습니다. 에너지드링크에도 많은 카페인이 들이 있습니다.

최근 하루 두세 잔씩 커피를 마시는 사람들이 많아졌고 시험기간에는 잠을 쫓기 위해 에너지드링크를 2~3캔씩 마시는 학생들을 흔히 볼 수 있습니다. 동시에 이렇게 카페인을 많이 섭취하면 문제가 되지 않을까 하는 걱정이 생기는 것도 사실입니다.

뇌에서는 수면과 이완을 유도하는 아데노신이란 신경전달물질을 분비하는데, 만약 잠을 자지 못하고 피로해지면 아데노신의 분비가 늘어 각성 수준이 낮아지면서 졸음이 밀려오게 됩니다. 그런데 카페인은 뇌에서 이 아데노신의 작용을 방해하여 각성효과를 나타냅니다. 즉, 카페인은 아데노신과 비슷한 화학구조를 가지는데 아데노신 수용체에 카페인이 결합하게 되면 아데노신이 제 역할을 하지 못하게 되어 각성작용이 나타나게 됩니다. 사람에게는 약 100mg 정도의 카페인이 각성효과를 나타낸다고 알려져 있습니다.

카페인 내성이라는 말을 들어본 적이 있으시지요? 아시다시피 카페인을 자주, 오랫동안 섭취하게 되면 같은 수준의 각성효과를 얻기 위해 더 많은 양의 카페인이 필요하게 되는 것을 말합니다. 카페인을 섭취하여 아데노신의 기능을 억제하면 뇌는 이를 보상하기 위해 더 많은 아데노신을 생성, 분비하게 됩니다. 따라서 같은 효과를 내기 위해서는 이전보다 더 많은 카페인이 필요하게 되지요.

심장병 환자, 커피 마셔도 될까?

그렇다면 많은 양의 카페인을 장기간 복용해 카페인 내성이 생겨도 문제가 없을까요? 최근 카페인과 심장병에 대한 많은 연구결과가 발표되었는데 결론적으로 문제가 되는 것 같지는 않습니다. 예를 들어 심장병 환자들에게 250mg의 카페인을 섭취시킨 후 운동을 시켰더니 최고 혈압이 약 7mmHg 정도 상승했지만 운동시간이나 증상 발현 시간, 심전도 변화에 영향을 미치지는 않았습니다.[152]

하루에 커피를 4잔 이상 마시는 건강한 남자들의 건강상태를 조사한 결과 급성 심근경색과 같은 심장병과 뇌경색 발생률이 그렇지 않은 사람들과 비교했을 때 높지 않았습니다.[153] 덴마크에서 50에서 64세 사이의, 커피를 하루에 2~3잔 마시는 건강한 사람들을 평균 13.5년간 관찰했더니 심방세동과 같은 부정맥의 발생률이 14% 정도 낮았는데 커피를 많이 마시는 사람일수록 부정맥 발생이 낮아지는 현상이 관찰되었습니다.[154]

물론 많은 양의 카페인을 '짧은 시간' 섭취하는 경우에는 미식거림이나 구토, 복통, 두근거림과 같은 경미한 증상에서부터 안절부절, 정신혼란, 발작과 같은 여러 부작용이 일어날 수 있기 때문에 피하는 것이 좋습니다.

그렇다면 하루에 어느 정도까지의 카페인을 먹어야 안전할까요? 미국 식약처는 정상적인 사람들의 경우 매일 400mg 정도의 카페인 섭취는 안전하다고 발표했습니다.[155] 2007년 우리나라의 식약처도 카페인의 일일 섭취기준을 발표했는데 성인은 최대 400mg 이하, 임산부는 300mg 이하, 어린이나 청소년의 경우 체중 1kg당 카페인 2.5mg 이하로 섭취할 것을 제안했습니다. 이 기준을 고려한다면 하루에 커피를 3잔 이상 마시지 않는 것이 좋겠지요.

에너지드링크, 안전할까?

커피를 향과 풍미 때문에 즐기는 사람도 있지만, 많은 직장인의 경우 피로를 이기기 위해, 즉 카페인을 섭취하기 위해 커피를 마시지요. 그런데 때때로 더 센 각성효과를 위해 에너지드링크를 찾기도

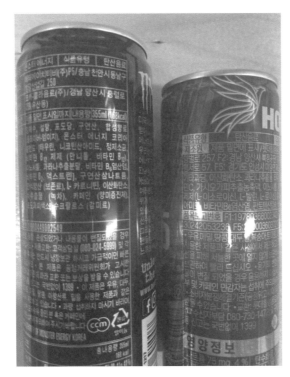

<그림 3-10>
에너지드링크 성분표

합니다. 할 일은 많지만 피로감을 느낄 때, 활력을 찾게 하는 무엇인
가를 간절히 필요로 할 때, 특히 시험기간과 같이 단기간에 바짝 힘
을 내게 하는 데에는 에너지드링크만한 것이 없습니다. 그런데 에너
지드링크의 구성분을 들여다보면 카페인이 없습니다. 대신 모르는
물질들이 많이 쓰여 있습니다. 이 성분들은 무엇일까요?

1. 구아라나 또는 과라나 guarana

에너지드링크의 성분 표시를 보면 카페인은 없는데 앞면에는 카
페인이 얼마 들어 있다고 표시한 경우를 볼 수 있습니다. 왜 그럴까

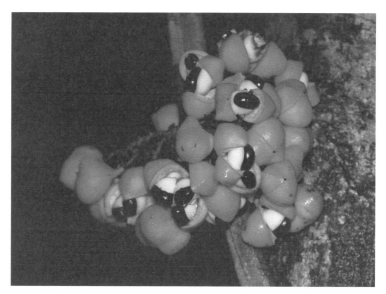

<그림 3-11> 구아나라

요? 바로 '구아나라' 또는 '과라나' 때문입니다. 구아라나 또는 과라나는 남아메리카가 원산지인 식물로 아마존 거주민들은 잠을 쫓고 에너지를 증가시키는 데 이 과일의 씨앗을 사용했다고 합니다. 구아나라는 카페인의 화학구조와 비슷한 구아라닌 또는 과라닌guaranine 이라는 카페인계 성분을 가지고 있어 카페인 효과를 내게 됩니다. 구아나라에는 커피콩보다 2~3배 많은 농도의 카페인을 함유하고 있다고 알려져 있습니다. 따라서 구아나라가 함유된 에너지드링크의 경우 고카페인 음료로 구분됩니다.

　미국 식약처는 구아나라가 안전하다고 고시한 바 있지만 어느 용량까지 안전한지에 대해서는 알려진 바 없습니다. 실제로 외국에서는 젊은이들이 구아나라가 함유된 에너지드링크를 과다하게 마시고

난 후 심혈관계 부작용으로 응급실에 방문하는 경우가 있다고 보고된 바 있습니다.[156]

2. 타우린 taurine

타우린은 포유동물 조직에 풍부하게 존재하는 아미노산 중 하나로 주로 심장과 근육에 분포하고 있습니다. 타우린은 근육에 혈액을 잘 전달하여 신체의 활동력을 증가시키는데 카페인과 타우린을 동시에 섭취하는 경우 상호작용에 의해 심장의 수축력을 증가시키고,[157] 카페인 과다섭취에 의한 여러 부작용을 줄인다는 연구[158]도 있습니다. 이 외에도 타우린은 혈액 내의 지질을 개선하고[159] 혈관수축을 일으키는 효소생성을 억제하여 혈압을 낮출 수 있다고[160] 합니다.

하지만 역으로 심장기능이 저하된 경우 심근의 과다운동으로 인해 부작용이 발생할 가능성이 있기 때문에 장기적으로 복용하는 것은 권장되지 않습니다. 현재 식약처에서 권장하는 일일 적정 섭취량은 200~1,000mg으로 에너지드링크에는 타우린이 1,000~2,000mg 정도가 함유되어 있습니다. 이를 고려한다면 에너지드링크는 하루에 한 병 이상 마시지 않는 것이 좋겠습니다.

3. L-카르니틴 L-carnitine

L-카르니틴은 자연적으로 발생하는 아미노산의 일종으로 주로 간과 신장에서 만들어집니다. 에너지드링크에 L-카르니틴이 함유되는 이유는 L-카르니틴이 근육기능과 신체활동을 향상시키는 것을 도와준다고 알려져 있기 때문입니다. 또한 L-카르니틴은 지방을 태우고, 운동하는 동안의 인내력을 향상시킨다고 알려져 있지만 과학

적으로 명확히 증명되지는 않았습니다. 다량의 L-카르니틴을 섭취하는 경우 오심이나 구토, 복통, 설사와 같은 부작용이 발생할 수 있고 드물게는 경련을 일으킬 수 있다고 알려져 있습니다. 특히 경련 질환을 가진 환자의 경우 경련의 빈도수를 증가시킬 수 있으므로 주의해야 합니다.[16]

최근에 청소년과 대학생들의 에너지드링크 소비량이 급격하게 증가하고 있습니다. 한 보고서에 의하면 서양의 경우 12~14세에서는 28%, 12~17세에서는 31%, 18~24세에서는 34%가 에너지드링크를 규칙적으로 마신다고 합니다. 미국에서 대학생 496명을 대상으로 조사를 한 결과 한 달에 한 번 이상 에너지드링크를 마신다고 한 대학생은 51%로, 마신다고 한 대답자의 67%가 잠이 부족해 피곤할 때 공부하기 위해 마신다고 대답했습니다. 흥미롭게도 응답자의 상당수가 파티에서 에너지드링크를 술과 함께 마시는데 이는 술과 함께 마시면 술에 덜 취하기 때문이라고 합니다.

2015년 우리나라에서 270명의 대학생을 대상으로 진행된 연구에서도 86.7%의 학생이 에너지드링크를 마신 적이 있는데, 대학에서 처음 마시기 시작한 경우가 46.7%이었고, 일주일에 1캔 이하가 88.2%이지만 3캔 이상 마시는 경우도 4.1%이었고, 59.2%의 학생이 학교에서 마신다고 응답했습니다. 미국과 마찬가지로 우리나라에서도 20대와 30대를 중심으로 에너지 음료와 술을 섞어 마시는 에너지 폭탄주 경험자가 급격하게 증가하고 있다고 합니다(2012년 1.7% -〉 2013년 11.4%).

문제는 에너지드링크 역시 상당히 많은 양의 카페인을 가지고 있다는 것입니다. 예를 들어 레드불Redbull 250ml에는 약 80mg 정도의 카페인을 함유하고 있으며 몬스터^{Monster} 473ml에는 160mg 정도의 카페인을 함유하고 있습니다. 따라서 에너지드링크를 많이 마시면 카페인 부작용을 경험할 가능성이 높습니다. 한 조사에 따르면 에너지드링크를 마신 학생 중 51.1%가 두근거림, 불면증, 어지럼증, 호흡곤란과 같은 부작용을 경험했다고 합니다. 최근에는 에너지드링크를 만성적으로 복용한 한 23세 남성에게서 급성 심근경색이 발생했다고 보고된 경우도 있습니다.[162]

커피는 즐길 만큼만 마시는 것이 좋습니다

현재까지의 임상연구들을 종합하면 적정량의 커피나 에너지드링크 섭취는 문제가 되지 않습니다. 하지만 어떤 종류의 카페인이라도 너무 많이 마시는 것은 건강에 도움이 되지 못하고 부작용이 발생할 가능성이 높습니다. 특히 에너지드링크의 경우 많은 카페인 함유량과 함께 타우린 등 많은 첨가물을 함유하고 있어 과다하게 복용하는 경우 불면증 및 심장에 영향을 미칠 수 있습니다. 따라서 에너지드링크를 하루에 몇 캔씩 복용하는 것은 피하는 것이 좋겠습니다.

또한 술에 취하지 않는다고 에너지드링크를 술과 함께 복용하는 것은 매우 위험하므로 삼가야 합니다. 개인적으로 잠은 6시간 이상 충분히 주무시는 것이 좋고 그 대신 깨어난 시간 동안 집중하여 일과를 보내는 것이 더 효율적이라 생각됩니다.

믹스커피에 대한 논란

앞서 이야기한 대로 커피 그 자체는 심장에 크게 영향을 미치지 않는 것 같습니다. 그렇다면 우리가 흔히 마시는 믹스커피는 어떨까요? 믹스커피에는 대략 10% 정도의 커피 성분과 함께 단맛을 내는 설탕 45%, 그리고 커피크리머 45% 정도가 들어 있습니다. 커피크리머란 흔히 프림이라고도 하며 커피 고유의 쓴맛과 신맛, 떫은맛을 완화하기 위해 사용됩니다. 이전에는 커피의 맛을 완화하기 위해 우유 등 유제품을 사용했지만(라떼를 생각하면 됩니다) 커피크리머는 가격이 싸면서도 대량생산이 가능하고, 비교적 오랜 시간 보존할 수 있기 때문에 믹스커피에는 커피크리머가 많이 사용되고 있습니다.

커피크리머의 주성분은 옥수수로 만든 전분단과 야자유, 카제인이라는 우유단백질로 구성되어 있습니다. 여기서 문제되는 것은 야자유와 설탕입니다. 야자유는 포화지방산으로 상온에서 액체이기 때문에 특수처리 과정을 통해 고체로 만들어져 커피크리머에 들어가 있습니다. 또한 한 봉지 안에는 약 5~7g 정도의 설탕이 들어가 있어 칼로리가 매우 높습니다.

결론적으로 믹스커피 한 봉에는 포화지방산과 함께 많은 설탕이 들어 있어 하루에 여러 잔을 매일 마시는 것은 추천하지 않습니다. 마시게 되더라도 하루에 한두 잔 이상 마시지 않도록 하는 것이 좋습니다.

참고로 커피믹스 봉지를 티스푼 대용으로 사용해서는 안 됩니다. 커피믹스 봉지는 여러 겹의 화학수지로 만들어진 다층포장재로, 커피믹스 봉지로 뜨거운 커피를 저을 경우 포장재의 잘린 부분을 통해 인쇄성분이 커피에 녹아 들어갈 수 있다고 합니다. 또 커피믹스 봉지의 절취선 부분에는 소량의 납성분이 있기 때문에 이 부분을 담가 저으면 납을 마시게 될 수 있다고 합니다.

전자담배는 연초보다
덜 해롭지 않나요?

군대에서 제일 힘든 훈련 중 하나가 중대장이 '돌격 앞으로'를 외치면 땀을 뻘뻘 흘리면서 고지를 점령하는 훈련입니다. 이마에서 줄줄 흐르는 땀에 정신이 희미해질 때쯤 중대장이 '10분간 휴식'을 외치면 모두 담배 한 개비를 물고 휴식시간을 만끽하던 시절이 있었습니다. 당시에는 '군솔', '군88', '군디스'라는 말이 전혀 어색하지 않았습니다. 훈련 중에 짬을 내 나눠 피던 담배는 심리적으로 안정감을 주었고 전우들 사이의 결속감과 전우애를 높이는 작용을 했던 것 같습니다. 군복무 중이던 친구들이 휴가를 나와 군디스를 나누어 주던 때도 기억에 생생합니다. 당시 군대의 끽연 문화와 함께 월급 대신 나누어 주던 면세 담배 때문에 군대에서 담배를 배우게 되었다고 하는 사람들이 많았습니다. 우리나라 남성의 흡연율은 세계에서 둘째 가라면 서러웠습니다.

이전에는 사회적으로도 흡연에 매우 관대하여 사무실이나 관공

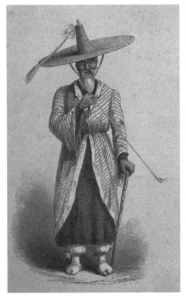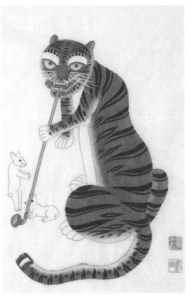

<그림 3-12> (왼쪽) 조선시대 흡연자의 모습
(오른쪽) 호랑이가 담배 피우는 모습을 그린 민속도

서, 식당, 다방 등 어디를 가도 재떨이가 놓여져 있었습니다. 필자가 학생 때였던 1990년 초·중반만 하더라도 상당수의 대학 도서관이 열람실 안에서는 흡연이 불가능했지만, 도서관 안에 있는 열람실 밖의 복도나 또는 흡연공간이 있어 실내에서의 흡연이 가능하도록 했습니다. 남학생들은 공부하다가 복도에서 담배 한 개비씩 피고 들어가곤 했지요. 이게 불편해서 어떤 학우들은 열람실에서 흡연이 가능하다고 알려진 OO대학을 부러워하기도 했었습니다.

정말로 호랑이 담배피던 시절 이야기입니다. 하지만 세계적인 금연 흐름을 한국도 외면할 수는 없었습니다. 1996년 국민건강증진법이 시행되면서 담배와의 전쟁이 시작되자 끽연할 수 있는 장소들이 점차적으로 줄어들었고 추억의 면세 담배도 2009년부터 사라졌습니다. 갑자기 웬 담배이야기냐구요? 그렇습니다. 이번 장에서는 담배 중에서도 최근 논란이 되고 있는 신종담배에 대해 이야기해보도록 하겠습니다.

담배, 왜 중독될까?

담배는 원래 아메리카가 원산지로 서양에는 1492년 콜럼버스가 미대륙을 발견하고 귀국한 후에 유럽에 퍼지게 되었다고 합니다. 초기에 담배는 주로 상류층을 중심으로 소비되기 시작하다가 1890년부터 1900년 초 궐련을 마는 기술이 발명되어 대량생산이 가능해지면서 대중화되기 시작했습니다. 우리나라에는 1590년 임진왜란 당시 담배가 처음 소개되었고 이후 1602년 광해군 시기에 담배씨를 일본에서 도입하여 재배하기 시작하면서 담배가 퍼지기 시작했다고 합니다.

담배연기는 타르와 니코틴이 주성분입니다. 담배연기는 기체에 미세한 입자가 섞여 있는 혼합체인 에어로졸^{aerosol}로, 한 번 들어 마시면 약 50ml 정도의 연기가 폐 속에 들어가게 됩니다.

타르^{TAR}는 'Total Aerosol Residue'의 줄임말로 담배연기에서 니코틴과 수분을 제외하고 남아 있는 잔여물을 말합니다. 담배 한 개비에는 약 10mg 정도의 타르가 들어 있습니다. 이 타르는 수천 종의 독성화학물질로 구성되어 있는데 이중에는 약 20여 종의 A급 발암물질이 포함되어 있습니다.

참고로 저低타르라고 광고하는 담배도 있는데 이런 담배들의 타

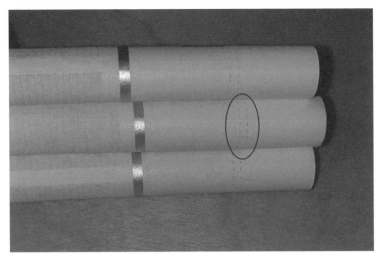

<그림 3-13> 저타르 담배에 나 있는 미세 공기 구멍

르 양은 일반 담배와는 동일하지만 현재 사용하는 측정 방법의 한계를 이용해 개발된 것입니다. 담배연기 성분을 측정하는 방법은 국제표준화기구 기준에 의해 담배를 기계에 고정시키고 담배연기를 빨아들여 성분을 측정하게 됩니다. 저타르 담배회사는 필터 주변에 미세하게 공기 구멍을 뚫어 기계가 담배연기를 흡입할 때 공기를 더 유입시키는 방법으로 타르의 양이 적게 측정되도록 하는 것입니다. 하지만 흡연자들이 실제로 흡연하는 경우에는 입술로 이러한 미세한 공기구멍을 막고 피우기 때문에 실제 흡연자가 흡입하는 타르의 양에 있어서는 차이가 없습니다.

　니코틴은 담배의 습관성 중독을 일으키는 물질입니다. 니코틴은 뇌에서 도파민dopamine 이라는 생리활성물질을 더 많이 만들게 하여 정신을 맑게 해주고, 긴장을 감소시켜 집중력을 증가시키고, 학습능력을 향상시키고, 마지막으로 근육을 이완시키는 효과를 나타냅니다. 담배 한 개비에는 약 10mg 정도의 니코틴이 들어 있는데 이중에서 우리 몸에 흡수되는 니코틴의 양은 1~3mg 정도이니 담배 한 개비에 들어 있는 니코틴 양은 매우 적습니다. 참고로 니코틴의 성인 치사량은 60mg입니다.

하지만 니코틴을 반복해서 투여하면 뇌의 니코틴수용체가 점진적으로 증가하면서 내성이 생기고 담배를 끊기 힘들어지게 됩니다. 니코틴의 반감기, 즉 효과가 지속되는 시간은 약 2시간으로 니코틴 의존자는 흡연한 뒤 90분에서 120분이 지나면 금단증상이 나타나고, 24시간에서 48시간 사이에는 금단증상이 최고조에 이릅니다. 대표적인 금단증상으로는 분노, 짜증, 불안, 담배에 대한 갈망, 집중력 저하, 안절부절, 졸음, 피로감, 업무수행능력 저하, 수면장애, 우울, 식욕증가, 체중증가 등이 있습니다. 참고로 흡연자들은 아침 첫 담배가 가장 맛있다고 하는데 그 이유가 밤 동안의 강제적(?) 금연으로 인해 니코틴에 대한 감수성이 회복되었기 때문이라고 합니다.

담배의 위험성

담배는 많은 질환의 원인으로 적절한 혹은 적은 양의 흡연도 전혀 도움이 되지 못합니다. 일본에서 20세에서 85세까지의 근로자를 대상으로 6년간 관찰한 결과[163] 전혀 흡연을 하지 않는 경우에 비해 현재 흡연을 하고 있는 경우 총 사망률이 48~49% 정도 증가했고, 흡연과 관련된 악성종양으로 인한 사망도 78~80% 정도 증가했습니다. 마찬가지로 심장병도 79~85% 정도 증가했습니다. 또 금연을 한 경우라도 전혀 흡연을 하지 않은 경우에 비해서는 총 사망률이 27~28% 정도 증가했고, 흡연과 관련된 악성종양으로 인한 사망도 79% 정도 증가했습니다. 흥미로운 것은 금연을 한다고 해서 그 효과가 바로 나타나지는 않았고 약 5년이 지나면서 서서히 효과가 나타났습니다.

많은 사람들이 적은 양의 흡연은 몸에 도움을 주지 않지만 적어도 해가 되지는 않는다고 생각합니다. 옛날에는 하루 한 갑을 피우다가 최근에는 1/3갑만 피우기 때문에 괜찮지 않냐고 말하는 경우도 많이 볼 수 있습니다. 정말로 그럴까요? 이제까지 여러 논문들이 위의 가설을 검증했는데 결론적으로 말하면 그렇지 않습니다.

예를 들어 미국에서 하루에 1개비에서 10개비 정도를 피우는, 59세에서 82세의 건강한 사람들을 대상으로 관찰한 연구[164]에서는 전혀 흡연을 하지 않는 사람과 비교했을 때 하루에 한 개비 이하로 피우는 사람들의 사망률의 경우 64%가 증가했고, 1~10개비 피우는 사람들의 경우 사망률이 87% 증가하는 것으로 나타났습니다.

이렇게 사망률이 증가한 주원인은 바로 폐암이었습니다. 즉, 하루 1~10개비를 피우는 남성의 경우 폐암 위험도가 9배 증가한 반면, 여성의 경우 11배 증가했습니다. 이외에도 흡연하는 사람들은 방광암 및 췌장암 위험도가 각각 2배 증가했습니다.

참고로 일부 논문들에서 심장병을 가진 사람들 중 통계적으로 흡연하는 사람들이 더 오래 산다는 결과가 나오는 경우들이 있는데 이를 담배 패러독스smoking paradox 라고 합니다. 이런 현상을 보고 담배가 심장에 좋다고 오해하면 안 됩니다. 이런 대상자들은 주로 50대에서 70대 이상의 사람들로, 이런 현상이 생기는 이유는 흡연하는 사람들 중 흡연에 민감한 사람들은 젊어서 이미 사망했기 때문입니다. 임상연구에 포함된 흡연자들은 이미 담배에 대한 저항력이 강한 사람들이기 때문에 흡연하는 사람이 심장병이 적거나 더 오래 산다는 착시현상을 일으키는 것입니다.

위의 연구를 종합한다면 흡연의 안전지대란 존재하지 않습니다. 즉 적은 양의 흡연도 해롭다는 것이지요. 따라서 적은 양의 흡연을 하는 사람도 금연을 하셔야 하고, 금연의 실제적인 효과를 위해서는 최소한 5년 이상 금연을 해야 그 효과가 나타나기 시작합니다.

신종담배, 어떤 것들이 있을까

이렇게 흡연량과 관계없이 '백해무익'한 담배를 두고 정부는 흡연에 대한 강력한 규제정책과 함께 담뱃값을 급격히 인상시켰습니다. 이러한 사회적 규제로 인해 최근 신종담배가 인기를 얻고 있습니다. 대표적인 신종담배가 바로 액상형 전자담배(이하 전자담배)와 궐련형 전자담배(이하 가열담배)입니다. 어떤 사람들은 신종담배가 금연을 돕는 도구라 생각하며 이를 피우고, 또 다른 사람들은 신종담배가 조금이나마 건강에 덜 해롭다고 생각하며 이를 피웁니다.

전자담배란 니코틴이 포함된 용액을 전자장치를 이용해 기화시켜 흡입함으로써 흡연과 같은 효과를 낼 수 있도록 만든 담배를 말합니다. 이에 비해 가열담배는 전자담배 기기 본체에 궐련형태의 인초 고형물을 장착한 후, 전자장치를 이용해 이를 가열시켜 수증기 형태로 흡입하는 전자담배를 말합니다.

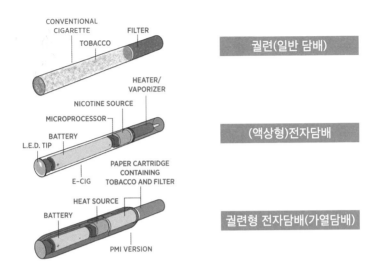

<그림 3-14> 일반 담배와 신종 담배(액상형, 가열형)의 구조

금연에 효과가 있는 전자담배?

전자담배는 금연기구에서 발전했는데 2004년 중국 약제사인 혼릭Hon Lik에 의해 생산이 본격화되었습니다. 우리나라에서는 2007년부터 시판되었으며 담배의 건강상 위해에 대한 관심의 증가와 함께 담배회사의 공격적인 마케팅으로 빠르게 성장하고 있습니다.

대표적인 전자담배는 미국 수입품인 줄JUUL과 KT&G의 릴 베이퍼Lil vapor가 있습니다. 전자담배 액상은 프로필렌글리콜propylene glycol, 글리세린glycerin, 니코틴과 가향물질로 구성됩니다. 프로필렌글리콜은 궐련을 피울 때 목에 뭔가 걸리는 느낌을 내는 효과와 함께 향을 깊게 하고 니코틴 전달력을 높이기 위해 사용됩니다. 글리세린은 식물에서 추출되는 천연 화학물질로 전자담배에서 에어로졸을 짙게 만드는 데 사용됩니다. 이 외에도 생산공정에서 아세트알데히드acetaldehyde, 니코틴의 대사산물인 코티닌cotinine, 술의 주성분인 에탄올, 고무나 도료의 용제로 사용되는 피리딘pyridine, 도료나 합성세제의 원료로 사용되기도 하는 헥사데카노익애시드hexadecanoic acid 등이 추가됩니다. 또 담배의 독특한 향을 내기 위해 바닐라향을 내는 바닐린vanillin, 박하향을 내는 멘솔menthol, 계피향 향료인 에틸시네메이트ethyl cinnamate 등 다양한 가향물질이 사용되고 있습니다.

그렇다면 전자담배는 금연하는 데 효과가 있을까요? 결론적으로 전자담배가 금연에 효과가 있는지는 아직 명확하지 않습니다. 2016년 전자담배에 대한 연구들을 모아 분석했더니 전자담배의 금연효과는 니코틴 패치 등 다른 보조제보다 우월하지 않다고 결론이 났습니다.[165] 2016년 이전까지 전자담배에 대한 잘 된 연구들을 모아 분석한 연구에 따르면, 전자담배를 사용한 금연 시도의 성공률이 다른 방법으로 금연을 시도하는 것보다 28% 낮았다고 보고되었습니다.[166] 세계보건기구인 WHO는 최근인 2018년, 전자담배의 금연 효과가 아직 명확하지 않다는 결론을 내렸습니다.

전자담배, 안전하지만은 않다

그렇다면 전자담배의 위험성은 어떨까요? 현재까지 전자담배의 위험성에 대한 연구결과는 거의 없습니다. 단지 건강한 흡연자를 대상으로 한 연구에서 전자담배는 일반 궐련과 같은 기도수축을 일으켰고,[167] 미국에서 설문조사를 이용해 전자담배와 일반담배의 사용의 위험도를 비교한 연구[168]에서는 전자담배를 사용한 경우 비흡연자에 비해 심근경색 위험도가 1.79배 높아지는 것으로 조사되었습니다.

그렇다면 전자담배를 사용할 때의 부작용은 없을까요? 우리나라의 보고에 따르면 전자담배를 사용하다가 두드러기가 발생하거나, 목이 붓거나 입안이 허는 등의 부작용이 발생했다고 보고된 바 있습니다. 그뿐이 아닙니다. 전자담배 사용 중에 제품이 폭발하거나 화재가 발생한 사고가 각각 20건(31.7%)이 있었고, 전자담배 액상을 안약과 같은 의약품으로 오인해 눈에 주입하거나 섭취한 사고가 8건(12.7%), 액상이 새어 나오거나 유아가 잘못 사용한 경우가 각각 3건(4.8%) 보고된 바 있습니다.[169]

최근 전자담배의 위험성이 크게 부각되고 있습니다. 2019년 10월 기준 미국 질병예방센터CDC는 전자담배를 사용하고 난 뒤 33명이 사망했고 중증 폐손상이 1,479건 발생했다고 발표했습니다. 폐손상을 입은 대부분인 79%가 35세 미만의 청년들이었는데, 이중 15%는 18세 이하의 청소년이었습니다. 우리나라에서도 유사한 의심 사례가 신고되었습니다.*

이에 따라 미국과 우리 정부에서는 전자담배 사용을 중단할 것을 권고했고 이에 따라 미국 샌프란시스코에서는 전자담배 판매를 금지했습니다. 우리나라에서는 특히 청소년의 경우 사용을 즉시 중단해야 한다는 경고에 따라 편의점에서 사실상 전자담배 판매가 금지되었습니다. 마찬가지로 이스라엘과 인도, 중국, 말레이시아에서도 전자담배 판매금지를 발표했습니다.

---

* 30대 남성으로 일반담배를 하루에 5개비~1갑 정도 피웠고, 발병 2~3개월 전부터 전자담배를 사용했다고 합니다. 이 환자의 CT와 세균 및 바이러스 검사 소견에서 감염이 되지 않았음이 확인되어, 전자담배 사용에 의한 폐손상 의심 사례로 결론지었습니다.

세계보건기구^{WHO}는 게이트웨이 효과^{gateway effect}와 흡연의 재규범화 및 금연구역 문제로 전자담배 사용에 우려를 나타냈습니다. 게이트웨이 효과란 전자담배가 비흡연자와 청소년의 니코틴 이용을 촉진할 수 있다는 것으로, 전자담배를 통해 니코틴에 의존하게 된 비흡연자나 청소년이 일반담배 흡연자로 전환될 가능성이 있다는 것을 말합니다. 흡연의 재규범화란 전자담배가 흡연행위 자체의 매력을 높여 흡연을 줄이려는 사회의 노력을 약화시킬 수 있다는 것입니다. 전자담배는 모양이 최신의 디자인을 차용해 멋지게 만들어 졌습니다. 청소년들에게 이런 멋진 모양의 전자담배를 사용하는 것이 힙^{hip}해 보일 수 있기 때문입니다.

예를 들어 최근 발표된 연구에서도 전자담배 사용이 원래 흡연을 하지로 않기로 한 청소년들의 흡연 가능성을 높이는 것으로 나타났습니다.[170] 영국의 공공의료국^{Public Health England, EHB}에서 어린이와 청소년을 대상으로 시행한 연구들을 조사한 결과[171] 어린이와 청소년들 사이에서 전자담배의 사용은 결국 흡연으로 이어졌으며, 홍콩에서도 전자담배로 인해 청소년 흡연율이 크게 높아졌다는 홍콩 의료계의 연구가 발표되고 난 뒤 최근 전자담배의 생산과 판매 등을 전면적으로 금지하는 법안을 추진하고 있다고 합니다. 미국 정부도 전자담배가 청소년들에게 매력적으로 보인다고 경고하면서 특히 독특한 맛이 나는 전자담배의 판매를 중지하기 위한 조치를 하고 있다고 합니다.

마지막으로 전자담배 사용으로 WHO의 금연구역 확대정책에 문제가 생길 수 있다는 것을 들 수 있습니다. 현재 전 세계는 금연구역 확대정책을 통해 간접흡연으로부터 비흡연자를 보호하고, 흡연자의 금연을 유도했지만 금연구역에 영향을 받지 않는 전자담배가 확대되면서 금연구역 확대정책이 효과를 내기 어려워질 수 있다는 것입니다. 우리나라에서도 최근 한 국회의원이 금연구역인 한 카페에서 전자담배를 피우다가 포착되어 물의를 일으킨 적이 있습니다.

'안전한' 담배인 가열담배?

가열담배란 담뱃잎이 연소되지 않는 수준의 열(약 350도)을 가하여 그 열로 담뱃잎을 가열시켜(흔히 찐다고 표현합니다), 연기가 아닌 기체aerosol의 형태로 담뱃잎 속의 니코틴을 흡입하도록 고안된 제품입니다. 가열담배에는 필립모리스의 아이코스IQOS, BAT의 글로Glo, KT&G의 릴Lil이 여기에 해당합니다. 국내에서는 2017년 6월부터 시판되었으며 2019년 1월에는 국내 담배 소비량의 약 10%를 차지했는데, 이는 2017년에 비해 약 3배 이상 성장한 것입니다. 일본에 이어 전 세계에서 2위이며, 2023년까지 전체 담배 시장의 20%를 상회할 것으로 예측하고 있습니다.

담배회사는 가열담배를 궐련과 비교해 재가 발생하지 않고, 타르 등의 발암물질이 훨씬 적고, 발생하는 기체도 연기가 아니며, 냄새가 나지 않는, 인체에 덜 해로운 담배라고 선전하고 있습니다. 정말로 그럴까요? 가열담배가 최근 개발되었다 보니 가열담배의 안전성에 대한 기초연구나 임상연구가 절대적으로 부족합니다. 현재까지 발표된 연구를 보면 가열담배(아이코스)의 증기에서 측정된 유해물질의 절대량은 일반담배에 비해 적었지만,[172] 일반담배 및 전자담배에서 나오는 니코틴의 양은 유사하거나 약간 적다고 합니다.[173] 최근에 우리나라의 식품의약품안전평가원에서도 유사한 결과를 발표했습니다.

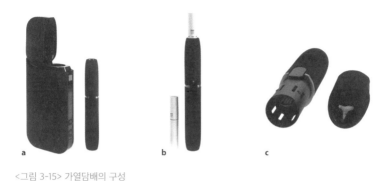

<그림 3-15> 가열담배의 구성

　주목해야 할 것은 가열담배가 일반 궐련담배에 비해 한 개비당 유해성분의 양은 줄었지만, 지속적으로 유해성분이 검출되고 있기 때문에 일반 궐련담배보다 덜 유해하다고 할 수는 없다는 부분입니다. 일반담배에서 가열담배로 전환한 흡연자들이 가열담배의 맛이 순하다는 이유로 더 자주, 더 깊이 흡입하는 경우를 볼 수 있는데 이런 상황이 발생하면 가열담배 사용자는 결국 일반 궐련담배에 비해 다양한 유해물질에 더 많이 노출되게 됩니다. 이와 더불어 가열담배의 경우 연기나 냄새가 없기 때문에 실내에서 흡연하는 경우가 많아 비흡연자나 여성이 담배에 간접 노출될 가능성이 높습니다.

　최근 대한금연학회에서는 가열담배에 대한 입장문을 내어 가열담배가 일반담배에 비해 안전하다는 근거가 미약하며, 연기나 에어로졸에 의한 간접노출이 없다는 담배회사의 주장도 사실이 아니라고 결론지었습니다. 특히 담배의 위험성은 담배 한 개비의 성분이나 배출물에 포함된 유해물질의 양으로 단순히 판단할 수 없고, 흡연자와 비흡연자, 청소년의 담배에 대한 인식과 태도 및 행동변화에 미치는 영향 등 국민 전체와 우리사회에 미치는 위해와 파급 효과를 종합적으로 고려해야 하므로 가열담배에 대한 담배회사의 마케팅을 일반담배와 같이 규제해야 한다고 주장했습니다.[174] 저 역시 이 주장에 동의하는 바입니다.

금연은 바로 시작하시는 것이 좋습니다.

전자담배는 비흡연자를 흡연자로 유도하는 일종의 가교역할을 하기도 하며, 그 효과나 안전성이 명확히 증명되지는 않았습니다. 카트리지 누수, 의도되지 않은 니코틴 과다복용 및 폭발사고 위험성이나 폐손상 등 다양한 형태의 기술적 결함이나 문제점 또한 가지고 있습니다. 따라서 안전성이 확립될 때까지는 판매를 중단하도록 권고한 정부의 노력이 옳다고 생각됩니다.

특히 전자담배의 배터리, 기화기 같은 전자장치들이 예쁘고 멋지게 보이기 때문에 호기심을 자극하고, 연기 또한 잘 보이지 않기 때문에 전자담배를 사용하고 있어도 적발하기가 쉽지 않다는 점에서 미성년자인 어린이와 청소년에게 노출되지 않도록 각별히 노력해야 하겠습니다.

또 가열담배를 지속적으로 오랫동안 사용하면 일반 궐련담배와 그 위험성에서 차이가 없다는 것을 확인했습니다. 또한 실내에서 흡연하는 경우가 많은 가열담배의 경우 이로 인한 간접노출을 막기 위해 가열담배를 실내에서 사용하지 않도록 하는 규제가 필요할 것이라 생각됩니다. 무엇보다 담배회사들이 소비자를 현혹시키는 기만적인 마케팅을 시행하지 못하도록 하는, 정부의 규제도 필요하겠지요.

미용주사,
노화를 멈추게 할 수 있을까요?

1611년, 헝가리에서 엽기적인 연쇄살인 사건이 일어나 세상을 놀라게 한 적이 있습니다. 그 주인공은 바로 바토리 에르제베트^{Bathory} ^{Erzsebet}입니다. 그녀는 유럽의 왕실가문인 합스부르크와 비견될 정도인 명문 바토리 가문의 딸로, 출중한 외모와 함께 최고의 부와 권력을 가진 권력자였습니다. 어느 날 에르제베트의 젊은 하녀가 머리를 빗겨 주던 도중 에르제베트의 머리를 잡아당기는 실수를 했다고 합니다. 이에 에르제베트는 하녀의 뺨을 때렸는데 이때 하녀의 피가 자신의 손에 묻게 됩니다. 에르제베트는 하녀의 피를 닦기 위해 거울을 본 순간 피부가 희고 깨끗해 보이는 느낌을 받았습니다. 이후 그녀는 아름다움을 유지하는 비결이 피라고 믿게 되었습니다.

이에 에르제베트는 소나 돼지의 피로 목욕을 했지만 효과가 없어 젊음과 아름다움을 유지하는 피는 바로 젊은 여성의 것이라고 생각하고는, 처녀들을 납치, 살해하여 그들의 피를 마시고 목욕을

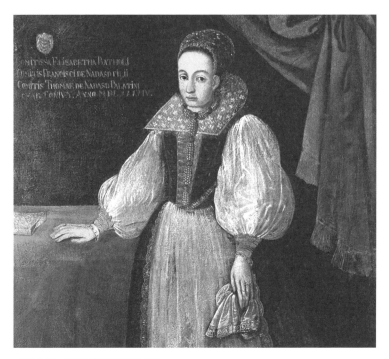

<그림 3-16> 바토리 에르제베트의 초상

하기 시작했습니다. 그렇게 하나 둘 처녀들이 없어지기 시작하다가 결국 1610년 어느 날 성에서 도망쳐 나온 한 소녀의 고발로 에르제베트의 모든 범죄 행각이 세상에 알려지게 된 것이지요. 당시 조사에 의하면 그녀의 손에 살해된 처녀가 무려 612명이나 되었다고 합니다.

법원은 왕가 가족은 사형에 처할 수 없다는 규정에 따라 에르제베트에게 종신구금형을 선고했고, 이후 그녀는 3년 후 종탑에서 의문의 죽음을 맞이하게 됩니다. 그녀는 후세에 '피의 백작부인'이라는 별명을 가지게 되었고 흡혈귀 전설의 모델이 되었다고 합니다. 이

드라마틱한 이야기는 2009년 〈카운테스〉라는 영화의 소재로 사용되기도 했습니다.

그렇다면 에르제베트만 아름다움과 젊음에 관심을 가졌을까요? 그렇지는 않습니다. 이집트의 클레오파트라는 당나귀 우유로 목욕을 했고 탄력이 있는 피부를 위해 진주를 식초에 녹여 마셨다고 합니다. 양귀비는 피부 탄력을 위해 아기 소변으로 목욕을 했다고 합니다.* 영국의 엘리자베스 여왕 1세는 하얀 얼굴을 유지하기 위해 수은과 납으로 된 화장품을 얼굴에 발랐습니다. 하지만 장기간 사용에 의한 수은중독으로 피부가 거칠어지고 납중독으로 인해 치아까지 상하게 되었다고 합니다.**

이러한 이야기들은 시대에 따라 스타일만 다를 뿐 예뻐지고 싶은 여자의 욕망은 어느 시대나 똑같다는 것을 반증하는 것 같습니다. 이런 욕망이 현대에는 안티에이징, 즉 노화 방지란 이름으로 유행하고 있지요. 과학이 지배하는 현 시대에도 생명을 연장하거나 젊어지는 약이 나왔다고 하면 귀가 솔깃해지고 마음이 쏠리는 것이 현실이기도 합니다.

그렇다면 여기서 궁금한 것이 생깁니다. 노화란 무엇이고 왜 생기는 것일까요? 사람들은 노화를 흔히 자동차와 비교하고는 합니다.

---

* 소변에는 요소 urea(우레아라고도 합니다)성분이 있는데 이 요소성분은 천연보습인자로 수분과 보습을 통해 촉촉한 피부를 유지한다고 합니다. 이런 효과로 인해 현재 시판되고 있는 많은 화장품에 요소성분이 조금씩 들어가 있습니다. 최근 한 종편 프로그램에서 우레아의 효과를 강조하여 크게 논란이 되었던 적이 있습니다. 하지만 약국에서 파는 우레아라는 상품은 피부연화제의 일종으로 발뒷꿈치나 팔꿈치 등 각화증이나 건피증에 한해 허가되었습니다.

** 수은은 액체이기 때문에 피부로 빠르게 흡수되고 혈관에 쌓여 혈액 공급을 방해합니다. 또 피부를 경직시키는데, 이때 일시적으로 피부의 주름이 팽팽해지고 창백하게 됩니다. 당시 사람들은 이러한 현상을 젊어지는 것으로 착각했을 가능성이 높습니다.

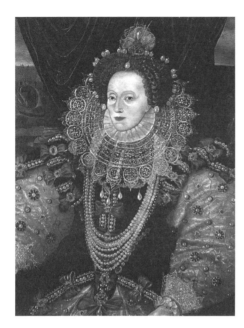

<그림 3-17> 엘리자베스 1세의 초상화. 수은중독으로 얼굴이 하얗게 변화된 것을 알 수 있습니다.

자동차를 쓰다 보면 부품이 닳고 망가지기 시작해 어느 한계점에 다다르게 되면 고칠 수가 없어 결국 폐차하게 되지요. 이처럼 노화도 나이가 들어감에 따라 우리의 주요 장기나 세포들이 닳고 망가지는 것이라 설명할 수 있습니다.

정말로 이 비유가 맞을까요? 그렇지 않습니다. 우리 몸의 정체성은 언제나 유지되고 있지만 몸을 이루고 있는 구성세포들은 신경세포 등의 일부를 제외하고는 수일이나 수주가 지나면 거의 다 바뀌기 때문입니다. 따라서 노화를 닳는다고 설명하기보다, 인체를 조절하고 유지하는 메커니즘의 정밀도가 떨어지는 것으로 설명하는 것이 더 옳은 것 같습니다. 즉, 나이가 든 사람의 피부가 변하는 것은 피부가 닳았기 때문이 아니라 피부를 교체하는 기능과 상처를 치유하

254

고 건강함을 유지하는 데 필요한 기능이 덜 효율적으로 변화했기 때문입니다.

그럼 이런 노화는 왜 발생하는 것이며 나이가 들면 암이나 심장병이 잘 발생하는 원인은 무엇일까요? 이에 대해 텔로미어^{telomere} 가설[*], 내분비계 변화 가설[**], 산화 스트레스 가설[***], 미토콘드리아 가설[****], 다면발현 유전자 가설 등 여러 가설들이 등장했습니다만 여기서는 다면발현 유전자 가설에 대해 설명하겠습니다.

다면발현 유전자란 하나의 유전자가 여러 기능을 발현하는 것을 말합니다. 예를 들어 성장한 개체가 성적으로 가장 왕성할 때에 발현되어 번식확률을 높이는 데 기여하는 유전자가 젊었을 때에는 생식력을 극대화하는 데 기여하지만, 유전자 부작용으로 인해 일정시기가 지나면 노화 및 암 같은 부작용이 생긴다는 것이 다면발현 유전자 가설입니다. 가장 대표적인 예가 바로 남성호르몬인 테스토스테론입니다. 테스토스테론은 젊을 때는 생식력을 왕성하게 유지하는 데 기여하는 호르몬이지만 나이가 들어서는 전립선암을 유발시

---

[*] 텔로미어는 염색체 말단부에 위치하는 염기의 반복으로 이루어진 DNA로, 체세포의 경우 세포분열을 하면 텔로미어의 길이가 짧아지는데, 이것이 일정 길이 이하로 짧아지면 더 이상 세포분열이 일어나지 않거나 세포가 사멸하게 되는 현상을 말합니다. 즉, 나이가 들면 세포가 더 이상 분열하지 않게 되니 노화로 이어지게 된다는 것입니다.

[**] 나이가 들면 호르몬을 분비하는 능력이나 수용체 반응이 차이가 나는데 이런 변화가 노화의 원인이라는 것입니다. 하지만 이런 변화가 원인인지 또는 결과인지가 명확하지 않고, 이를 해결하기 위한 호르몬 치료는 일시적인 효과밖에 없었습니다.

[***] 산화 스트레스의 생성이 증가하거나 방어기제에 문제가 있는 경우 세포가 손상되어 세포의 수명이 단축되고, 결국 개체의 수명이 줄어든다는 것입니다.

[****] 미토콘드리아는 그 자체의 유전정보를 가지며 산화 스트레스가 많이 생성되는 장소에 존재합니다. 또 손상에 대한 복구시스템이 불완전하여 유전정보의 손상에 취약한데, 이런 유전정보의 변이가 노화 과정을 촉진하고 수명을 단축시킨다는 가설입니다.

키는 주요 요인 중 하나입니다. 따라서 현재 전립선암 치료제로 남성호르몬인 테스토스테론의 기능을 떨어뜨리는 항호르몬제가 사용되고 있습니다.

개체의 생존율과 노화속도도 다면발현 유전자의 증거로 생각됩니다. 일반적으로 개체의 생존율이나 생식력, 노화속도 사이에는 밀접한 관계가 있어 생존율이 낮은 경우 생식력이 높고, 생존율이 높은 경우 생식력이 낮고 노화가 늦게 나타난다, 즉 오래 산다고 합니다. 예를 들어 몸집의 크기가 비슷한 조류와 포유류를 비교했을 때 조류가 수명은 길지만 생식력은 높지 않은 경향을 보이는데 이 이유로 조류는 날 수 있기 때문에 잡아 먹힐 확률이 낮기 때문으로 생각하고 있습니다. 포유류인 박쥐의 경우에도 평균수명이 20년 정도이지만 비슷한 크기인 쥐는 수명이 2년 정도에 불과합니다. 하지만 쥐의 경우 박쥐보다 번식력이 매우 우수합니다. 이런 관점에서 본다면 쥐는 빠른 노화라는 부작용에도 불구하고 왕성한 번식력을 선택한 것이라 볼 수 있겠지요.

그렇다면 생식력은 극대화하지만 오래 살지는 못하게 하는 다면발현 유전자들을 인간이 가지고 있는 이유는 무엇일까요? 아마도 인간의 역사에서 비교적 최근까지도 다면발현 유전자의 부작용이 나타날 때까지 각각의 개체가 살아남을 확률이 낮았기 때문으로 생각됩니다.

예를 들어 우리나라의 경우 조선시대 왕의 평균수명은 46세였습니다. 약 80년 전인 1938년에서 1948년까지의 출생 시 기대수명은 남자가 44.5세, 여자가 49.0세였습니다. 이런 상황에서 환갑을 맞이한다는 것은 매우 큰 경사였음이 틀림없었고 다면발현 유전자의 부

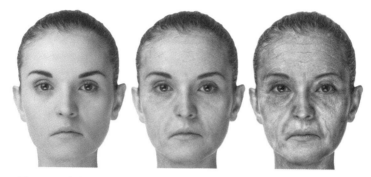

<그림 3-18> 노화의 과정

작용을 경험하는 사람이 극히 드물었습니다. 하지만 최근인 2017년에는 기대수명이 남자 79.7세, 여자 85.7세까지 올라 거의 두 배 가까이 늘었습니다. 이렇게 생존기간이 급격히 늘어나면서 현대인들이 다면발현 유전자의 부작용으로 인한 여러 질환들을 경험하게 되었다는 것입니다.

노화가 우리가 번식하기 위해 어쩔 수 없이 선택한 한 방법이라고 하니 조금은 슬픕니다. 우리가 동물인 한 어쩔 수 없는 것이기 때문이지요. 노화를 완전히 없앨 수 없다면 혹 늦출 수 있는 방법이 있을까 하여 고안된 것이 노화방지 프로그램입니다. 현재 국내의 노화방지 프로그램으로는 주로 태반추출물을 이용한 태반주사, 신데렐라주사, 백옥주사 등이 사용되고 있습니다. 하지만 이렇게 노화방지에 사용되는 여러 약물들은 이름조차 생소하고 어떻게 작용하는지를 몰라 많은 사람들이 궁금해하고 있는 것 같습니다. 이번에는 이러한 각각의 노화방지 약물들에 대해 자세히 알아보도록 하겠습니다.

태반주사

태반은 아시다시피 임신을 하면 엄마와 아기를 이어주는 기관으로 엄마의 산소와 양분을 아기에게 전달하고, 아기의 이산화탄소와 노폐물들을 엄마에게 전달하는 역할을 합니다. 또한 아기를 대신해서 단백질과 포도당을 합성하며, 엄마의 혈액과 태아의 혈액이 서로 섞이지 않도록 하는 일종의 필터 역할도 합니다. 또한 태반은 엄마의 면역체계가 태아를 공격하지 않도록 하고,* 엄마가 세균에 감염되어도 아기가 감염이 되지 않도록 하는 방어막이 되기도 합니다.

하지만 일부 호르몬이나 니코틴, 알코올, 풍진이나 수두와 같은 바이러스는 태반을 통과할 수 있기 때문에 엄마는 임신 동안 이런 성분을 함유하는 물질을 사용하거나 섭취해서는 안 되며 앞서 말한 바이러스에 걸리지 않도록 주의해야 합니다. 이 외에도 태반은 임신 동안 필요한 호르몬을 직접 생산하기도 합니다. 예를 들어 임신 초기에는 호르몬을 분비하여 유산을 막게 하고, 모유수유가 가능하도록 엄마의 유선을 발달시키는 등 매우 중요한 역할을 하게 됩니다.

이러한 태반이 약효가 있을 것이라는 생각은 오래전부터 있어 왔습니다. 서양에서는 기원전 히포크라테스가 태반을 약으로 사용했다는 기록이 있고, 클레오파트라도 젊음을 유지하기 위해 이를 사용했다는 기록이 있다고 합니다. 프랑스의 마리 앙트와네트는 태반을 미용에 사용했다고 합니다. 허준의 동의보감에서도 태반의 기능에 대한 설명이 있다고 하네요.

----

* 태반은 기생충과 비슷한 전략을 통해 산모의 면역체계로부터 공격을 피한다고 합니다. 기생충세포의 표면에는 포스포콜린 phosphocholine 이라는 분자가 있는데 이 분자는 사람의 면역체계를 속여 마치 기생충을 자신의 일부처럼 받아들이게 한다고 합니다. 태반에서 합성되는 대부분의 단백질은 포스포콜린 분자가 달려 있어 산모의 면역체계로부터 공격을 받지 않는다고 합니다.

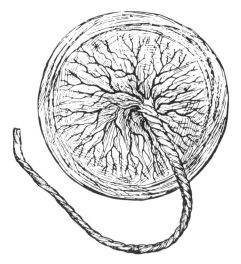

<그림 3-19> 태반의 모습

　태반주사는 1950년대 후반 일본에서 원래 간질환 및 갱년기 여성의 증상호전을 위해 개발되었습니다. 문제는 태반주사를 만들기 위해서는 사람의 태반이 필요하다는 것입니다. 즉, 태반주사를 만들기 위해서는 태아를 출산하고 남은 태반을 얼음으로 저장한 후 제조회사로 옮겨와 여러 정제 및 살균과정을 거쳐야 합니다. 태반주사의 주성분은 아교질이지만 이외에도 여러 성장인자, 면역물질, 지방 및 핵산의 복합물질로 이루어져 있다고 알려져 있습니다. 태반을 주사로 만드는 정제과정 중, 어떤 단백질은 살균과정 동안 비활성화가 되기도 하며 제조사에 따라서는 어떤 물질들을 제거하기도 합니다.

　우리나라에서 태반주사제는 2000년부터 시용되기 시작했으며 2016년 기준 식약처에서 허가를 받아 판매 중인 태반 관련 의약품은 총 29개 품목(국내에서 판매는 불가하지만 수출용 허가만 받은 4개 제외)입니다. 태반 관련 약품은 크게 자하거 추출물, 자하거 가수분해물, 자하거 엑스복합제로 나눌 수 있습니다. 여기서 자하거^{紫何車} 란 산모의 태반^{placenta}을 말합니다.

태반을 가수분해하여 염산에 녹이면 저분자 아미노산이 나오는데 이 물질이 자하거 추출물^{placenta extract}입니다. 자하거 가수분해물 placenta hydrolysate 은 태반, 제대, 양막을 아세톤으로 탈지해 불순물을 제거하고 건조시킨 후 가수분해하여 중분자 아미노산과 저분자 아미노산을 뽑아낸 것입니다. 자하거 엑스복합제는 흔히 태반드링크라고 하며 마시는 자양강장제에 자하거 추출물을 극미량 넣은 것입니다. 이중에서 자하거 추출물과 자하거 가수분해물은 의사의 처방을 받고 피하주사를 맞는 주사제이고, 자하거 엑스복합제는 약국에서 구매할 수 있는 드링크제품입니다. 현재 자하거 가수분해물의 경우 만성 간질환의 간기능 개선, 자하거 추출물의 경우 갱년기 장애 증상의 개선제제로 약물 허가가 되어 있습니다.

우리나라에서 태반주사는 꽤 대중화된 것으로 보입니다. 2009년 한 연구결과에 따르면 1,000명 중 95명이 태반주사제를 투여한 경험이 있었고, 주사제를 경험한 사람들 중에는 20~39세의 사람들이 가장 많은 35.8%를 차지했습니다. 태반주사를 어떻게 처음 접했는지에 대한 질문에는 주위사람들의 권유가 58.9%로 가장 많았고 의사의 권유도 34.7%였습니다. 또한 이 주사를 맞은 이유가 40세 미만의 경우 피부미용, 피로회복, 피부질환인 반면 40대 이상에서는 갱년기 증상완화, 피로회복이 목적이었습니다. 마지막으로 얼마나 자주 받았는지에 대한 질문에서는 한 번만 받은 적이 있는 사람은 14%인 반면, 55.8%가 1~5회 투여 받은 것으로 나타났습니다. 1회 투여 비용은 3만~5만 원이 30.5%, 5~10만 원이 31.6%였다고 합니다.[175]

현재 태반주사는 항노화클리닉에서 피로회복, 불면증, 안티에이징, 미백효과 및 항염증, 통증완화, 연골보호의 효과 등에 효과가 있다고 홍보되고 있습니다. 하지만 실제 임상연구에서 이런 효과들이 증명되지는 않았습니다. 예를 들어 최근에 우리나라에서 진행된 한 연구[176]에서는 태반주사를 정기적으로 맞았을 때 갱년기 증상 및 피로감이 호전되었다고 보고했습니다. 하지만 연구자는 이 효과가 아마도 태반주사의 자체효과보다는 태반주사에 존재하는 여러 면역물질이 항염증작용을 하여 피로감을 줄여주었고, 태반주사에 들어 있는 에스트로겐이라는 여성호르몬에 의해 갱년기 증상이 호전되었을 것으로 판단했습니다.

1974년에 일본에서 시행된 연구에서는 태반주사를 사용한 경우 간수치 호전의 효과를 보였습니다. 우리나라에서 화상 환자를 대상으로 진행된 연구[177]에서는 화상 환자들에게서 발생한 과색소침착의 경우 태반주사를 1회씩 4주간 사용했을 때 화상 부위의 색소침착을 줄여준다고 보고되었습니다. 하지만 이 논문의 저자는 이런 효과가 장기적으로 지속될지, 또 장기적으로 사용했을 때 어떤 부작용이 발생할지는 알 수 없다는 문제를 한계점으로 지적했습니다.

현재 태반제제가 안티에이징이나 미백효과 등 다양한 질환에 효과가 있는지에 대한 연구는 거의 없거나, 있더라도 근거수준 즉, 연구 논문의 질이 낮아 효과가 정말로 있는지를 결론내리기 어렵습니다. 이와 더불어 미국의 경우 태반주사의 시용이 히용되고 있지 않고 있습니다. 일본에서도 태반주사를 맞으면 헌혈을 하지 못한다고 합니다. 따라서 태반주사를 사용하고 싶다면 가능한 짧게 사용하시고 그 사용에 있어서도 담당의사와 꼭 상의하시기 바랍니다.

신데렐라주사

신데렐라주사는 일부 피부과나 성형외과에서 이 주사를 맞으면 신데렐라처럼 예뻐진다고 홍보하면서 소문을 타게 되었고, 대통령이 이를 이용했던 것이 알려지자 더욱 유명해졌습니다. 신데렐라주사의 주성분은 알파리포산alpha-lipoic acid 으로 티옥트산이라 불리기도 합니다. 알파리포산은 강력한 항산화제로 활성산소를 없애는 항산화제입니다. 앞서 살펴보았지만 활성산소oxygen free radical 란 자유전자를 가진 산소화합물을 말합니다. 이 활성산소는 박테리아나 바이러스를 퇴치하는 면역작용에 사용되기도 하지만 우리 몸을 공격하여 세포파괴나 DNA를 공격하기도 합니다. 따라서 활성산소의 활동이 증가하거나 방어기제에 문제가 있는 경우 세포가 손상되어 세포의 수명이 단축되고 결국 개체의 수명이 줄어들게 됩니다.

알파리포산과 같은 항산화제는 항산화작용을 통해 혈관내막기능을 호전시키고 피로해소, 피부미백과 탄력개선에 도움을 준다고 홍보되고 있습니다. 정말로 그럴까요? 현재 우리나라에서 알파리포산은 레이노증후군, 아급성 괴상성 뇌척수염이나 심한 육체노동으로 수요가 증가한 경우, 스트렙토마이신, 가나마이신에 의한 중독 및 소음성 내이성 난청 치료에 허가되었습니다.

임상연구를 살펴보면 알파리포산이 당뇨 합병증인 신경이상증의 증상을 호전시키는 데에는 효과가 있었지만 피로해소나 피부미백 및 탄력개선에 효과가 있는지는 명확하지 않습니다. 예를 들어 당뇨 합병증인 신경이상증을 앓고 있는 환자들에게 알파리포산 600mg을 정맥으로 투여한 군과 그렇지 않은 군으로 나누어서 비교한 결과 주사를 투여 받은 환자들에게서 당뇨로 인한 신경증의 증

상을 호전시킬 수 있었다고 보고했습니다.[178]

체중감소 효과는 어떨까요? 우리나라에서 비만인 사람을 대상으로 알파리포산을 각 1,200mg과 1,800mg, 위약으로 나누어 5개월간 투여한 결과 평균적으로 체중이 각각 1.07kg, 1.83kg 정도 약간 줄었으나 위약과 비교하여 유의미한 체중감소 효과는 없었습니다.[179] 단지 한 작은 연구에서 평균 54.4세 여성을 대상으로 12주간 알파리포산을 연고로 얼굴에 바른 군과 그렇지 않은 군으로 나누어 비교한 결과[180] 알파리포산을 바른 군에서 감광성 피부노화photoaging를 막아주었고 피부의 표면거칠기 정도를 호전시키는 데 효과가 있었습니다.

알파리포산의 부작용으로 미국에서는 두드러기, 호흡곤란, 얼굴이나 입술, 혀, 목의 부기 등의 부작용이 보고된 바 있으며 우리나라에서도 알파리포산의 정맥 내 투여 관련 부작용 보고 건수가 보고에 따라 최소 10건~최대 46건 정도 됩니다. 이중에서 아나필락시스성 쇼크와 같이 중대한 유해 사례도 1건 발생한 것으로 보고되었습니다.

앞서의 결과를 종합해보면 소위 신데렐라주사인 알파리포산이 정말로 피로해소, 피부미백과 탄력개선과 같은 효과를 가지고 있는지는 명확하지 않습니다.

백옥주사

백옥주사는 이 주사를 맞으면 피부가 백옥처럼 희게 된다고 해서 백옥주사로 알려져 있으며 주성분은 글루타치온glutathione입니다. 가수 A나 미국의 팝스타 B가 이 주사를 맞고 피부가 희어졌다고 해서 유명해졌다고 합니다. 글루타치온은 대표적인 항산화제로 미백효과로 잘 알려진 물질입니다. 그렇다면 어떻게 미백효과를 낼까요? 인간의 피부에는 얼굴색의 밝기를 결정하는 멜라닌이라는 색소가 있는데 피부가 자외선에 노출되면 자외선에 의해 세포에 활성화된 산소와 질소성분이 증가함에 따라 과색소침착을 일으키게 됩니다. 글루타치온은 세포 내의 활성산소를 억제시킴으로써 부분적으로 멜라닌 생성을 줄여 피부를 희게 하는 역할을 합니다.

현재 많은 항노화클리닉에서 글루타치온을 미백효과를 위해 사용하고 있지만 우리나라의 식약처는 글루타치온을 항암치료제인 시스플라틴, 화학치료에 의한 신경성 질환의 예방, 약물이나 알코올 중독, 만성 간질환 환자의 간기능을 개선하는 효능 효과로 허가했습니다. 즉, 미백효과로 허가를 받지 않았다는 것입니다.

그렇다면 글루타치온에 대한 임상연구는 어떨까요? 현재까지 글루타치온의 피부 미백효과를 검증한 임상연구는 많지 않습니다만 어느 정도 효과는 있는 것 같습니다. 예를 들면 태국에서 건강한 성인을 대상으로 하루에 250mg씩 두 번 4주간 복용한 군과 그렇지 않은 군으로 나누어 피부의 탈색효과를 조사한 결과[181] 글루타치온을 복용한 군에서 피부가 유의하게 희어졌고 부작용은 차이가 없었다고 보고했습니다.

필리핀에서 22세부터 42세까지의 건강한 여성을 대상으로 500mg의 글루타치온을 함유한 드롭스lozenge를 매일 하나씩 먹게 하고 이후 2주 간격으로 8주까지 멜라닌 농도를 측정했는데 이 드롭스를 복용한 90%가 중등도 이상 유의하게 피부색이 밝아졌고 부작용은 없었다고 보고했습니다.[182]

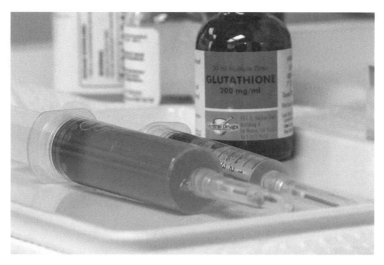

<그림 3-20> 백옥주사

최근에는 글루타치온을 경구로 복용하기보다 직접 글루타치온을 정맥에 주사하여 미백효과를 증강시키는 방식이 인기를 얻고 있습니다. 하지만 이렇게 글루타치온을 정맥주사로 놓았을 때 미백효과와 함께 부작용이 없는지를 검증한 임상시험이 거의 없다는 것입니다. 따라서 글루타치온을 정맥주사로 장기간 과다사용했을 때 예상치 못한 부작용이 발생할 가능성을 배제할 수 없습니다.

예를 들어 글루타치온을 지속적으로 정맥주사로 놓았을 경우 몸에서 자발적인 글루타치온의 생성이 줄어 의존현상이 발생할 수 있고, 기대하던 미백효과가 전신에 고르게 나타나지 않은 수도 있습니다. 더불어 피부의 멜라닌은 햇빛에 있는 자외선으로부터 피부를 보호하기 위한 것인데 글루타치온을 장기간 사용할 경우 멜라닌 감소로 인해 피부암 위험도가 증가될 가능성도 배제할 수 없습니다.

주목할 것은 미국에서 2012년 글루타치온 정맥주사 사용과 관련해 백반증, 저색소증, 복통, 신장기능의 이상과 같은 부작용이 발생했다는 점입니다. 이에 따라 미국 식약처에서는 2015년 피부미백을 목적으로 글루타치온을 정맥주사로 사용하는 것에 대해, 이것이 잠재적으로 안전하지 않고 효과가 없다는 소비자 건강자료를 배포했습니다. 필리핀 식약처도 2011년 글루타치온을 피부미백에 사용할 경우 생명까지 위협하는 중증 피부반응을 일으킬 수 있다는 경고 내용을 담은 서한을 배포한 바 있습니다. 참고로 필리핀에서 이런 경고를 한 이유는 필리핀에서 피부를 희게 하기 위해 글루타치온을 정맥으로 맞는 경우가 많았기 때문입니다.

우리나라에서는 최근 연간 최소 15건에서 최대 38건의 부작용이 발생했고 이중에서 중대한 부작용은 3건이 있었다고 보고했습니다. 위를 종합해 보면 글루타치온을 경구, 즉 알약으로 적절용량 단기간 복용하는 것은 크게 문제가 없어 보입니다. 하지만 글루타치온을 장기간 정맥주사로 맞는 것은 효과는 둘째치고 안전성이 아직 확립되어 있지 않기 때문에 사용을 추천하지 않습니다.

마늘주사

마늘주사의 주성분은 활성형 비타민 B1인 푸르설티아민fursultiamine: thiamine teterhydrofurfuryl disulfide 입니다. 이 약물이 마늘주사라는 별명을 얻은 이유는 이 주사를 맞으면 코나 입에서 약하게 마늘냄새가 나기 때문에 마늘주사라고 이름이 붙여졌다고 합니다.

푸르설티아민은 1960년대 일본에서 개발되었으며 기존의 티아민

(비타민 B1)보다 생물학적 활성도를 높이고 체내흡수율을 높인 활성 유도체로, 아미노산과 탄수화물 대사에 작용하여 에너지 대사를 촉진시키는 역할을 한다고 알려져 있습니다. 우리나라에서 푸르설티아민은 비타민 B1 결핍증의 예방과 치료, 비타민 B1 수요가 증대하여 음식으로부터의 섭취가 불충분한 때의 보급, 베르니케 뇌병증, 각기심장장애 등에 사용이 허가되어 있습니다.

현재까지 푸르설티아민을 이용한 임상연구는 거의 없습니다. 단지 생쥐^{mouse}에게 경구 티아민 제제를 복용시키고 운동부하를 시행했을 때 피로 경감의 효과가 있었다는 몇몇 보고가 있습니다.[183, 184] 정맥주사로 푸르설티아민을 투여하고 효과를 검증한 임상연구는 제가 조사한 바로는 없었습니다. 마늘주사는 그냥 비타민 주사라고 생각하시면 되겠습니다.

감초주사

감초주사는 한약재인 감초 뿌리에서 추출한 것으로 단맛을 느끼게 하는 글리시리진^{glycyrrhizin}, 글리신^{glycine}, 시스테인^{cysteine}과 같은 아미노산 복합제입니다. 글리시리진은 스테로이드라고 알려진 부신피질호르몬과 유사한 구조로 인해 이와 유사한 효과를 내는 것으로 알려져 있습니다. 감초주사는 피로회복, 해독작용, 피부항노화, 항염작용에 효과기 있다고 홍보되고 있습니디만 우리니리에서 이 약은 두드러기, 습진, 알레르기성 피부질환의 보조요법, 약물중독의 보조요법, 만성 간질환의 간기능 개선으로 허가를 받았습니다.

현재 글리시리진산의 효과를 검증한 잘 된 임상연구는 거의 없습니다. 단지 일본에서 진행된 한 작은 연구에서 만성 C형 간염 환자들에게 장기간 동안 글리시리진을 정맥주사로 놓았을 경우 간암의 위험률을 낮출 수 있었다고 보고된 바 있습니다.[185] 또 글리시리진을 건선에 사용한 11개의 연구를 메타분석한 결과 건선 치료에 글리시리진이 효과가 있을 수도 있다는 보고가 있습니다.[186]

건강한 삶은 노화를 늦추는 가장 좋은 방법입니다

노화를 방지한다고 홍보되고 있는 항노화치료는 아직 시작 단계에 불과합니다. 무작위대조연구Randomized controlled study, RCT 와 같은 객관적인 방법을 통해 그 효과와 안전성이 입증된 경우가 거의 없습니다. 특히 장기간 사용에 대한 안전성은 확립되어 있지 않은 경우가 훨씬 많습니다.

그럼에도 불구하고 소위 고급 항노화클리닉이나 미용클리닉에서 약품들의 노화방지나 미백효과에 대해 각종 과대광고를 하거나, 음성적으로 치료를 시행하고 있는 경우가 많습니다. 이렇게 효능과 효과를 벗어난 의약품의 사용은 결국 환자들의 많은 비용 부담과 함께 약물을 오남용할 가능성으로 이어질 확률이 높습니다. 물론 이를 전문적으로 시행하고 있는 클리닉도 자정 노력을 기울여야 하지만, 소비자들도 이런 약물에 너무 기대지 않는 것이 좋을 것으로 보입니다.

그렇다면 현재까지 명확히 알려진 항노화치료는 무엇일까요? 아쉽지만 노화를 막는 치료는 없습니다. 노화를 늦추는 가장 확실한 방법은 매일 규칙적인 운동과 함께 흡연과 음주를 멀리하고 규칙적인 생활을 하며 건강한 식이습관을 가지는 것입니다. 너무 단순하지요. 하지만 단순한 것이 더 어려운 것입니다.

또한 건강한 마음가짐도 중요한 것 같습니다. 세계적인 교육철학자인 파울로 프레이리 Paulo Freire 는 늙은이와 젊은이를 구별하는 기준에 있어 다른 통찰력을 보여주고 있습니다. 그가 늙고 젊음을 구별하는 기준은 나이가 아니었습니다. 늙고 젊음은 나이가 아니라 얼마나 호기심을 가지고 탐구하는 것에 달려 있다고 했습니다. 나이가 들었다는 것이 중요한 것이 아니라 생각하고 탐구하는 자세를 가지면 젊은이이고, 더 배워서 무엇하리라는 생각을 가지면 늙은이라는 것입니다. 건강한 마음가짐이 얼마나 중요한지를 보여주는 예라고 생각합니다.

향노화向老化 운동[187]

일본에서는 늙어감에 맞서 젊음을 유지하려는, '안티에이징'이라는 추세에 대항해 해를 바라보는 해바라기처럼 늙음을 받아들이며 사는 향노화라는 활동이 있다고 합니다. 이 활동은 1999년 일본 여성인 다카하시 마스미가 오랫동안 자원봉사를 하면서 늙음에 대한 기존의 사고가 비현실적이라는 것을 깨달은 후에 만든 활동으로, 일본에서는 일본향노화학회가 결성되어 활발히 활동하고 있습니다.

이런 향노화는 고령이라는 어휘에 매달리기보다 늙음으로 향하는 프로세스를 받아들여야 할 삶의 과정으로 봅니다. 사회적으로는 인간이 태어나서 죽을 때까지의 모든 단계에서, 개개인의 존엄성을 유지하며 주체적으로 사는 것을 가능하게 하는 사회 구축을 목표로 합니다. 이를 통해 모든 세대가 동등하게 책임을 부담하며 균형 잡힌 사회시스템을 구축하는 것이지요.

사회가 아닌 개인적으로는 늙음을 인정하고 긍정적으로 생각하는 것을 목표로 합니다. 늙음과 늙어감을 문제로 여기기보다, 즐겁게 받아들여야 할 주체적인 삶의 과정으로 인식하고 이런 변화에 맞게 자신을 어떻게 가꾸고 변화시킬 것인가를 중요하게 여기는 것입니다.

결론적으로 향노화 운동이란 인간의 늙음에 대항하여 젊음을 유지하려는 항노화抗老化와 다르게 늙음을 받아들여 슬기롭게 즐기려는 운동이라고 할 수 있겠습니다. 또한 이런 운동은 늙어감에 순응하며 새로운 눈으로 자신과 사회를 열심히 바라보는 활동을 말한다고 할 수 있습니다. 여러분은 이러한 운동에 동의하시는지요?

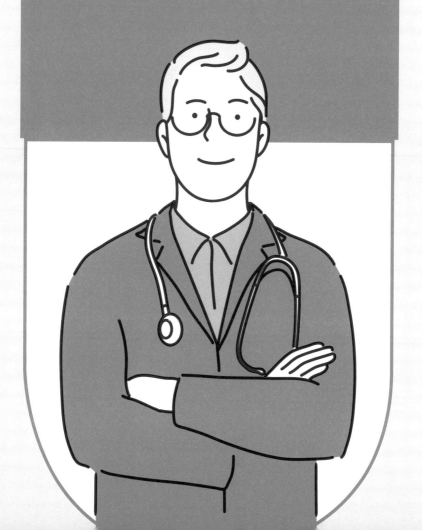

제4장

**역설적인
건강상식**

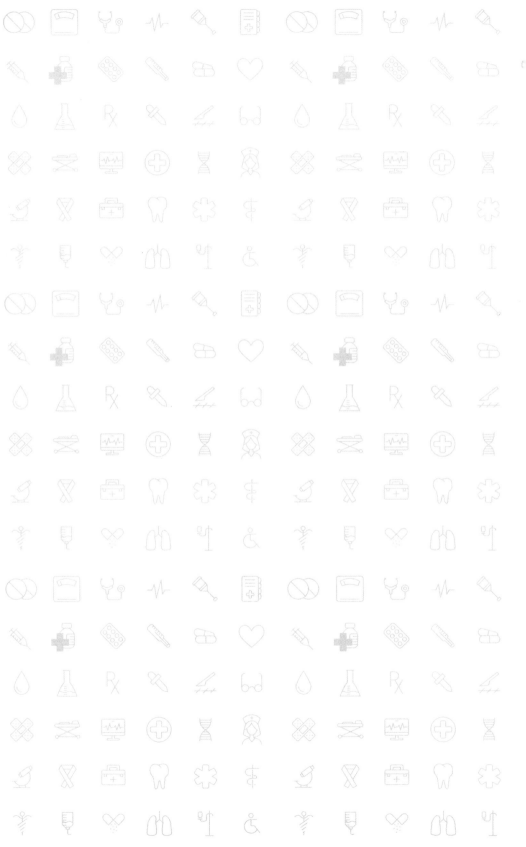

매스컴이나 인터넷 등을 통해 많은 건강정보들을 접하게 되면서, 우리의 건강상식도 점점 늘어만 갑니다. 아직 검증이 필요한 사실들도 있지만, 체중관리나 건강검진 등 너무 당연한 상식이 되어 버린 것들에 대해서는 더 이상 의문을 갖지 않지요. 과체중 이상이 되면 당연히 체중을 감량하는 것이 좋고, 건강검진은 매년 좋은 것으로 해 주는 것이 미덕이라 생각됩니다.

그런데 우리가 이렇게 믿고 있는 건강상식들도 전체적으로, 혹은 부분적으로 다시 한번 살펴볼 필요가 있습니다. 특히 건강관리의 경우 연령이나 성별 등 개개인의 특성이 모두 다르기 때문에 예외가 있을 수 있는 법이지요. 똑같은 체중이더라노 어떤 사람은 근육량이 많아 체중을 유지하는 것이 좋은 반면, 어떤 사람은 근육량이 상대적으로 부족해 체중감량이 필요할 수 있는 것처럼 말입니다.

이처럼 우리가 잘 알고 있다고 생각했던 건강상식들에도 예외, 즉 역설이 존재할 수 있습니다. 미국의 이론 물리학자인 리처드 파인만 Richard Feynman 은 역설에 대해 '결국 마땅히 그리 해야 할 것이라는 느낌이 현실과 일으키는 마찰이다'라고 표현했습니다. 파인만의 말대로 역설은 기존의 것들과의 마찰들을 통해 우리의 편견을 깨워주기도 하고, 숨겨진 이면들을 바라보게 하는 순기능을 하기도 합니다. 더럽고 세균덩어리라고만 생각했던 '똥'이 최근 치료제로 각광받고 있다는 사실은 이러한 역설의 한 예시이기도 합니다.

이번 장에서는 이처럼 우리가 당연하게 생각했던 건강상식들에 반박하는 이야기들을 나눠보고자 합니다. 하지만 심증이나 추정으로 반박하기보다, 객관적으로 증명된 결과들을 통해 반박하는 것 또한 중요하겠지요. 이러한 객관적 사실들을 얻어내기까지 여러 물음과 호기심을 가졌던 연구자들의 노고가 있었습니다. '이런 것까지 연구했다니!' 싶은 연구들도 있지요. 이제부터 이들이 밝혀낸 여러 흥미로운 연구결과들과 함께 편견을 깨어 보는 시간을 가져보도록 하겠습니다.

노년층의 체중증가,
위험신호일까요?

빌렌돌프의 비너스Venus of Willendorf와 보테로Fernando Botero의 비너스의 공통점은 무엇일까요? 바로 뚱뚱한 비너스라는 것입니다. 빌렌돌프의 비너스는 1909년 오스트리아 빌렌돌프에서 발견된 조각상으로, 불쑥 나온 배, 그리고 커다란 유방과 잘 발달한 엉덩이가 풍작과 다산을 상징하고 있다고 합니다. 태고의 이상적 여성상이지요. 보테로의 비너스는 풍만한 몸매와 이에 비해 앙증맞은 작은 발을 가진 채 빨간 하이힐로 서 있습니다. 그녀의 몸매는 뚱뚱한 정도를 넘어 정상적인 생활이 힘들 것 같은 고도비만의 모습을 하고 있지만, 이를 부끄러워하기보다 오히려 당당한 표정과 모습을 짓고 있는 것이 특징이지요.

하지만 요즘의 우리가 흔히 생각하는 비너스의 모습은 그렇지 않습니다. 연예인들이나 아이돌들은 마르다 못해 앙상해 보이지만 사람들은 이를 아름답다고 여기고 부러워합니다. 하지만 통통한 사람

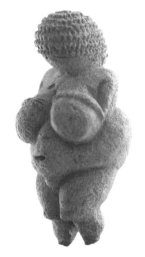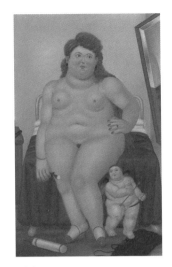

<그림 4-1> (왼쪽) 빌렌돌프의 비너스와 (오른쪽) 보테로의 비너스

들을 보면 게으르고 절제심이 없으며 자기관리를 하지 않는 무능한 사람으로 취급하기 십상이지요. 놀림과 차별의 대상이 되기도 합니다. 통통한 사람들은 자신의 신체이미지를 낮게 보고 자신감을 상실하여 우울증에 걸리는 일이 많습니다. 이러한 사회적 시선과 함께 낮은 자존감은 결국 삶의 질을 떨어뜨리게 됩니다. 이뿐만이 아닙니다. 비만은 당뇨, 심장병, 암, 근골격계질환 등 여러 질병 발생에 중요한 위험인자이기도 합니다. 따라서 많은 사람들이 체중을 줄이기 위해 노력하지요.

이렇게 비만을 피하고 체중 관리를 하고자 하는 노력은 젊은층에서는 물론, 노년층에서도 활발히 나타나고 있는 추세입니다. 이런 추세에 맞추어 다이어트 업체에서도 따로 개발된 중년 · 노년 프로그램을 통해 어르신들의 건강관리를 하곤 합니다.

현재 비만을 정의하는 기준은 젊은 사람이나 어르신이나 같은 기준이 적용되고 있습니다. 그런데 최근, 나이가 들어가면서 신체능력과 함께 신체구조도 변해가는데 젊은 사람들에게 사용되고 있는 기준을 어르신들에게도 똑같이 적용하는 것이 과연 적절한지에 대한 논란이 대두되기 시작했습니다. 노년층의 비만에 대하여 이야기하기 전에 현재 많이 사용하고 있는 '비만'의 기준이 어떻게 정의되는 것인지에 대해 알아보도록 하겠습니다.

비만 측정 방법

세계보건기구인 WHO는 비만을 '건강을 해칠 정도로 지방 조직에 비정상적인 또는 과도한 지방질이 축적되는 상태'라 정의합니다. 이 정의에 따르면 체중이 많이 나가지만 근육량이 많은 경우에는 비만이라고 할 수 없습니다. 하지만 실제로 살아 있는 사람의 지방과 근육량을 직접 측정하기는 매우 어렵고, 시간과 비용이 많이 들기 때문에 간접적으로 비만을 측정하는 방법을 사용합니다.

대표적인 방법으로는 체질량지수Body Mass index, BMI 와 체중대비백분율Percent of Ideal Body Weight, PIBW, 허리둘레, BROCA법 등이 있습니다. 체질량지수란 흔히 약자로 BMI라고도 하며 세계적으로 가장 많이 사용하고 있는 방법입니다. 체중Kg을 키m의 제곱으로 나누어 체질량지수를 구합니다. 예를 들어 키가 170cm인 사람이 70kg의 체중을 가졌을 경우 체질량지수는 $70/1.7^2$로 계산되어 24.2가 됩니다. 체질량지수에 따라 저체중, 정상체중, 과체중, 비만 등을 구분하는데, 다음의 표는 체질량지수를 이용해 비만을 분류한 것입니다.

내 체중상태	체질량지수[BMI]
저체중	18.5 미만
정상체중	18.5-23
과체중	23-25
비만	전비만 : 25-29.9 경도[1단계] 30-34.9 중등도[2단계]: 35-39.9 고도[3단계]: 40 이상

체중대비 백분율PIBW을 구하는 방법은 남성의 경우 신장m의 제곱에 22를 곱하고, 여성은 신장의 제곱에 21을 곱하면 됩니다. 예를 들어 남성의 키가 170cm이고 체중이 70kg이라면 PIBW로 계산된 표준체중은 $1.7 \times 1.7 \times 22$ = 63.58kg로, 이 남성의 체중인 70kg을 표준체중인 63.58kg으로 나누면 1.1, 즉 110%로 정상체중에 속한다고 할 수 있습니다.

내 체중상태	체중대비 백분율
저체중	90% 미만
정상체중	90-110% 이내
과체중	110-120% 미만
비만	경도 120-130% 중도: 130-160% 고도: 160% 이상

허리둘레도 비만을 측정하는 데 사용됩니다. 성인 남성은 허리둘레가 90cm 이상인 경우, 성인 여성은 허리둘레가 85cm 이상인 경우 비만으로 정의합니다. 이 외에 BROCA법((신장(cm) - 100) × 0.9)으로 표준체중을 구한 뒤, 자신의 체중이 표준체중의 10%를 넘어서

면 비만이라고 정의하는 방법 등이 있습니다.

나이가 들면 신체 구성이 변합니다

그런데 앞서 이야기했던 것처럼, 인간은 나이가 들면서 자연적으로 신체구성이 변화하게 되는데 이중에서 지방조직의 비율이 가장 많은 변화를 보이게 됩니다. 예를 들어 나이가 25세에서 75세가 되면 체내의 지방 성분 비율이 14%에서 38%까지 증가하게 됩니다.

또한 지방의 축적 부위도 달라집니다. 막 태어난 아기의 경우 지방이 주로 피하지방으로 분포하지만 청년기에 와서는 엉덩이에 쌓이는 지방이 증가하다가 중년기 이후가 되면 복부지방과 함께 내장에 지방이 축적되기 시작합니다. 따라서 나이가 들면 복부지방이 증가하면서 복부형 비만 또는 내장지방형 비만이 되고, 지방을 제외한 다른 조직이 감소하기 때문에 같은 체중이어도 젊은 사람들에 비해 뚱뚱하게 보이게 되는 것이지요.

노년층의 비만도 문제일까?

또한 현재 비만을 평가하는 데 가장 많이 사용되고 있는 체질량지수인 BMI는 체지방률과의 상관도가 높은데, 어르신들의 경우 척추가 휘거나 퇴행성 변화로 인해 키가 줄어들게 됩니다. 이와 동시에 신체 근육이 감소하는데 이런 변화가 복부비만으로 인한 체중 증가를 상쇄하기 때문에 BMI가 어르신들의 위험도를 낮게 평가할 가능성이 높다는 의견이 있습니다. 이 의견을 받아들인다면 노인 비만은 좀 더 엄격히 관리해야 할 대상입니다.

그렇다면 현재까지 발표된 임상연구를 살펴보면 어떨까요? 흥미롭게도 어르신들이 약간의 '과체중'을 가진 경우 장수하는 경향이 있었습니다. 예를 들어 비흡연자이면서 심장병, 뇌경색, 암과 같은 병을 앓지 않은 성인을 대상으로 비만의 정도와 그 사망률을 관찰한 결과[188] 청년 및 중장년층과 비교하여 어르신들의 경우 체중 증가로 인한 사망률 증가가 낮았습니다. 즉, 30~44세의 경우 BMI가 1정도 증가하면 그 위험도가 10% 정도 증가하는 반면, 65세에서 74세의 경우 3%만이 증가했습니다.

우리나라에서 2002년에서 2010년까지의 의료보험공단 자료를 이용해 심장병이나 악성종양으로 인한 사망과 BMI의 관련성에 대하여 분석한 결과, 30~49세에서는 BMI가 23~24.9인 정상체중인 경우에 비해 BMI가 28~32.4인 비만인 경우 그 위험도가 9~39%정도 증가했습니다.

반면 70세 이상의 경우 BMI가 25~32.4로 약간 과체중인 경우 그 위험도가 10~19% 정도 감소했습니다. 이에 비하여 BMI가 32.5 이상으로 몹시 심한 과체중의 경우에는 위험도가 58% 정도 증가했습니다.[189] 참고로 저체중은 어땠을까요? BMI가 18.5 이하로 매우 저체중이 심각한 경우 위험도가 2.3배, BMI가 18.5~19.9인 경우 1.7배, BMI가 20~22.9인 경우 1.2배 증가했습니다.

앞서의 연구에서 어르신들에게 약간의 과체중이 크게 문제가 되지 않는 이유는 무엇일까요? 아직은 원인이 명확하지 않지만 그 이유는 다음과 같습니다.

첫째, 어르신들에게 약간의 과체중은 적절한 신체와 영양상태가

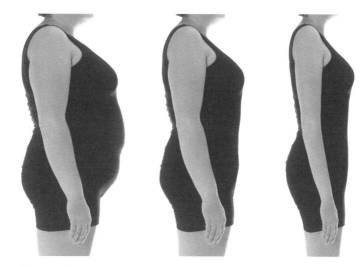

<그림 4-2> 비만, 과체중, 정상체중의 모습

좋다는 것을 의미하는 것으로 동시에 암과 같은 질병에 걸리지 않았음을 의미합니다. 이와 함께 저체중의 경우 위험도가 증가한 이유로 마른 사람들 중에는 여러 지병으로 인하여 아파서 살이 빠진 사람이 포함되어 있을 수 있는데 이로 인하여 사망률이 높게 나왔을 수 있다는 것입니다.

둘째, 이런 분들의 경우 마른 사람들에 비하여 좀 더 근육량이 많기 때문으로 생각됩니다.

마지막으로 현재 비만을 정의하는 데 사용되는 BMI 자체가 문제가 있다는 의견도 있습니다. 즉, BMI는 키에 대한 체중의 비를 보여주는 것으로 운동을 해서 근육이 많고 배가 들어간 사람의 경우나 근육이 없고 배만 나온 사람의 경우 키와 몸무게가 같다면 BMI가 똑같게 나타나게 됩니다. 따라서 신장과 체중으로만 측정된 BMI는 현재의 건강상태를 반영하지 않을 수 있다는 것입니다.

어르신들의 경우 체중에 따른 맞춤 처방이 필요합니다

정리하자면 어르신들의 경우 적절체중보다 체중이 조금 더 나간다고 해서 너무 걱정할 필요는 전혀 없다는 것입니다. 즉, 체중 그 자체에 집중하기보다 균형된 식사와 적절한 운동을 통해 생활에 필요한 근육량을 유지하고, 행복한 삶을 사는 데 집중하는 것이 삶의 질을 높이고 건강한 삶을 유지하는 방법이 될 것이라 생각됩니다. 주의하실 것은 앞서의 결과들은 당뇨, 심장병, 뇌졸중과 같은 질환이 없는 '건강한' 사람들에게서 얻어진 결과이기 때문에 당뇨나 심장병을 가지고 있는 경우 좀 더 엄격한 체중관리가 필요합니다.

또한 자신이 저체중이라고 해서 억지로 살을 찌우는 것도 권장하지 않습니다. 예를 들어 우리나라에서 비흡연자인 건강한 사람을 대상으로 평균 5년간을 조사한 연구에서 저체중을 가진 경우와 정상체중을 가진 경우 사망률에서 차이가 나지 않았습니다.[190] 다만 심각한 저체중을 가진 어르신들의 경우 입맛이 없다거나 해서 고기나 반찬은 드시지 않고 흰 쌀밥만 드시는 경우가 많은데 이러면 영양결핍과 함께 필수 영양소의 부족으로 면역력이 약화되고 감염에 취약해지기 때문에 사망률이 유의미하게 높아질 수 있습니다. 따라서 심각한 저체중이라는 판단이 드신다면 영양이 풍부한 음식을 골고루 섭취하면서 운동을 통해 근육을 늘리는 것이 필요합니다.

반대로 적정 이상의 과체중인 경우에는 체중을 관리하시는 것이 좋습니다. 주의하실 것은 어르신들의 경우 젊은층이나 중장년층과는 다른 신체능력을 가지고 있기 때문에 젊은 사람들이 하는 운동 처방을 똑같이 할 수는 없다는 것입니다.

예를 들어 노인들은 퇴행성관절염을 가진 경우가 많아 달리기나 자전거 운동 등의 운동요법이 사실상 불가능한 경우가 많습니다. 또한 심장병을 가지고 있는 경우 운동을 하면 오히려 증상을 악화시킬 수 있습니다. 따라서 운동을 하기로 마음 먹으셨다면 근육량을 늘리는 무산소 운동보다는 심폐 기능을 호전시킬 수 있는 유산소 운동을 조금이라도 일주일에 4번 이상 규칙적으로 꾸준히 하시는 것이 좋습니다. 만약 퇴행성관절염과 같이 관절에 문제가 있는 경우에는 수영이나 천천히 걷기 등 관절에 무리가 가지 않는 운동을 선택하여 적절히 시행하시는 것이 좋겠습니다.

식이조절만으로 체중감소를 시도하는 다이어트는 지방조직과 함께 지방외조직의 감소, 골밀도 감소 등의 부작용이 생기기 쉽습니다. 따라서 무리한 다이어트보다는 몸이 견딜 수 있을 정도의 적절한 다이어트와 함께 영양소를 적절히 골고루 섭취하시고, 동시에 부족하기 쉬운 비타민을 보충하시는 것이 좋겠습니다. 만약 위장 절제와 같은 수술 치료를 고려하신다면, 담당의사와 수술 자체의 위험성 및 수술 후 위장관 계통의 합병증에 대해서도 충분히 이야기하신 후 수술 여부를 고려하시는 것이 좋겠습니다.

스트레스와 과로,
우리 몸에 어떤 영향을 줄까요?

스트레스 stress 란 말을 한 번도 들어보지 않은 사람은 이 세상에 없겠지요. 현대인들은 이런저런 걱정으로 편안할 날이 없습니다. 2015년 시행된 국민건강조사에 따르면 한국인의 스트레스 지수는 6.6으로 아시아 태평양 지역 15개국의 평균인 6.2점 보다 높게 나왔고, 2015년 보건사회연구원의 조사에서는 평소 스트레스를 많이 느낀다고 하는 사람이 10명 중 4명이나 되었습니다. 굳이 이런 조사결과를 보지 않아도 최근 스트레스 해소를 위한 마사지샵이나 요가원 등 소위 스트레스 산업이 호황을 누리고 있다는 기사를 보면 현대인의 스트레스가 얼마나 높은지 짐작이 됩니다.

이런 스트레스가 과거에는 없었을까요? 예를 들어 '기쁜 일은 나누면 배가 되고 슬픔은 나누면 반이 된다'나 '사촌이 땅을 사면 배가 아프다'라는 속담은 스트레스에 과거나 현재가 없다는 것을 보여준다고 할 수 있어 보입니다. 영화에서도 스트레스가 삶을 파괴할 수 있다는 것을 〈아마데우스〉의 살리에리를 통해 잘 볼 수 있습니다. 영화에서는 음악 수재인 살리에리가 천재 음악가인 아마데우스를 만난 뒤 열등감으로 인한 스트레스에 휘둘려 삶이 완전히 파괴되는 모습을 잘 묘사하고 있습니다.

물론 모든 스트레스가 나쁜 것은 아닙니다. 적절한 스트레스는 뇌 신경세포 간의 연결을 강화해 집중력과 기억력 같은 두뇌 기능을 향상시킵니다. 또한 적절한 스트레스는 임무 완수에 대한 동기를 부여하여 수행능력을 향상시키고 특정 감정을 유발해 일에 집중하여 업무 성과를 높이기도 합니다. 예를 들어 정해진 업무 마감 시간이 다가오면 일에 몰입되기 쉽고 집중력이 향상되는 것을 흔히 관찰할 수 있습니다.

또한 낮은 수준의 스트레스에 반복적으로 노출되면 큰 스트레스에 대처할 수 있는 능력이 배양됩니다. 이러한 특성을 이용하여 실제로 해군 특수부대는 대원들을 스트레스 상황에 반복적으로 노출시켜 이들이 강인한 신체와 정신력을 기르고 더 큰 스트레스 상황을 스스로 돌파할 수 있도록 하는 훈련을 하고 있습니다.

하지만 과도한 스트레스는 정신적, 신체적 영향을 주게 됩니다. 예를 들어 스트레스를 많이 받으면 우울해지고, 불면증 등 정신건강에 나쁜 영향을 미치게 됩니다. 또 신체적으로도 식욕 저하나 긴장성 두통, 과민성대장증후군, 고혈압 등에 영향을 준다고 알려져 있지요. 이번 장에서는 이처럼 스트레스와 각종 질환들이 어떠한 관련이 있으며, 스트레스를 어떻게 잘 관리해야 할지에 대해 알아보도록 하겠습니다.

스트레스와 심장병

스트레스란 말의 기원은 라틴어로 '팽팽히 죄다'와, '긴장'을 뜻하는 'stringere' 또는 'strictus'에서 유래되었다고 합니다. 그래서 원래 물리학이나 공학 분야에서 물체에 가해지는 압력이나 압박 등 물리적인 힘을 뜻하는 의미로 사용되다가 '압박감'이나 '긴장'과 같이 신체적, 정신적 질병의 발생이나 악화에 영향을 미치는 인자로 개념이 확장되어 현재에 이르게 되었다고 합니다.

우선 급성 스트레스가 심장병과 관련이 있을까요? 이전 연구를 보면 그런 것 같습니다. 이스라엘에서 업무 중 심근경색이 발생한 환자를 대상으로 조사한 연구[191]에 따르면, 전체 환자의 22%가 급성 심근경색 직전에 갑작스런 감정 변화나 분노가 있었다고 합니다. 대다수는 분노가 발생한 지 1~2시간 이내에 급성 심근경색이 발생했지만 드물게는 5시간이 지나서 발생한 경우도 있었습니다. 급성 심근경색으로 치료 받은 환자들을 대상으로 시행한 미국의 한 연구[192]에서는 심근경색 직전에 분노가 있었던 경우는 2%였는데, 분노를 느낀 후 2시간 이내에 심근경색 위험도가 가장 높았다고 했습니다.

그렇다면 아급성 스트레스는 어떨까요? 여기서 아급성이란 급성과 만성 스트레스의 가운데쯤 위치하는 스트레스로, 보통 갑작스런 스트레스가 발생하고 일주일에서 한달 이내에 문제가 발생한 경우를 말합니다. 스웨덴에서 심근경색 환자를 대상으로 시행한 연구에서는 전체 심근경색 환자의 8%에서 업무와 관련된 스트레스가 있었다고 합니다. 구체적인 사례를 보면 높은 압력을 받는 마감 기일과 관련한 스트레스가 발생한 지 하루만에 심근경색이 발생한 경우가 많았고, 경쟁이 치열하다는 것을 느끼는 경우에도 2~7일 안에 심근

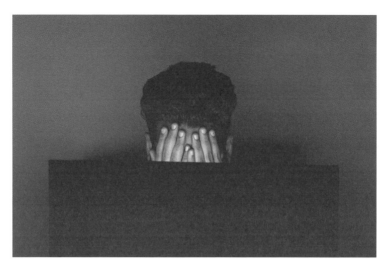

<그림 4-3> 현대사회의 발전과 함께 스트레스 지수도 높아지고 있습니다.

경색이 발생한 경우가 많았습니다.[193]

만성적인 스트레스는 어떨까요? 만성 스트레스도 심장병과 관련이 있는 것 같습니다. 심근경색이 발생했던 환자들을 사후에 분석했더니 일과 관련되어 12개월 이상의 만성적인 스트레스가 있었던 경우 심근경색의 위험도가 114% 정도 증가했다고 보고되었습니다. 근로자를 대상으로 진행된 여러 연구들을 모아 분석한 결과에서도 불안정한 직업을 가졌다고 느끼는 근로자들의 심장병 위험도가 그렇지 않은 경우보다 19% 높았습니다.[194]

스트레스는 어떻게 심장병을 유발할까?

그렇다면 여기서 의문이 생깁니다. 스트레스와 같은 정신적인 문제가 어떻게 심장병과 같은 신체문제를 일으킬 수 있는 것일까요? 의학자들은 급성 스트레스와 만성 스트레스가 각자 다른 방식으로 심장병을 일으키는 것으로 추측하고 있습니다.

급성 스트레스부터 살펴볼까요? 우선 급성 스트레스가 발생하면 우리의 몸은 아드레날린과 같이 교감신경을 자극하는 호르몬분비를 증가시키게 되는데 이 호르몬은 심장혈관과 말초혈관을 수축시키고 혈압을 상승시키며 심박동수를 증가시킵니다. 이러한 신체 변화가 심장의 산소소비량을 증가시키고, 동시에 수축된 관상동맥이 심장으로의 산소공급량을 감소시켜 결국 심장근육의 허혈을 유발한다는 것입니다.

또 급성 스트레스를 받으면 심방세동과 같은 부정맥이 생길 수 있는데 이러한 부정맥은 맥박수를 증가시켜 심장근육의 허혈을 유발할 수 있습니다. 마지막으로 스트레스로 인하여 교감신경이 활성화되면 혈소판 응집의 활성화로 인해 혈전의 가능성이 높아져 급성 심근경색과 같은 심장병이 발생할 확률이 증가하게 됩니다.

이에 비하여 만성적인 스트레스는 다른 방식으로 심근의 허혈을 유발하게 됩니다. 만성 스트레스가 지속되면 뇌와 부신을 거쳐 코르티솔이라는 부신피질호르몬 분비를 촉진시키게 됩니다. 이 호르몬이 결국 전신에서 기억력저하, 집중력장애, 잦은 감기, 고혈압, 성기능장애 등 다양한 건강 문제를 유발하게 된다는 것입니다. 또한 만성 스트레스가 우울증이나 불안장애를 일으키고 과음이나 흡연과 같은 건강하지 못한 생활습관을 유발함과 동시에 만성 질환의 치료에 대한 순응도를 떨어지게 해 결국 심장병을 유발할 수 있습니다.

과로와 심장병 그리고 과로사

스트레스로 인한 질병으로 함께 논의되고 있는 것이 또 하나 있는데 바로 과로사입니다. 과로사란 과로로 인하여 사망에 이르는 것을 일컫는 사회의학적 용어로, 업무와 관련한 육체적 과로 또는 정신적 스트레스로 인해 피로가 누적되어 사망한 경우로 정의할 수 있습니다.

과로사가 최초로 보고된 것은 1969년 일본의 한 신문사에서 배송 업무를 담당하던 29세 근로자가 갑자기 뇌경색으로 사망한 사건이라고 알려져 있으며, 1980년대에 들어와서 이전에 병력이 전혀 없었던 근로자들이 갑자기 급사하기 시작한 것이 일본의 여러 대중매체의 관심을 끌기 시작하면서 이를 과로사로 정의하기 시작했다고 합니다. 과로사의 주요원인은 심근경색과 같은 심장병과 급성 뇌경색, 뇌출혈(간단히 줄여 뇌혈관질환으로 하겠습니다)입니다.

그렇다면 과로와 과로사가 얼마나 관련이 있을까요? 직접적으로 과로가 과로사와 얼마나 연관이 있는지를 비교한 연구는 없습니다. 아마도 과로사의 원인을 증명하기 위해서는 과로했다는 것이 입증되어야 하고, 동시에 사체를 부검해서 사인을 분석해야 하는데 이 과정이 쉽지 않기 때문일 것입니다.

또 과로라는 것이 다소 주관적이라는 점에서 어려운 점이 있습니다. 누군가는 주 60시간을 근무해도 과로라고 하지 않지만 어떤 사람은 주 50시간만 근로해도 과로라고 할 수 있습니다. 노동 강도도 객관적으로 비교하기가 매우 어렵습니다. 이런 문제점으로 인해 과로의 정도를 직접 측정하기보다 과로를 근로시간 정도로 평가하고 근로시간 정도와 심장병 및 뇌혈관질환 발병률과의 관련성 연구를 통해 간접적으로 평가하는 연구가 많습니다.

현재까지 발표된 이런 연구들을 종합하면 과로 역시 심장병과 관련이 있는 것 같습니다. 한 연구에 따르면 주 35~40시간 정도의 표준근로시간을 근무한 경우보다 주당 5시간 이상 더 근로한 경우 심장병의 유병률이 유의미하게 높아졌는데, 근로시간이 길어지면 유병률도 증가하여 근무시간이 55시간 이상인 경우 위험도가 13%가 증가했습니다.[195] 영국의 공무원을 대상으로 11년간 관찰한 결과에서는 표준근로시간보다 일일 3~4시간을 더 일한 경우 심장병 위험도가 56%가 증가했고,[196] 매일 11시간 이상 근무한 경우는 심장병 발생률이 67% 증가했다고 보고되었습니다.[197]

한국에서 심장병으로 산업재해를 인정받은 348명의 근로자를 대상으로 시행한 연구에서는 발병 일주일 전 50~60시간 근무한 경우 및 60시간 이상 근무한 경우 표준근로시간만 일한 근로자보다 심장병 및 뇌혈관질환의 발생 위험도가 6.1배 증가했습니다. 또한 질병 발생 3개월 전부터 48~52시간 근무한 경우 및 52시간 이상 근무한 경우는 심장병 및 뇌혈관질환 발생 위험도가 5.1배 증가했다고 보고되었습니다.[198] 특히 3개월 이상 장기간 48~52시간 근무한 경우 및 52시간 이상 근무한 경우에도 심장병의 위험도가 각각 4.1배 증가했다고 보고되었습니다.

이 외에도 교대근무, 특히 야간근무를 하는 경우 심장병의 발생이 증가했다는 보고도 있습니다. 일본에서 시행한 연구에서 야간근무를 포함하는 교대근무를 한 경우 심장병 위험도가 2.3배 증가했습니다.[199] 또 노동자들의 근로시간 정도는 음주와도 관련이 있어 성별, 연령, 사회적 계층과 상관없이 주당 49~54시간 근무한 근로자의 경우 일반 근로자에 비해 과음할 가능성이 13% 정도 높았고, 55시간 이상 근무한 근로자의 경우에도 12% 정도 높았습니다.[200]

이러한 현재까지의 연구결과를 종합하면 스트레스 및 과로는 심장병 및 뇌혈관질환 발생률의 증가와 관련이 있는 것으로 보입니다. 직접적인 연관관계는 아직 증명이 되지는 않았지만 아마도 스트레스와 과로가 심장병이나 뇌혈관질환의 유의미한 원인이 되는 것으로 생각됩니다. 스트레스나 과로로 인한 심장병과 뇌혈관질환을 예방하기 위해서는 직장과 집에서 스트레스를 가능한 줄이도록 하고, 만약 스트레스를 받는 상황에 놓일 경우 바로 해소할 수 있도록 노력하시는 것이 좋겠습니다. 사정이 있어 어쩔 수 없이 장시간 근무하게 되는 경우에는 가능한 집약적으로 하시고 이후에 충분한 휴식을 취하시도록 하는 것이 좋습니다.

스트레스와 과로, 그리고 자살

슬프게도 우리나라는 자살률이 세계 1위인 불명예를 가지고 있습니다. 사람들이 자살을 선택한 이유로는 정신적 문제가 36.2%로 가장 많았고 경제생활 문제 및 질병이 각각 23.4%, 21.3%였습니다. 이 외에도 가정 문제, 업무상 문제, 직장 및 남녀 문제 등으로 자살을 선택했다고 합니다. 이와 같이 자살을 선택하는 많은 이유들 중에서 지금까지 함께 이야기했던, 직장에서 받는 스트레스가 최근 주목을 받고 있다고 합니다.

그렇다면 업무와 관련된 스트레스가 자살의 위험성을 높일 수 있을까요? 최근까지의 연구를 들여다보면 그런 것 같습니다. 일본에서 9년간 시행한 연구[201]에서는 결정권한이 없거나 낮은 직업을 가진 사람이 결정권한이 높은 직업을 가진 사람들에 비하여 자살률이 4배 높았습니다. 호주에서 시행된 연구에서는 결정권한이 없거나 낮은 직업을 가진 남성들의 경우 자살 위험도가 35% 높았고, 정신적으로 많은 스트레스를 요구하는 직업을 가진 사람들의 자살 위험도가 36% 높았습니다.[202] 하지만 다른 연구에서는 청소부 등 초급 수준의 직업을 가진 사람들의 자살률이 가장 높았고 다음으로는 기계공과 선원이 자살률이 높았습니다. 하지만 경영자, 사무직 종사자와 같이 직업숙련도가 높은 경우 자살률이 상대적으로 낮았습니다.[203]

앞의 결과를 종합해 보면 일과 관련된 객관적인 스트레스는 높은 자살률과 상당히 관계가 있는 것 같습니다. 문제는 일상생활에서 사람마다 스트레스에 반응하는 정도가 다르다는 것입니다. 같은 정도의 스트레스라고 하더라도 어떤 사람은 전혀 스트레스로 생각하지 않지만 어떤 사람은 스트레스라고 여기기도 하는데 이는 사람마다 스트레스에 대한 감수성이 다르기 때문입니다.

그렇다면 주관적으로 느끼는 스트레스에 따라 자살률이 올라갈까요? 이에 대한 연구가 있어 소개하자면 다음과 같습니다. 미국에서 간호사를 대상으로 그들이 집과 직장에서 느끼는 스트레스를 주관적으로 최저 1단계에서 최고 4단계로 나누고 이를 평균 14년간 추적조사한 연구[204] 결과를 보겠습니다. 집에서 4단계의 스트레스를 받고 있는 경우 2단계의 스트레스를 받고 있다고 하는 경우보다 자살률이 약 1.9배 증가했고, 집과 직장에서 모두 4단계의 스트레스를 받고 있다고 하는 경우 집과 직장에서 모두 낮은 스트레스를 받고 있다고 하는 경우보다 자살률이 4.9배 증가했습니다. 특히 집과 직장에서 높은 스트레스를 가지면서 약물(안정제)을 복용하는 경우 그 위험도가 8.1배 증가했습니다. 이 연구는 객관적인 일의 양과 상관없이 근로자 개인이 느끼는 일의 양 및 스트레스의 정도, 즉 개인의 일의 정도나 스트레스에 대한 취약성 또는 민감성에 따라 자살률이 증가한다는 것을 보여주는 좋은 예라고 할 수 있습니다.

또한 일과 관련된 스트레스는 우울증 유발과도 관련이 깊습니다. 이전 연구를 보면 프랑스에서 직업과 관련된 스트레스로 우울증 증상을 가진 경우는 16~33%이었고 이중에서 우울증으로 진단되는 경우는 9.1~13.5%이었습니다. 업무로 인해 자살한 22명을 대상으로 이들의 특성을 분석한 일본의 한 연구[205]에서는 자살 당시 68%가 불면증을 겪고 있었고 두통이나 어깨통증, 설사, 변비, 허리통증을 가지고 있는 경우는 81%이었습니다. 이런 증상은 주로 직장을 이동한 지 2~3개월 후에 발생했으며 자살하는 시점까지 악화되는 양상을 보였습니다.

주목할 것은 자살한 직장인 중 45%만이 자살 전 흉통이나 복통, 열감 등과 같은 비특이적 증상으로 병원을 방문했지만 어느 누구도 우울증 증상을 호소하지 않았으며 정신과 의사와 면담하거나 입원한 적은 없었다는 것입니다. 결정권한이 없거나 낮은 직업군, 그리고 정신적인 스트레스를 요구하는 직업군과 우울증과의 관계를 종합하고 분석한 이전 연구에서는 결정권한이 없거나 낮은 직업 및 정신적인 스트레스를 요구하는 직업이 우울증의 위험도가 높았습니다.[206]

앞서 경제생활 문제, 가정 문제, 업무상 문제 등은 결론적으로 사회적 스트레스라고 할 수 있습니다. 그렇다면 사회적 스트레스는 어떻게 자살을 유발할까요? 우선 사회적 스트레스가 누적되면 근로자는 심리적으로 불안해지고 초조감과 함께 긴장감이 증가하게 됩니다. 스트레스가 장기간 가해지면 점차적으로 일의 성취능력이 떨어지고, 기억력이 감소하면서 가족과 동료와의 관계가 나빠지거나 맺어지지 않게 되고, 삶의 만족도가 떨어지면서 결국 삶의 의욕을 잃고 자살을 하게 된다는 것입니다.

둘째로 스트레스로 인한 자살은 가혹한 고통으로부터의 회피나 모멸에 대한 저항 같은 일종의 방어기제일 수 있다는 것입니다. 예를 들어 결정권한이 없거나 낮은 결정권한을 가진 직업을 가진 사람들의 경우 사회와 직업에서 오는 존중감 상실로 인한 우울증이나 정신질환이 발생하여 결국 자살로 이어질 수 있습니다. 또 이런 직업들의 특성상 발생한 학습된 무기력 learned helplessness 이 과다한 흡연, 알코올 섭취를 일으키기 때문으로도 생각됩니다.

그에 비하여 높은 정신적인 스트레스를 일으키는 직업군의 경우 예상보다 자살 위험도가 적은데 이는 아마도 이런 업무와 관련된 스트레스가 강할 때는 강하고 약할 때는 약하기 때문에 그 강도가 일정하지 않아 자살에 영향을 덜 미친 것으로 생각되고 있습니다.

스트레스로 인한 우울증, 치료 받아야 하나?

과로나 스트레스와 관련된 자살을 시도한 사람들 중에서 정신질환으로 치료를 받은 사람은 얼마나 될까요? 물론 직접적으로 비교하기는 어렵지만 앞서의 연구를 통해 짐작해 보면 프랑스의 경우 직장인의 13~33%가 우울증과 관련된 증상이 나타났고 이중에서 9~13%가 우울증으로 진단을 받았습니다. 즉, 프랑스의 경우 우울증 증상이 발생하면 많은 근로자들이 정신의학과(이하 정신과) 의사와 상담하고 약물치료를 받는다는 것입니다.

하지만 우리나라와 사정이 비슷한 일본의 경우 자살한 사람들이 정신질환으로 치료를 받은 적이 없거나 그 경우가 매우 적었습니다. 왜 프랑스와 일본의 연구결과가 다르게 나타났을까요? 이는 아마도 정신과 치료에 대한 사회적 분위기 또는 편견과 관련이 깊기 때문으로 생각됩니다. 우리나라나 일본에서는 정신과에서 진료나 상담을 받으면 정신병자라고 생각하는 사회적 분위기 또는 편견이 있습니다. 동시에 생명보험이나 상해보험에 가입할 때 민간보험사가 피보험자의 보험 가입 가능 기준으로 기존의 정신과 진료여부를 활용하는 경우를 많이 볼 수 있습니다. 이러한 사회적 분위기는 근로자들이 직장에서 과로나 과도한 스트레스로 인한 우울 증상을 겪더라도 정신과 의사와의 진료나 상담을 꺼리게 되는 주요 요인 중 하나라고 생각합니다.

또한 앞서의 연구에서도 볼 수 있듯이 직장에서 많은 스트레스나 과로에 시달리는 근로자들은 우울감을 직접적으로 호소하기보다는 두통, 가슴통증, 복통 등과 같이 비특이적인 증상을 호소하는 경우가 많아 내과, 가정의학과와 같은 거주지 근처의 1차 진료기관을 방문하여 치료를 받거나 상담을 하는 경우가 많습니다. 하지만 우리나라의 진료 여건 상 위의 증상으로 내원한 경우 이를 스트레스로 인한 우울증에 동반하는 증상으로 진단을 내리기도 어려울 뿐 아니라 이런 환자들에게 정신과 진료를 추천하기가 쉽지는 않습니다.

따라서 이런 근로자들의 조기 치료를 위해서는 정신과 진료를 특이하게 생각하는 사회적 분위기나, 사회적 편견을 없애도록 함께 노

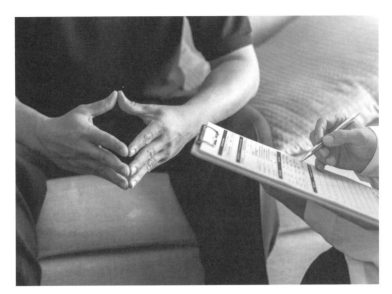

<그림 4-4> 스트레스와 우울증도 조기 상담과 치료가 중요합니다.

력하는 것이 중요합니다. 동시에 내과나 가정의학과 등의 의료진들이 정신질환에 대한 접근방식 및 치료에 대한 교육을 받을 수 있도록 제도적으로도 노력해야 할 것으로 보입니다.

스트레스 없는 직장문화를 만드는 것이 중요합니다

일과 관련된 스트레스를 어떻게 관리해야 할까요? 현재까지 스트레스를 관리하는 방법으로 규칙적인 운동이나 스트레스 관리, 주변의 사회적 지지, 건강정보 제공 등이 제시되고 있지만 이런 스트레스 관리법이 정말로 스트레스로 인한 심장병 발병을 감소시키는 데 효과적인지는 명확하지 않습니다.

사회심리적 중재기법[*]만을 이용해서 스트레스를 감소시키는 방법은 효과가 없는 것으로 나타났고,[207] 심장병과 관련한 생활을 개선하는 방법이나 사회심리적 스트레스를 줄이는 다양한 프로그램의 경우 사망률을 줄이며 심장병 위험도를 약간 줄이는 것으로 나타났습니다.[208] 또한 우울증이나 불안에 대한 정신치료는 우울이나 불안을 경미하게 줄여 심장병 사망률을 줄여줄 수도 있다고 보고되었습니다.[209]

위의 연구를 종합해보면 현재까지 일과 관련된 스트레스를 심리학적인 방법이나 생활 개선 등의 보조적인 방법을 통해 줄이려는 시도들은 심장병이나 뇌혈관질환 발생을 효과적으로 줄이는 데 실패했다고 보면 될 것 같습니다. 결국 일에 대한 직접적인 스트레스를 줄이는 것이 현재까지로는 최선의 방법이라고 할 수밖에 없을 것 같습니다.

현대사회가 빠른 속도로 변화하고 전문화됨에 따라 직장인들은 과다한 업무량과 대인관계의 어려움에 직면하게 되었고, 이러한 스트레스와 과로는 급격하게 자살률을 증가시키는 것으로 보입니다. 이는 통계를 통해 알 수 있습니다. 최근의 연구에 의하면 직장 스트레스나 과로로 인해 자살이 발생했다고 하여 산업재해로 신청된 건수가 2005년에는 3건에 불과했지만 2012년에는 52건으로 급격하게 증가했습니다.

근로자는 임금을 받기 위해서만 노동을 하는 것도 아니며 이윤을

---

* 사회심리적 중재기법이란 질병에 대한 교육, 대응기술 훈련, 스트레스 관리, 심리사회적 지지를 통해 환자의 스트레스를 줄여주는 방법을 말합니다. 예를 들어 단전, 호흡, 명상, 음악과 같은 이완과 함께 스트레스를 인식·관리·대처하는 교육프로그램, 또는 그룹 내 상호지지 등으로 나눌 수 있습니다.

추구하는 사용자 측의 도구도 아닙니다. 근로자에게 있어 근로란 생계를 유지할 수단일 뿐만 아니라 자아를 실현하는 수단이기 때문에 근로 환경 안에서도 인간의 존엄성을 보장 받아야 합니다. 사업자와 정부, 사회의 노력도 상당히 필요하겠지요.

다행히 최근 정부는 업무와 관련된 스트레스로 인한 자살문제의 심각성을 인식하고 종합대책을 발표했습니다. 그 내용으로 정신과 진료와 상담여부 외에 내과나 가정의학과와 같은 동네 의원에서 두통, 흉통, 복통 등과 같은 비특이적인 증상을 호소하는 근로자들로 하여금 우울, 불안 등의 정신적 문제에 대한 스크리닝을 할 수 있도록 하는 것이 포함되었습니다. 정신과 의사에 대한 접근성 강화, 정신질환자에 대한 불합리한 차별 개선, 스트레스나 과로에 의한 자살에 대한 산업재해 인정 기준 완화, 그리고 유가족의 입증책임 완화 등의 방안이 논의되고 있다고 하니 기대를 걸어 보도록 하겠습니다.

과로나 스트레스로 인한 심장병·뇌경색에 대한 산업재해 인정여부

실제로 근로자가 과로나 스트레스로 인해 근무처나 집에서 심장병이나 뇌혈관질환으로 치료를 받거나 급사하더라도 이를 산업재해로 인정받기는 쉽지 않습니다. 왜냐하면 심장병이나 뇌혈관질환의 경우 근로자 개인의 체질과 함께 이전에 근로자들이 가지고 있던 당뇨, 고혈압과 같은 질병 및 흡연력, 음주력, 숙면여부, 심장병의 가족력 등 다양한 원인들이 심장병이나 뇌혈관질환 발생에 영향을 미치기 때문입니다. 이뿐만 아니라 과로나 스트레스의 원인도 업무로 인한 것인지 아니면 개인적인 일에 의한 것인지 명확히 구분될 수 없는 경우가 많습니다.

현재 정부는 발병 1주일 이내의 업무량이나 근무시간이 일상 업무보다 30% 이상 증가했거나, 발병 전 12주 동안 근무시간이 1주 평균 60시간 또는 발병 전 4주 동안 1주 평균 64시간을 초과하는 경우, 그리고 주야간 교대근무에 한해서만 이것이 과로와 심장병, 뇌경색과의 관련성이 높다는 기준을 가지고 있습니다. 따라서 이 기준을 넘어서 근로자들에게 발생한 심장병이나 뇌혈관질환에 한해 산업재해로 인정하여 보상하고 있습니다.

하지만 이렇게 정부에서 정한 과로나 스트레스의 기준이 너무 엄격하다는 비판을 받고 있습니다. 예를 들어 표준근로시간보다 더 많은 시간을 근무했지만 위의 기준에 미치지 못한 근로자이거나 정량적으로 특정하기 어려운 많은 스트레스를 받았지만 이를 입증하지 못한 경우 심장병이나 뇌혈관질환이 발생했더라도 산업재해로 인정받지 못하고 있기 때문입니다.

정부가 산업재해 인정기준을 조금씩 완화하면서 산재 승인률이 2019년 39.1%로 점차 높아지고 있지만, 아직도 상당수의 근로자들이 자신이 입은 피해에 대하여 산재로 인정받지 못하고 있습니다. 만약 산업재해로 인정받지 못해 행정소송을 진행하더라도 객관적인 근거를 가지지 않는 한 승소하기란 매우 어렵습니다. 예를 들어 2014년에 산업재해를 신청했으나 거부된 근로자 가족이나 본인이 행정소송을 걸어 재판에서 이긴 비율이 11.7%에 불과했다고 합니다. 현재의 산업재해 기준에 대한 법을 바꾸는 데는 사회적 합의가 필요한 부분이라 빠른 시일 내에 변화하기는 어려워 보입니다.

이와 함께 정부는 근로자들의 일상화된 과로 문제를 해결하기 위해 최근에 주당 최대 근로시간을 기존의 68시간에서 52시간으로 줄였고 동시에 직장 내 스트레스를 줄이기 위한 일환으로 직장내 괴롭힙 및 성희롱을 줄이기 위한 법률도 시행하고 있습니다. 하지만 노동 강도 등 아직도 해결해야 할 문제들이 많이 있습니다. 정부의 노력과 함께 우리 사회와 직장도 현재의 근로 환경을 바꾸는 노력을 해야 할 것으로 보입니다.

과로 및 스트레스로 인한 자살의 산업재해 인정여부

그렇다면 과로나 직장 스트레스로 인해 자살한 경우에도 산업재해로 인정받을 수 있을까요? 결론적으로 말하면 제한적인 범위 내에서 인정받을 수 있습니다. 법원은 판결문에서 과로나 직장스트레스로 인한 자살을 산업재해로 인정하는 기준으로 '근로자가 극심한 업무상 스트레스와 그로 인한 정신적 고통으로 우울증세가 악화되어 정상적인 인식능력이나 행위선택능력, 정신적 억제력이 현저히 저하되어 합리적인 판단을 기대할 수 없을 정도의 상황에 처하여 자살에 이르게 된 것으로 추단할 수 있는 경우라면 업무와 사망 사이에 상당한 인과관계가 인정될 수 있다'고 명시했습니다.

즉 자살을 산업재해로 인정받기 위해서는 자살 전에 업무상 스트레스나 과로가 있었다는 것을 인정받아야 하고 업무와 관련된 우울증도 인정을 받아야 합니다. 예를 들어 아파트 입주 관리 업무를 담당하던 근로자가 가중되는 민원업무로 스트레스를 이기지 못해 정신과 처방을 받던 중 건물에서 투신한 경우 대법원은 이를 산재로 인정했습니다. 또 목표 상실로 인한 좌절감과 업무 부담에 따른 극심한 스트레스로 발생한 우울증, 그리고 꼼꼼하고 완벽주의적인 성격이 우울증을 더욱 심화시켜 자살로 이어진 사례에서도 대법원은 산업재해로 인정했습니다.

하지만 한국전력공사에서 송변전업무를 담당하는 팀장으로 업무

경험이 부족한 상태에서 업무에 대한 강박과 상사의 질책, 대인관계 어려움으로 인한 스트레스로 우울증에 걸려 자살한 사건에 대해서는 대법원이 망인의 자살이 과중한 업무 부담 때문이라기보다 자신의 내성적이고 소심한 성격 때문인 것으로 판단하여 산재로 인정하지 않았습니다. 또 군에 입대한 전투경찰이 가중한 업무와 암기로 인해 스트레스를 받던 중 자살한 경우에도 망인의 나이와 성향, 직무의 내용과 정도, 주위 상황, 자살 당시 신체·정신적 사망, 직무수행기간 등을 종합하여 고려할 때 그 사정만으로는 자유의지에 의한 사망이 아니라고 할 수 없어 국가유공자 유족비 지급을 거절한 경우도 있습니다. 교감 승진을 앞둔 27년 경력의 교사가 새로 부임한 학교장과 학사일정 변경, 학교행사 관련 질책, 모욕적 발언, 근무평정에 대한 불안감 등의 업무 스트레스로 자살한 경우에도 국가유공자 등록을 거부했습니다.

안타깝지만 업무와 관련된 스트레스나 과로로 인한 자살을 산업재해로 인정받기 어려운 근본적인 이유가 있습니다. 첫째, 근로자가 자살하는 경우 여기에는 업무와 관련된 과로나 심리적 스트레스와 함께, 업무 외적인 스트레스나 정신질환의 기왕력, 그리고 개인의 성격도 영향을 미치기 때문입니다. 따라서 근로자가 자살한 경우 업무와 관련된 자살인지 아니면 이런 개인적인 성향에 의한 자살인지 명확하게 나누기가 어려운 경우가 많습니다.

둘째, 업무상 스트레스나 과로로 인한 자살의 경우 그 인과관계가 명확하지 않은 경우가 많고, 자살한 경우 당사자가 왜 자살을 시도했는지를 직접적으로 증명할 사람이 존재하지 않아 결국 주변인의 증언에 의존하게 되는데, 이런 경우 객관적인 사실을 얻기 힘듭니다.

마지막으로 자살의 원인이 업무와 관련된 자살인지 아니면 개인적인 원인에 의한 자살인지 명확하지 않은 경우가 많기 때문입니다. 이를 위해 자살 전에 과로나 많은 스트레스를 받았다는 것을 유가족이 직접 입증해야 합니다.

　하지만 현재 산업재해 인정 기준이 매우 모호한 것도 사실입니다. 최근 업무와 관련된 스트레스와 관련된 자살이 늘어나고 있는 현실에 맞게 기준을 좀 더 객관적이면서도 명확하게 정비할 필요가 있다고 생각됩니다.

기도는 치료에
효과가 있을까요?

알브레히트 뒤러 Albrecht Durer 의 〈기도하는 손 Studie zu den eines Apostels 〉은 그려진 지 500년이 넘은 지금까지도 독일 미술계의 가장 위대한 작품 중 하나로 손꼽힙니다. 그런데 작품을 보면 달랑 기도하는 손만 있고 손도 매우 거칠게 그려져 있습니다. 이 그림만 가지고는 왜 유명한지 잘 이해가 가지 않습니다. 하지만 그림이 그려진 배경을 들어보면 이해가 갑니다.

젊은 화가인 알브레히트 뒤러는 너무 가난하여 먹고 살기 위해 일을 했지만 일을 하다 보니 정작 하고 싶은 미술 공부는 하지 못했습니다. 이에 절친인 프란츠 나이스타인과 상의한 끝에. 친구가 일을 하여 뒤러의 뒷바라지를 하기로 하고 뒤러는 미술 공부를 본격적으로 시작하게 되었습니다. 뒤러는 친구의 도움으로 열심히 미술 공부를 할 수 있었고 결국 성공한 화가가 되었습니다. 뒤러는 진 빚을 갚기 위해 친구인 나이스타인을 만나러 갑니다.

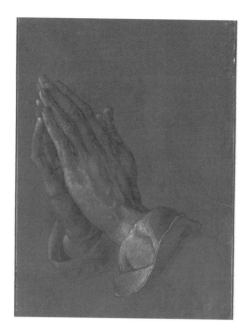

<그림 4-5> 알브레히트 뒤러의
<기도하는 손>

    하지만 친구가 너무 고생한 나머지 손마디가 휘어져 더 이상 그림을 그릴 수 없게 되어버린 것을 알게 된 그는 눈물을 흘렸습니다. 나인스타인은 '하나님 오랫동안의 고달픈 육체노동으로 이제 손이 굳어 저는 더 이상 그림을 그릴 수 없습니다. 하지만 저를 대신하여 제 친구인 뒤러가 뛰어난 화가가 되었으니 그것으로 더 이상 바랄 것이 없습니다. 제 친구 뒤러가 더 성공한 화가가 되게 하여 주소서' 라는 기도를 합니다. 이 기도를 들은 뒤러는 다시 한번 눈물을 흘렸고 그 순간 바로 종이를 꺼내 친구인 나이스타인의 굳고 기친 기도하는 손을 브러쉬와 잉크를 이용해 그리기 시작했습니다. 그리고 그는 '기도하는 손이 가장 깨끗한 손이요 기도하는 자리가 가장 큰 자리요 가장 높은 자리로다'라는 명언을 남겼습니다.

인간은 옛날부터 기도로 마음의 평안을 얻어 왔습니다. 대학 입시 시험이 닥치거나 가족의 누군가가 수술을 받아야 하는 경우 종교가 있거나 없거나에 상관없이 기도를 하곤 합니다. 그리고 의사조차 포기했을 정도로 중병에 걸린 사람이 신에게 기도를 올림으로써 증상이 나아졌다는 일도 간간히 들을 수 있습니다.

하지만 많은 사람들, 특히 세속주의자들이나 비종교인들은 정말로 기도가 효과가 있는지에 대해 의문을 가지고 있습니다. 기도는 신앙에서 나오는 것이기 때문에 과학과는 먼 것으로 생각하기 때문입니다. 그렇다면 정말로 기도가 효과가 있을까요? 이번 장에서는 기도와 치료의 효과에 대하여 알아보도록 하겠습니다.

백과사전에서 기도란 '신이나 거룩히 여기는 대상에게 의사소통을 시도하는 인간의 행위, 또는 무엇을 간청하기 위해 행해지는 종교의례'라고 정의하고 있습니다. 대체적으로 구체적인 대상이 전제되어야 한다는 것을 고려한다면 유신론적 종교가 가진 전통적인 의례라고 할 수 있습니다.

기도는 목적이나 방법에 따라 나눌 수 있습니다. 감사기도란 은총을 베풀어주신 하나님께 감사를 드리는 기도입니다. 용서기도란 우리가 지은 죄와 잘못을 고백하고 용서를 요청하는 기도를 말합니다. 간구기도란 건강이나 굳센 믿음과 같이 우리에게 필요한 것들을 간구하는 기도입니다. 찬양기도란 하나님의 위대함과 존귀함을 찬양하는 기도입니다. 마지막으로 중보기도란 병으로 고생하는 이들, 어려움에 빠져 있는 다른 사람들을 위한 기도입니다.

여기서 관심을 두고 봐야 할 기도는 중보기도 또는 중재기도입니다. 중보(仲保)란 '사이에 들다' 또는 '중재하다'라는 뜻으로 영어로는

'intercessory prayer'을 해석한 말입니다. 이 말은 라틴어로는 'inter cedere'로 '갈라진 틈에 서다'라는 뜻입니다. 이 중보기도가 교회의 예배에 들어온 것은 9세기 정도부터라고 합니다. 주일예배에서 사제는 설교 후에 모든 처지에 있는 사람들을 위해 기도했는데, 이 기도가 나중에는 다른 사람의 상황을 알고 그를 대신하여 드리는 기도가 되었다고 합니다. 예를 들어 '아프리카의 굶주린 백성들을 위해 기도합니다. 그들이 먹을 것을 얻을 수 있게 해주십시오!'라든지, '이번에 어머니를 잃은 A와 B의 마음을 위로해 주십시오!', '우리 교회가 외국에 보낸 선교사님과 그 가족을 돌보아 주세요!'라는 기도를 하는 것입니다. 이렇게 기도를 한 다음 목사가 '하나님 아버지 저희들이 이웃을 위해 드린 기도를 받아 주시옵소서!' 하면 모든 회중이 '아멘'으로 마치게 됩니다. 성경에서는 자신만을 위해서 기도하지 말고 이웃을 위해 기도할 것을 적극적으로 권장하고 있습니다.

중보기도 임상시험

과학자들은 이러한 기도가 마음의 평안을 넘어 실제로 영향을 미치는지에 대하여 관심이 있었습니다. 하지만 기도가 정말로 어떤 효과를 가지는지를 객관적으로 증명하는 것은 매우 어렵습니다. 가장 문제되는 것이 바로 기도의 방법과 효과를 표준화시키는 것입니다. 과학적으로 증명하기 위해서는 방법과 효과를 표준화시켜야만 그 효과를 비교 분석할 수 있기 때문입니다.

특히 개인이 자신을 위해 하는 기도의 경우 그 방법을 표준화하기 매우 어렵습니다. 자신을 위한 간구기도는 언제 어디서나 할 수 있을 뿐 아니라 연구를 위해 기도를 하지 말라고 하는 요청이 잘 시행되지 않을 수 있습니다. 또 자신이 기도를 하는 군에 속하는지 아닌지를 대상자가 알 수 있기 때문에 가장 신뢰할 수 있는 과학적 연구방법인 전향적 무작위대조군 시험법prospective randomized controlled trial, RCT 이 불가능합니다.

이에 비하여 중보기도의 경우 남을 위해 기도를 하는 것이기 때문에 기도하는 방식과 빈도까지 어느 정도 표준화가 가능하다는 장점이 있습니다.

그래서 과학자들은 기도의 효과를 증명하기 가장 용이한 중보기도를 이용하여 임상시험을 시행했습니다. 그렇다면 중보기도는 정말로 효과가 있었을까요? 최근 전향적 무작위대조군 시험법 즉, 환자들을 중보기도를 받는 군과 받지 않는 군으로 무작위로 나눈 후 중보기도의 효과를 검증한 실험결과들이 발표되어 주목을 받은 바 있어 다음과 같이 소개합니다.

미국에서 심장병으로 관상동맥우회수술(환자의 몸에서 혈관 일부를 떼어 내어 좁아진 혈관의 우회로를 만들어 심장근육으로 흐르는 혈류를 개선시키는 수술)을 받는 환자를 크게 세 군으로 나누어 한 군은 중보기도를 받았지만 환자와 의료진이 그 사실을 모르게 하고, 두 번째 군은 중보기도를 받지 않고 환자와 의료진이 그 사실을 모르게 하고, 세 번째 군은 중보기도를 받고 그 사실을 알도록 했습니다. 중보기도자들은 수술한 병원과 멀리 떨어진 교회에서 기도를 올리게 했습니다. 기도문에는 표준화를 위해 '수술이 성공하고 합병증이 없이 빠르게 건강을 회복하기를'이란 구절을 넣도록 했습니다. 이 연구에서는 중보기도를 받은 사람과 그렇지 않은 사람들 사이에 관상동맥우회수술 후 30일 동안의 합병증 발생률과 사망률을 비교했는데 아무런 차이를 보이지 않았습니다.[210]

　미국에서는 심장병으로 관상동맥 스텐트삽입술 또는 조영술을 시행하는 환자들을 대상으로, 마찬가지의 전향적 무작위대조군 시험법을 이용한 연구가 시행되었습니다. 환자들을 중보기도를 받은 군과 그렇지 않은 군으로 나누고 여러 종교집단에서 온 중보기도자들에게 중보기도를 시술 전 5일부터 30일동안 하도록 한 후, 6개월 동안 대상자들의 경과를 관찰한 결과 중보기도를 받은 군과 그렇지 않은 군 사이에 심장 문제로 인한 재입원이나 사망률에서 차이가 없었습니다.[211] 영국의 독립적 연구조직인 코크란그룹에서 중보기도의 효과를 검증한 연구들을 모아 분석했더니 명확하지는 않지만 중보기도가 사망이나 재입원율을 줄이지는 못한다고 결론지었습니다.[212]

　조금 더 생각을 확장해 보도록 하겠습니다. 그렇다면 건강한 일반인이 정기적으로 종교행사에 참여하는 것은 사망률을 줄일 수 있을까요? 이제까지의 연구결과들을 보면 그런 것 같습니다. 예를 들어 미국의 간호사를 대상으로 20년간 관찰한 결과 종교행사에 전혀 참가하지 않은 사람들보다 종교행사에 주 1회 이상 참여하는 경우 사망률이 33% 정도 낮았습니다. 좀 더 자세히 살펴보면 심장병과 암으로 인한 사망률이 각각 27%, 21% 낮았습니다. 이 결과에 대하여 연구자들은 아마도 종교로 인하여 대상자들이 좀 더 긍정적이고 건강한 마음가짐을 가지게 되었고 동시에 종교에서 요구하는 금욕적이고 건강한 라이프스타일이 영향을 미친 것으로 판단했습니다.[213]

　하지만 여기서 고려해야 할 것이 있습니다. 종교행사에 정기적으로 참여하는 사람들이 어떤 사람들인지에 대하여 생각해 보아야 합니다. 종교행사에 정기적으로 참여하지 않는 사람들 중에는 실제로 종교를 믿지 않기 때문인 경우도 있지만 건강이 좋지 않아 종교행사에 참가하지 못하는 경우도 있을 수 있습니다. 만약 후자가 연구에 포함되면 종교행사에 참가하지 않는 사람들의 위험도가 과대평가될 수 있습니다. 또한 종교행사에 참가하는 사람들의 경우 비교적 사회 경제적 위치가 양호한 사람들이 많이 포함되어 있을 가능성이 있습니다.

그렇다면 하나 더 질문을 하겠습니다. 이미 질병을 가지고 있는 사람이 종교에 대한 신념을 가지고 있다면 사망률을 줄일 수 있을까요? 최근 연구결과를 보면 그렇지는 않은 것 같습니다. 미국에서 급성 심장병acute coronary syndrome으로 입원하여 치료를 받은 환자들을 대상으로 종교로부터 많은 힘과 위안을 얻는다는 사람들과 약간의 힘과 위안을 얻는다는 사람, 그리고 그렇지 않다는 사람들로 나누어 2년간 관찰한 전향적 추적조사 연구에서는 각 군의 사망률 차이가 없었습니다.[214]

물론 기도나 종교적인 신념이 치료에 효과적인지를 검증한 여러 연구들에 대한 비판은 많습니다. 종교계에서는 신은 선한 이유로 한 기도에만 응답한다고 하면서 연구를 비판했습니다. 즉, 단순히 무작위로 선정된 대상을 위해 기도한다는 것은 선한 이유가 아니며, 신은 그것을 꿰뚫고 있기 때문에 실패했다는 것입니다. 다른 신학자들은 초자연적 영향이란 과학의 영역 너머에 있는 것으로 이런 식의 기도를 연구하는 것은 돈낭비일 뿐이라고 비판했습니다.[215] 더불어 기도연구를 시행한 연구자들 스스로도 중보기도를 표준화하기에 많은 어려움이 있었다고 토로했습니다.

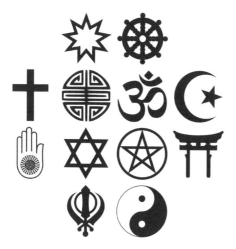

<그림 4-6> 세계의 다양한 종교

예를 들어 연구의 표준화를 위해 어쩔 수 없이 중보기도를 드리는 사람들에게 기도 대상자의 나이나 성별, 가족 등의 제한된 정보만을 알려주었고, 연구에서 가족과 친척 그리고 친구들에 의한 중보기도 및 대상자 본인의 간구기도를 제한하지 못했기 때문에 이런 문제점들이 결과에 영향을 미칠 수 있다는 것을 고려해야 한다고 했습니다. 또 기도나 종교에 대한 효과를 측정하기에는 연구기간이 너무 짧았을 수 있습니다.

물론 위의 연구결과들만 가지고 기도가 치료에 있어 효과적인지, 종교에 대한 신념이나 종교행사 참여가 건강한 삶에 효과적인지에 대해서는 확실히 결론을 내릴 수는 없을 것 같습니다. 하지만 긍정적인 사고방식과 함께 건강한 정신을 가지고, 술과 담배를 멀리하고 규칙적인 운동을 하는 등의 건강한 라이프스타일이 건강한 삶을 사는 데 도움을 줄 것이라고는 확신합니다.

건강검진은 질병으로 인한
사망을 줄일 수 있을까요?

　　그룹 '부활'의 리더인 김태원 씨는 한 예능 프로그램에서 건강검진을 받다가 조기 위암을 처음 발견해 이후 두 차례에 걸쳐 종양제거수술을 한 후 현재까지도 재발없이 활발히 활동을 하고 있습니다. 이 사례는 건강검진이 암의 조기발견과 치료에 얼마나 유용한지를 보여주는 단적인 예라고 할 수 있습니다.

　　하지만 그와 반대되는 이야기도 있습니다. 작가 허지웅 씨는 얼마 전 예능프로그램에서 자신이 혈액암으로 투병한 이야기를 했습니다. 그는 몇 년 전부터 몸이 심하게 붓고, 열이 나고, 땀을 많이 흘리고, 무기력증이 심했다고 합니다. 이런 증상이 있어 큰 곳에서 매년 건강검진을 받았는데 이상이 없다고 하여 위의 증상은 그냥 나이가 들어서라고 생각했다고 합니다. 하지만 이런 증상이 호전되지 않고 지속되어 다른 대학병원을 방문하여 검사를 했더니 바로 암이라고 진단을 받았다고 고백했습니다. 허지웅 씨의 이야기는 건강검진이 질병의 조기발견에 도움이 되지 못할 수도 있다는 것을 단적으로 보여준다고 할 수 있습니다.

최근 우리나라는 경제적인 성장과 함께 삶의 기대연령이 높아지면서 무병장수에 대한 욕구도 함께 증가했습니다. 이에 건강검진 역시 각광을 받고 있습니다. 그렇다면 과연 건강검진은 우리를 더 오래 살 수 있게 해줄까요? 비싼 건강검진이 저렴한 건강검진보다 더 좋을까요? 여기서는 건강검진에 대하여 알아보도록 하겠습니다.

조기발견, 조기치료를 위한 건강검진

건강검진을 한마디로 말하면 조기발견, 조기치료라고 할 수 있습니다. 즉, 증상이 없거나 미약한 초기단계에 질병을 발견하여 합병증이나 후유증이 생기지 않도록 초기에 치료하는 것을 말합니다. 하지만 건강검진이 무엇인지 구체적으로 정의하기가 매우 어려운데, 이는 시대와 시기 및 지역에 따라 건강검진의 검사종류나 방법이 다르기 때문입니다. 하지만 대략적으로는 건강하고 증상이 없는 사람들의 이전 치료병력을 확인하고, 음주나 흡연과 같은 위험인자에 대한 상담과 함께 혈액검사, 소변검사 및 심전도와 같은 여러 선별검사를 하는 것을 말합니다.

건강검진은 시행하는 사업체에 따라 국가에서 시행하는 공공 건강검진과 의료기관에서 사람들이 자발적으로 시행하는 민간 건강검진으로 나눌 수 있습니다. 국가에서 시행하는 공공 건강검진의 경우 가장 기본적이면서도 필수적이고 비교적 효과가 입증된 검진항목만 시행해 개인의 경제적 부담이 없는 반면, 민간 건강검진의 경우 개인의 특성과 선호에 따라 다양한 검진항목을 선택할 수 있지만 추가 항목도 많고 비용이 수십 만원에서 수백 만원까지 천차만별이라 선택하기가 어렵고 비용 부담도 상당합니다. 그러다 보니 부모님께 효도한다고 민간 건강검진을 시켜드리는 자녀들의 입장에서는 비용이 저렴한 검진(그래도 수십만 원이 넘는 경우가 많습니다)을 받게 해드리면 왠지 미안한 마음도 들고 때로는 상대적인 박탈감을 느끼는 경우도 있습니다.

건강검진은 질병에 의한 유병률과 사망률을 줄일 수 있을까?

그러면 여기서 근본적인 질문을 드리겠습니다. 정말로 건강검진은 질병으로 인한 유병률과 사망률을 줄일 수 있을까요? 앞서도 말씀드렸지만 실제로 시대와 시기 및 지역에 따라 건강검진에 포함되는 검사종류나 방법이 다르기 때문에 건강검진의 효과를 정확히 분석하기는 매우 어렵습니다. 따라서 건강검진의 효과를 검증한 연구들은 비교적 표준화된 공공 건강검진을 대상으로 연구를 한 것인데 그 결과는 애매합니다.

예를 들어 영국에서 30~60세 성인을 대상으로 건강검진과 함께 생활양식에 대한 상담을 해 준 군과 그렇지 않은 군으로 나누어 10년 동안 관찰을 했지만 심장병, 뇌경색 및 사망률에서 차이가 없었습니다.[216] 무작위 대조시험으로 건강검진의 효과를 검증한 연구들만을 모아 체계적으로 분석한 결과에서는 건강검진으로 건강에 대한 사람들의 염려는 줄일 수 있었지만 전체 사망률과 심장병 및 암에 의한 사망은 줄이지 못했습니다.[217]

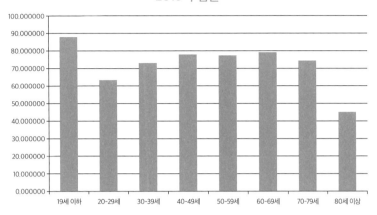

2019 수검률

<그림 4-7> 2019년 국내의 건강검진 수검률 통계 그래프

하지만 우리나라의 국가건강검진사업 데이터를 후향적으로 분석한 결과를 보면 약간 다릅니다. 예를 들어 우리나라의 경우 국가건강검진을 받은 사람들의 의료기관 이용횟수는 더 많았지만 모든 원인에 의한 사망과 심장병으로 인한 사망 및 입원율은 낮출 수 있었습니다.[218, 219] 일례로 위암에 의한 비용과 사망을 줄였다고 보고했고,[220] 유방암의 경우도 건강검진이 비용효과적이라고 발표했습니다.[221] 비용을 고려하지 않고 사업의 효과성만을 판단한 연구에서도 건강검진을 받는 것이 일부 인구집단에서 사망 발생과 심뇌혈관 합병증을 예방하는 효과가 있으며 건강검진 이후 대상자의 생활습관 개선에 대한 의지와 실천율에도 긍정적인 영향을 미친다고 보고되었습니다.[222]

그렇다면 고가의 민간 건강검진은 공공 건강검진보다 질병을 더 잘 찾아내고 사망을 줄일 수 있을까요? 현재까지 민간 건강검진과 공공 건강검진을 비교하거나 비싼 건강검진과 싼 건강검진의 효과에 대하여 비교한 연구는 없습니다. 다만 이제까지의 건강검진에 대한 임상연구를 체계적으로 분석한 결과 건강검진에서 시행하는 검사 중에서 공공 검진과 민간 검진이 동시에 시행하고 있는 부인과 검진 및 자궁경부검사, 콜레스테롤 검사 및 분별잠혈검사fecal occult blood test 만 효과적이었고 나머지 검사들은 효과가 명확하지 않았습니다.[223]

왜 건강검진의 효과가 명확하지 않을까?

여기서 의문이 생깁니다. 사람들은 건강검진을 통해 알지 못하던 병을 조기에 진단할 수 있기 때문에 건강검진이 도움이 된다고 생각합니다. 예를 들어 이전 연구결과를 보면 환자들과 의사들 모두 건강검진이나 검사들의 효과를 높게 평가하고 그 위험도를 낮게 평가하는 것으로 조사되었습니다.[224, 225] 하지만 위의 많은 실제 연구결과들은 그렇지 않다고 결론을 내렸습니다.

왜 이런 차이가 발생했을까요? 때로는 건강검진이 해로울 수도 있기 때문입니다. 환자들이 증상이나 증후를 가지고 의사들을 만나 진단을 위해 시행하는 일반적인 진료방식과 달리 건강검진에서 시행하는 검사들은 건강한 사람들을 대상으로 시행하기 때문에 주로 민감도sensitivity (병이 있는 사람에게 병이 있다고 검사가 나오는 확률)가 높은 검사를 주로 시행하게 되는데, 이로 인해 건강검진에서 시행하는 검사들은 양성예측도 positive predictive value (검사상 병이 있다고 나왔을 때 정말로 병이 있을 확률)는 매우 낮고 위양성률false positive (병이 없는데 검사상 병이 있다고 나오는 확률)이 매우 높게 됩니다. 예를 들어 건강검진에서는 암에 대한 양성예측도가 0.6~5.7%로 매우 낮았습니다.[226]

검사의 위양성률이 높고 양성예측도가 낮다는 것은 병이 없지만 병이 있다는 검사결과를 받는 사람들이 많아지게 된다는 것을 의미하며, 불필요하게 추가적인 침습적이거나 정밀한 검사를 받아야 하는 사람들이 증가한다는 것을 의미합니다. 문제는 질병을 확진하는 데 사용하는 정밀하거나 침습적인 검사는 비용도 비싸고 검사와 관련된 여러 주요 합병증이 발생할 가능성이 있다는 것입니다.

예를 들어 CT나 PET-CT 등 고가의 정밀 의료기기들은 방사선을 이용하여 영상을 얻는데, 이를 검사하면서 검진자는 상당한 정도의 방사선에 노출됩니다. 기계에 따라 다르기는 하지만 일반적으로 흉부 CT를 한 번 시행하는 경우 일반 가슴 X선 검사보다 100배 정도 많은 양의 방사선에 노출되게 됩니다. 방사선에 노출되면 노출될수록 암의 발생률을 증가시키게 됩니다. 또한 드물지만 CT를 촬영하는 데 사용하는 조영제에 알러지성 과민반응을 일으켜 사망하는 경우도 있습니다.

위내시경이나 대장내시경도 마찬가지입니다. 대장내시경 검사를 하다가 대장에 천공(구멍이 뚫림)이 생기거나 조직검사 후 출혈 등의 합병증이 생길 수 있습니다. 최악의 경우는 유방검진에서 암이 의심된다고 유방절제술을 시행했는데 절제된 유방을 조사한 결과 암이 나오지 않거나 조직검사에서는 악성암이라고 했는데 막상 수술로 제거해보니 양성암으로 나오는 경우도 있습니다.

위와 반대로 건강검진에서 병을 찾지 못해 문제가 없다고 들었지만 얼마 지나지 않아 암이 발견되는 위음성인 경우도 있을 수 있

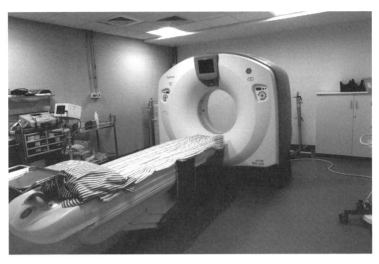

<그림 4-8> CT 스캐너

습니다. 예를 들어 위암 초기는 위내시경 경험이 풍부하지 않은 의사가 발견하지 못하는 경우도 종종 있습니다. 또한 증식위벽염^{linitis} plastica 과 같이 한 부분에 궤양을 동반하는 일반적인 경우가 아닌 위 전체에 퍼진 경우는 상부내시경에서 놓칠 수 있습니다. 한 연구에 따르면 암 선별검사로 전체 위암 중 45.3%의 위암을 발견할 수 있었다고 합니다. 하지만 이는 거꾸로 말하면 나머지 54.7%의 위암은 발견하지 못했다는 것을 반증하는 것입니다. 유방암의 경우는 검진에서 34.8%만 발견이 가능했다고 합니다.[227]

또한 건강검진으로 암의 조기진단과 치료가 정말로 개인의 생명을 연장시키는지 그 효과를 평가하는 것이 쉽지 않다는 문제가 있습니다. 암의 진단과 치료에는 생각해야 할 것이 많기 때문입니다. 가장 대표적인 것이 조기발견기간 편견^{lead time bias} 과 기간차이 편견^{length}

조기발견기간 편견

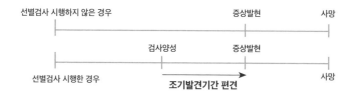

기간차이 편견

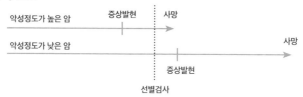

<그림 4-9> 조기발견기간 편견과 기간차이 편견

time bias 입니다. 조기발견기간이란 암 조기진단에서 실제 임상증상이 나타날 때까지 걸리는 시간을 말하는데 조기검진을 통해 암을 발견하여 더 오래 살게 된 것이 조기에 발견해서 빠르게 치료한 효과라기보다는 단지 환자가 빨리 암을 진단 받음으로 인해서 생존기간이 길어진 것처럼 느낄 수 있는데 이를 조기발견기간 편견이라고 합니다.

기간차이 편견이란 실제로 생존기간이 증가했지만 이 증가가 선별검사와 관계없는 상황을 말합니다. 예를 들어 유방암 선별검사를 10년 간격으로 하는 지역에서 선별검사를 시행한 후에 선별검사를 받은 사람들의 유방암 생존율이 5년 더 증가했다고 했을 때 이는 암의 성장속도가 느리고 악성정도가 낮아 생존기간이 더 긴 유방암이 더 많이 발견되어 나타난 결과일 수 있습니다. 즉, 빠르게 성장하고 악성도가 높은 유방암의 경우 10년마다 시행하는 선별검사를 받을 기회도 없이 일찍 사망하기 때문에 선별검사의 효과 판정에 영향을 미치지 못할 수 있다는 것입니다.

임상연구에서 이런 편견들을 없애기 위한 유일한 방법은 무작위 대조군 연구를 통해 나이에 따른 사망률과 비교하는 방법입니다. 외국에서 무작위대조군 연구방법을 통해 이런 편견들을 제거한 주요 임상시험에서는 건강검진이 효과적이지 않다는 결론이 나왔습니다. 하지만 국가건강검진사업 데이터를 후향적으로 분석한 우리나라의 연구들의 경우 위의 편견들을 해결하지 못했기 때문에 이를 해석하는 데에는 주의가 필요합니다.

고가의 민간 건강검진이 과연 공공 건강검진보다 더 질병을 잘 찾아내고 효율적인가 하는 것에 대한 명확한 증거는 아직 없습니다. 일반인은 비용이 비쌀수록 최신의 정밀검사를 더 많이 시행하므로 질병을 조기에 찾아내는 데 더 효과적이라고 생각하기 때문에 경제적으로 부담이 되더라도 비싼 건강검진을 선호하는 경향이 있습니다. 하지만 우선 비싼 건강검진이 왜 비싼지에 대하여 이해하여야 합니다.

고가의 정밀검진은 기초검진에 없는 흉부 및 복부 CT, 관상동맥 CT, 심장초음파, 경동맥 초음파, 뇌 및 뇌혈관 MRI, 갑상선초음파, 골밀도 검사, 기타 특수 종양 표지자 검사, 양전자 단층 촬영PET 등의 특수정밀검사들이 추가되어 있습니다. 이런 특수정밀검사들은 종양이 발견된 경우 이것이 얼마나 퍼져 있는지, 얼마나 큰지 등을 평가하는 데 사용되거나 협심증, 당뇨, 고혈압 등으로 인한 합병증을 평가하기 위하여 사용되는 고가의 최신기기들입니다.

하지만 앞서 지적한 대로 고가의 특수정밀검사들을 건강검진에서 선별검사로 사용하는 것이 과연 적정하고 효과적인지에 대해서는 근거가 전혀 없습니다.[228] 건강검진에서 고가의 특수검사들을 사용하는 것이 '비싼 것이 좋은 것이다'라는 국민들의 일반적인 인식을 악용하는 상업적인 색채를 띠고 있는 것도 사실입니다.

2005년 국민건강보험공단이 개최한 '건강검진의 올바른 이해와 정당한 평가'를 주제로 한 국제 학술세미나에서 미국 질병예방특별위원회 위원장인 컬란쥐 박사는 '많은 한국인들이 건강보험에서 시행하는 무료 건강검진이 있음에도 병원에서 진행하는 값비싼 종합건강검진을 선호하는 것 같다'고 이야기했습니다. 여기에 더해 '값비싼 종합검진에 들어 있는 CT, 초음파검사, MRI, 골밀도 검사, 종양표지자 검사들은 이익보다는 해악이 더 많은 결과를 초래할 가능성이 있어 미국에서도 이런 검사를 건강검진의 목적으로는 권고하지 않고 있다'고 하여 주목을 받기도 했습니다.

건강검진, 비싼 것이 좋은 것은 아닙니다

개인적으로는 건강한 사람들에게 건강검진은 나라에서 시행하는 국가 건강검진 정도면 충분하다고 생각합니다. 만약 조금 부족하다고 느끼는 경우는 의사와 상의하셔서 자신에게 필요한 검사만 추가적으로 선택하는 정도면 괜찮을 것으로 생각됩니다.

하지만 몸에 두통이나 가슴통증과 같이 병과 관련된 증상이나 증후가 있다면 건강검진을 받는 것이 아니라 해당 진료과를 찾아 진료를 받는 것이 효율적이고 안전합니다. 몸이 아픈데 진료를 받으려니 귀찮아 건강검진을 받으러 가시는 경우를 가끔 볼 수 있는데 이러한 행동은 오히려 위험할 수 있습니다. 우리나라에서 흔한 위암이나 대장암을 찾는 데에는 값비싼 양전자 단층 촬영PET이 위내시경이나 대장내시경보다 정확하지 않습니다. 이런 검사들은 이미 위암이나 대장암으로 진단 받은 환자들의 예후와 치료방법을 평가하는 수단일 뿐입니다. 비싼 특수정밀검사가 건강검진에서 사용하는 일반적인 검사들보다 선별검사로 사용되는 데 있어 비용이 효과적이거나 효율적이지는 않다는 사실을 기억하는 것이 좋겠습니다. 건강검진에서는 비싼 것이 비지떡일 수 있습니다.

마지막으로 검진에서 나온 문제점에 대한 스스로의 사후 관리가 필요합니다. 특히 건강검진 결과로 대사증후군이 나오거나 비만, 당뇨 전단계나 고혈압 전단계와 같이 성인병이 나오는 경우 술과 담배를 줄이고, 꾸준히 운동하거나, 식생활을 개선하는 등의 생활습관을 바꾸는 것이 중요합니다. 평소에 몸을 관리하지 않으면서 일년에 한 번 비싼 건강검진만 받아 병이 있는지 없는지를 확인하는 것은 건강에 대한 염려는 줄여줄지는 몰라도 보다 건강하고 장수하는 삶을 사는 데는 도움이 되지 않습니다.

예방접종은
안전한가요?

18세기 영국 의사인 에드워드 제너 Edward Jenner가 농촌에서 일할 당시에는 천연두 small pox (마마 또는 두창이라고도 불립니다)가 가장 치명적인 질환이었습니다. 천연두는 심한 열과 함께 온몸에 고름이나 물집이 생기면서 죽거나, 살아도 얼굴에 곰보자국이 남는 무서운 전염병입니다. 일제 강점기인 1923~1938년의 조선에서 천연두 환자의 치사율은 24.3%이었습니다. 사망자 중에서 10세 미만의 아동이 전체 환자의 75.3%를 차지할 정도로 영유아들에게 매우 무서운 질병이었고, 1990년대 초반에 만들어진 비디오테이프에는 '옛날 어린이들은 호환, 마마, 전쟁 등이 가장 무서운 재앙이었으나…'로 이어지는 긴전 비디오 광고가 있을 정도였습니다.

하지만 세계보건기구는 1979년 천연두가 세상에서 근절되었다고 공식적으로 선언했는데, 이에 크게 기여한 것이 바로 백신입니다. 18세기에는 천연두를 예방하기 위해서 건강한 사람의 정맥에 상처를 내고 천연두 환자의 농포에서 채취한 소량의 물질을 접종하는 인두법variolation 이 많이 사용되었는데 이 과정에서 건강한 사람도 천연두에 걸릴 수 있다는 문제가 있었습니다.

하지만 제너는 소의 젖을 짜는 여성이 천연두에 걸리지 않는다는 것을 확인했는데, 이들이 천연두에 걸리지 않는 이유가 아마 소와 자주 접촉하기 때문에 천연두와 비슷하지만 덜 치명적인 우두cowpox에 걸린 적이 있고 이 때문에 천연두에도 면역력을 가지게 되는 것이 아닐까 생각했습니다. 이에 한 소년의 양팔에 상처를 내어 우두를 앓은 적이 있는 여성의 물집에서 농포를 뽑아 주입했습니다. 소년은 얼마 후 우두증세를 보였지만 곧 회복했습니다. 제너는 회복된 소년에게 천연두 환자의 물집을 접종했지만 이 소년은 천연두에 걸리지 않았습니다. 제너는 이 사실을 의학 논문에 발표했고 당시 그가 사용한 방법을 종두법 또는 우두법이라고 하는데 이것이 백신 개발의 시초라고 알려져 있습니다.

생명이 탄생한 태초부터 현대에 이르기까지 인간은 미생물과 공존하며 살아가고 있습니다. 이중에서 병원성 미생물들은 수많은 전염병을 일으키고 인간의 역사를 변화시켜 왔습니다. 미생물들은 천연두뿐만 아니라 전염병들을 주기적으로, 하지만 예기치 않게 만들어 냈고 이로 인하여 하나의 도시나 문명이 몰살되는 경우도 드물지 않았습니다.

기원전 430년에 창궐한 역병(정확히는 알지 못하지만 홍역이나 천연두로 생각됩니다)은 아테네 인구의 1/3을 몰살시켰고 아테네는 결국 몰락했습니다. 페스트는 1300년대 중엽에 유럽을 강타하여 4~5년 동안 유럽인구의 1/3을 감소시켰고 1500년대에는 스페인 군인들

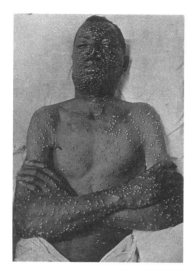

<그림 4-10> 천연두에 걸린 환자의 얼굴. 곰보자 국을 확인할 수 있습니다.

이 잉카와 아즈텍 제국에 전파한 천연두로 잉카와 아즈텍문명이 절 멸했습니다. 최근인 1918년에는 전 세계에 퍼진 스페인 독감으로 인 하여 2천만 명에서 1억 명이 사망했습니다. 인류의 위대한 발명 중 의 하나인 백신은 이러한 치명적인 전염병들로부터 사람들을 보호 했고 인간의 수명 연장에 많은 기여를 했습니다.

하지만 최근에 예방접종을 맞고 사망했다거나 자폐증이 생긴다 는 등 예방접종과 관련된 부작용들이 신문이나 방송에서 흘러나오 자 예방접종에 대해 불안감을 가지는 사람들이 늘어나기 시작했습 니다. 한 자연주의 한의사는 예방접종이 필요없다고 주장하기까지 하여 사회적으로 큰 문제가 되기도 했습니다. 그렇다면 예방주시는 안전한 것일까요?

백신으로 질병에 미리 대비할 수 있다?

우리의 몸은 세균이나 바이러스가 침입하지 못하게 하거나 침입하더라도 면역체계를 통해 방어를 하고 있습니다. 하지만 이런 면역체계가 모든 질병에 대하여 즉각적인 방어를 하지는 못합니다. 예를 들어 천연두의 경우 우리 몸이 천연두에 대한 항체를 만들 수는 있지만 많은 사람들이 천연두를 막을 충분한 항체가 만들어지기 전에 병이 진행되어 죽게 됩니다.

하지만 병원균 또는 바이러스에 감염이 되더라도 감염 즉시 특정 항체를 충분히 만들 능력이 있다면 항체를 통해 병원균 또는 바이러스로부터 보호받을 수 있습니다. 예방접종은 이런 신체의 면역반응을 이용하는 것으로 병원균 또는 바이러스와 유사하지만 매우 약화되거나 죽은 병원균이나 바이러스, 또는 그 일부분을 우리 몸에 주입해서 사전에 병원체에 대한 면역력을 형성하게 하는 것이 목적입니다. 이 면역력을 통해 나중에 진짜 병원체가 침입했을 때 감염 즉시 병원체에 대한 항체를 대량으로 만들 수 있도록 하여 질병에 걸리지 않게 하는 것이지요.

백신vaccine이란 말은 제너가 처음으로 사용한 말로서 라틴어로 소를 의미하는 'vecca'에서 유래했다고 합니다. 백신이라는 단어가 소라는 말에서 나온 이유는 우두에서 처음으로 개발되었기 때문입니다. 이 후에 많은 백신들이 개발되었는데 예를 들어 파스퇴르Louis Pasteur는 광견병에 대한 백신을 개발했고, 베링Emil Behring은 디프테리아 백신 및 파상풍 백신을, 1955년에는 조너스 소크Jonas Salk에 의해 소아마비 백신이 개발되었습니다. 최근에는 인간유두종바이러스human papilloma virus, HPV 및 폐렴사슬알균Streptococcus pneumoniae(폐렴구균이라고도 합니다), 대상포진에 대한 백신이 개발되어 사용되고 있습니다.

백신은 병원체 전체를 이용해서 만드는 세포전체 백신과 병원체의 일부만을 사용하는 구성단위 백신으로 구분할 수 있습니다. 또, 이 중에서 세포전체 백신은 다시 불활성화 백신inactivatied vaccine (사백신이라고도 합니다)과 약독화 생백신live attenuated vaccine 으로 나눌 수 있습니다.

불활성화 백신은 화학물질이나 방사선으로 병원성의 미생물을 죽인 후에 죽은 미생물의 물질을 백신으로 사용하는 것으로 인체 내에서 항체를 만드는 능력이 약해 여러 번 추가접종을 해야 합니다.

생백신은 극한 환경에서 병원성 미생물을 배양하거나 지속적으로 숙주를 옮겨가면서 배양하는 방식으로 병원균의 독성을 약화시킨 것으로 1~2회의 접종만으로도 항체가 생기기 때문에 효과가 좋지만 면역기능이 떨어진 사람들에게 투여되는 경우 비록 약독화된 백신이라도 전염병을 유발할 수 있습니다. 또한 안전성이 낮아 보관 조건이 까다롭고 비용도 높습니다.

구성단위 백신은 병원성 미생물의 필요한 부분만을 취해서 만듭니다. 예를 들어 인플루엔자바이러스(독감바이러스라고도 합니다), 수막염균, 폐렴사슬알균과 같이 세포막 외부에 캡슐형물질인 협막다당체capsular polyribosylribitol phosphate, PRP 를 가지는 미생물의 경우 그 협막다당체에 대한 백신을 만들게 되는데, 이런 경우 병원성은 없고 항원성만 가지는 백신이 만들어지게 됩니다.

백신에 대한 불신

1999년 11월부터 4개월 동안 연이어 5건의 백신 접종 후 사망사례가 발생했습니다. 2001년에는 초·중·고등학교 학생 516만 명을 대상으로 홍역 예방접종을 시행했는데 중학교 학생들이 예방주사를 맞고 어지럼증과 메스꺼움을 호소해 사회적인 문제가 발생한 적이 있습니다. 또한 미국에서는 1955년 소아마비 백신으로 병독성을 약화시키지 않은 폴리오바이러스를 사용하여 백신을 맞은 12만 명 중 4만 명에서 소아마비가 발생하고, 이중에서 53명이 장애를 가지고 5명이 사망하는 사고가 발생한 적이 있습니다. 중국에서는 불량백신이 실제로 사람에게 접종된 적도 있으며 백신 부작용으로 인하여 백일해 증상, 급성 척수염, 호흡곤란 등의 증상과 함께 사망했다는 보고도 있었습니다.

이러한 부작용은 예방접종의 안전성에 대한 불신으로 이어져 접종 기피현상이 발생하기도 했습니다. 최근 이런 현상에 불을 붙인 것은 한 유명논문에 실린 백신과 자폐증의 관련성에 대한 논문[229] 때문입니다. 이 논문에서 저자는 자폐아 12명 중에서 8명이 M Measles M Mumps R Rubella 백신(홍역, 유행선이하선염, 풍진을 예방하는 백신을 한 번에 맞는 것입니다)을 맞고 2주 안에 자폐증세를 보였는데 이는 MMR 백신에서 사용된 홍역바이러스가 다 없어지지 않고 남아서 위장에 염증을 일으키고 뇌에 침투하여 자폐증을 유발한 것이라고 주장했습니다.

이 논문이 발표되고 나서 백신에 대한 불안과 불신으로 유럽과 미국의 2008년 백신 접종률이 급격히 감소했습니다. 예를 들어 영국의 경우 홍역 백신 접종률이 1996년 92%에서 2008년 73%까지 급감했고 2017년부터 홍역, 풍진이 유행하기 시작했습니다. 전 세계적

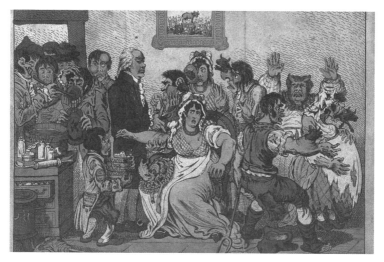

<그림 4-11> 에드워드 제너와 환자들. 백신이 개발된 지 250년이 지났지만, 아직도 초기에 백신을 맞던 사람처럼 불신의 표정을 짓는 사람이 많습니다.

으로도 홍역 백신인 MMR이 보급되기 전인 1980년에는 홍역으로 인한 사망자가 260만 명이던 것이 2014년 7만 3천 명까지 감소했지만 2017년에는 11만 명에 이르게 되었습니다. 미국에서도 2014년 홍역으로 진단된 사람이 667명으로 갑자기 증가했고 2012년 백일해pertussis 감염 환자가 급증했습니다.[230] 우리나라에서도 한 한의사가 영유아 필수예방접종은 아이를 해치기 때문에 맞지 않아도 된다고 주장하여 많은 논란을 일으킨 적이 있습니다.

뒤집힌 연구결과

그렇다면 정말로 MMR과 같은 백신이 자폐증과 관련이 있을까요? 최근에 이와 관련된 여러 연구결과가 발표되었는데 그렇지 않습니다. 예를 들어 미국에서 MMR 백신을 맞은 어린이들을 대상으로 대규모로 진행된 연구에서 MMR 백신과 자폐증은 관련이 없었습니다.[231] 마찬가지로 덴마크에서 MMR 주사를 맞은 어린이들을 대상으로 평균 4년간 관찰했더니 MMR은 자폐증 발병과 관련이 없었습니다.[232] 다른 연구자들이 조사한 결과 앞서 MMR 백신과 자폐증의 연관성에 대한 논문이 문제점이 있다는 것이 밝혀졌고 결국 2010년 논문이 철회되었습니다. 그리고 이 논문을 쓴 저자의 의사면허도 박탈되었습니다.

수두의 경우 감염성이 매우 강한 질병으로 독일에서 시행한 연구[233]에 따르면 건강한 어린이에게 발생한 수두가 중한 합병증을 일으키는 경우는 10만 명 당 0.85명으로 매우 드물지만 만약 기저질환을 가지고 있거나 피부나 연조직에 이차적인 세균 감염이 발생하면 폐렴, 뇌염이 발생할 수 있습니다. 하지만 어른이 수두에 걸리면 심하게 증상이 나타나서 어릴 때보다 폐렴이 발생하는 확률이 25배 이상 증가하게 됩니다.[234] 따라서 어릴 때 걸리는 수두라고 모두 안전하지는 않고 어른들이 수두에 걸리는 경우 합병증이 잘 발생하게 됩니다.

백신을 맞아야 하는 이유?

혹자는 자신의 아이들이 예방주사를 맞지 않는다 해도 홍역에 걸리지 않으니까 예방주사를 맞을 필요가 없다고 주장하기도 합니다. 그렇다면 아이들이 예방주사를 맞지 않아도 이런 급성 감염병에 잘 걸리지 않는 이유는 무엇일까요? 이는 집단면역으로 인하여 예방접

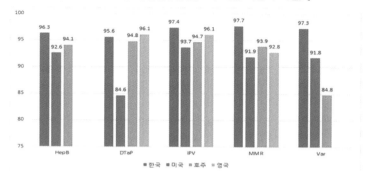

<그림 4-12> 한국의 어린이 예방접종률 통계 그래프(질병관리본부, 2018년 통계)

종을 받지 않은 아이들도 보호받기 때문입니다.

집단면역이란 어떤 인구집단에서 충분히 많은 사람이 백신을 접종해 한 사람이 감염되더라도 병원체가 면역력이 없는 사람들에게 옮겨가지 못해 전염병이 퍼지지 못하는 현상을 말합니다. 예를 들어 우리나라의 1세 미만 백신 접종률은 97~98%로 미국의 86.9%, 호주 94.3%, 영국의 93.9%에 비해 높은 예방접종률을 보입니다. 하지만 홍역과 같이 전염력이 강한 감염병의 경우 집단면역에 이르는 문턱이 높고 따라서 미국이나 영국의 사례와 같이 집단에서 조금만 예방접종을 소홀히 하게 되면 바로 감염병이 유행하게 됩니다.

백신접종의 일반적인 부작용

백신도 사람이 만든 제제이고, 죽거나 약화된 세균이나 바이러스를 오랫동안 보관하기 위하여 여러 첨가물을 섞기 때문에 이와 관련된 부작용들이 나타나게 됩니다. 우선 가장 흔한 것은 주사부위에 발적(빨갛게 부어오르는 것)이 생기는 것이고 이외에 열이 나거나, 졸리거나, 전신에 발적이 생길 수 있습니다.

특히 dPT의 경우 여러 번 맞게 되는데 4번째 주사를 맞을 때 발열이나 주사 부위 발적이 비교적 흔하게 발생합니다. 청소년들의 경우 인간유두종바이러스 예방주사를 맞고 실신하는 경우가 드물게 보고된 바 있습니다. 이외에 MMR의 경우 알러지 반응, 심하면 아나필락틱 쇼크가 생길 수 있습니다. 하지만 통계에 따르면 백만 명당 1명으로 매우 드물게 발생하게 됩니다.

또한 백신에는 에틸알코올화된 수은을 함유한 보존제인 치오메르살thiomersal이 사용되었는데, 이 물질의 안전성 때문에 최근에는 소아에게 사용되는 백신에서는 더 이상 사용하지 않고 있습니다. 또한 면역증강제로 사용되는 알루미늄이 들어간 백신도 있지만 극소량으로 인체에 유해한 정도가 아니기 때문에 안전합니다. 또한 앞서 말씀드린 집단면역의 예처럼 예방접종은 나뿐만이 아니라 다른 사람을 보호하는 작용을 하는 매우 중요한 공중보건의 첨병 역할을 하고 있습니다. 예방접종을 너무 두려워할 필요는 없습니다.

특히 극단적인 자연주의자들이 주장하는 안티백신운동은 대부분 의학적인 근거를 가지고 있지 않고 상업적으로 이용하는 경우가 매우 흔합니다. 안아키(약 안쓰고 아기 키우기)의 경우에도 해독치료에 도움이 된다고 하면서 활성탄을 판매하고 한약재를 발효시켜 만든 한방소화제를 파는 등 상업적으로 이용한 것이 드러나 결국 '보건범죄 단속에 관한 특별조치법 및 식품위생법 위반'으로 징역 2년과 집행유예 3년, 벌금 3천만 원을 선고 받았습니다.

성인도 예방접종을 맞아야 합니다

우리나라의 국가 예방접종 사업은 주로 영유아를 중심으로 시행되어 왔으나 성인들도 예방접종이 필요합니다. 가장 대표적인 것이 인플루엔자(독감) 백신, 파상풍 백신, 폐렴사슬알균 백신, 대상포진 백신, A형 간염 백신, 인간유두종바이러스 백신입니다.

아시다시피 독감 백신은 매년 맞아야 합니다. 폐렴사슬알균 백신은 13가 단백결합 백신13-valent pneumococcal conjugate vaccine, PCV-13과 23가 다당류 백신23-valent pneumococcal polysaccharide vaccine, PPSV-23이 있습니다. 뒤에 붙은 숫자는 예방할 수 있는 폐렴사슬알균 혈청형 가짓수를 의미하는데 폐렴사슬알균 혈청형이 90가지 정도 되기 때문에 이들 백신이 100% 균을 막지는 못합니다. 예를 들어 13가 백신은 침습성 감염증을 75%, 23가 백신은 50~80%정도 예방합니다. 또한 13가 백신은 1회 접종하면 재접종이 필요하지 않지만 23가 백신은 5년이 지나면 재접종이 필요할 수 있습니다. 현재 5세 미만의 경우 13가 단백결합 백신을, 65세 이상은 23가 다당류 백신을 보건소에서 무료로 맞을 수 있습니다.

대상포진은 나이가 들수록 발병위험도가 증가해서 50세 이후부터 급격하게 증가하는데 이에 대한 백신이 대상포진 백신입니다. 하지만 대상포진 백신도 예방효과는 51~69.8% 정도로 60세 이상에서 1회 접종을 권유하는데, 백신을 접종 받고 첫 5년이 지나면 백신효과가 점차 감소하고 5년 이후의 면역력이 불확실하기 때문입니다. 또한 이전에 대상포진을 앓은 적이 있는 사람에게는 효과가 없습니다.

A형 간염의 경우 소아가 감염되면 증상이 심하지 않으나 성인의

경우 감염되었을 때 증상이 심하게 나타나고 전격성 간염으로 진행하는 경우가 많아 최근에는 A형 간염이 호발되는 지역에 살거나 여행하는 경우 접종을 추천하고 있습니다. 우리나라에서는 만성 B형, C형 간염이나 간경변 환자 등 A형 간염 고위험군에 대하여 무료로 예방접종을 시행하고 있습니다.

또한 우리나라에서 자궁경부암은 여성암 발생 순위 7위로 해마다 3천 명 이상의 환자가 발생하고 1천 명 정도가 사망합니다. 인간 유두종바이러스 중에서 생식기 감염을 일으키는 종류는 약 40여 개로 알려져 있는데 대부분은 증상을 일으키지 않으나 생식기 사마귀를 일으키는 경우도 있고 고위험군 바이러스의 경우 자궁경부암이나 항문생식기암의 주요원인이 됩니다. 조사에 의하면 전 세계 자궁경부암의 70%가 고위험군 바이러스 감염과 관련이 있는 것으로 보고되었습니다. 따라서 자궁경부암 예방의 하나로 인간유두종바이러스 백신을 맞는 것을 추천하고 있습니다.

일반적으로 인간유두종바이러스는 성접촉에 의하여 전파되고 이전에 이미 감염력이 있는 경우는 예방접종효과가 떨어지기 때문에 9세에서 26세 사이의 성경험이 없는 여성이 접종 받는 것이 가장 효과적입니다. 11~12세 여자 아동의 경우 보건소 및 의료기관에서 무료로 예방접종 받을 수 있습니다. 하지만 그 이외에는 자비로 예방접종을 받아야 합니다. 앞서 말한 바와 같이 인유두종바이러스 예방접종을 맞고 접종부위 통증, 부종, 발진, 발열, 오심, 근육통과 같은 경미한 부작용과 함께 실신한 사례가 보고된 바는 있으나 2014년 식약처는 이 예방백신에 관하여 안전성에 문제가 없다고 발표했습니다.

우리나라에서의 예방접종 관리와 보상

이와 함께 우리나라 식약처에서는 백신 제조사가 제출하는 비임상시험 자료, 임상시험 자료를 통해 백신의 유효성을 검증하고, 안전성 입증자료, 품질자료 등을 통해 안전성이 충분히 입증된 백신만을 허가하고 있습니다.

또한 백신이 유통되면 약물 유해반응 감시체계를 통해 백신 유해사례에 대한 모니터링을 하고 질병관리본부에서는 예방접종시행 후 발생한 이상반응에 대한 감시체계를 운영하고 있습니다. 1994년부터 2012년까지 감시시스템을 통해 신고된 이상반응은 총 5,782건이었습니다.* 이제까지 부작용 발생에 대한 사례를 통계적으로 보면 예방접종 후 치명적인 부작용이 생기는 경우는 1% 미만입니다.

마지막으로 우리나라는 예방접종으로 피해를 보았거나 보았다고 의심되는 경우 국가에서 이를 보상하고 있습니다. 국가에서 정한 예방접종(BCG, B형간염, DPT, 폴리오, 일본뇌염, MMR, 장티푸스 등)으로 인한 부작용으로 진료비 중에서 본인부담금이 30만 원 이상이면서 부작용의 인과관계가 증명된다면 예방접종의 부모 동의 여부와 상관없이 해당 진료비와 간병비를 보상받을 수 있습니다.

예방접종은 우리가 함께 살기 위해 반드시 필요한 치료입니다. 다시 말씀드리지만 예방접종은 나는 물론 나의 아이들을 보호하고 다른 아이들도 보호하는 방법입니다. 물론 예방접종 자체의 부작용도 있는 것은 사실이지만 그 빈도가 매우 낮으므로 예방접종에 대하여 너무 겁먹을 필요는 없습니다.

---

* 물론 신고가 접수되었다고 해서 모두 백신 부작용으로 인정받게 되는 것은 아닙니다. 구체적인 사례에 대한 평가를 하게 되기 때문에 백신 부작용으로 실제 인정받는 숫자는 이보다 적을 것으로 생각됩니다.

코로나19와 독감

코로나19는 2019년 12월 중국 우한에서 시작하여 전 세계적으로 확산되었습니다. 코로나19는 독감보다 전파력이 강하고 고령이나 심장병, 당뇨병, 고혈압 등 만성 질환이 있는 환자들에게 치사율이 높다고 알려져 있습니다. 사실 코로나바이러스는 우리에게 꽤 친숙한 바이러스입니다. 일반적으로 코로나바이러스는 계절성 감기바이러스로 잘 알려져 있는데 우리가 앓는 감기의 5~30% 정도가 코로나바이러스를 원인으로 합니다.

하지만 최근 코로나19 백신은 개발되었지만 치료제와 관련해서는 아직 눈에 띄는 결과가 없습니다. 왜 그럴까요? 일반적으로 바이러스 감염 질환에서 치료제는 바이러스가 사람세포에 들어가는 과정, 세포 내에서 증식하는 과정, 증식이 끝난 바이러스들이 세포 밖으로 나오는 과정을 공격하게 되는데, 이를 위해서는 바이러스가 세포의 어떤 수용체에 붙어 세포 안과 밖으로 나오고 세포 내에서는 어떤 과정을 거쳐 증식하는지에 대한 구체적인 경로를 밝혀야 합니다. 그런데 이런 신종 바이러스 감염 질환은 기존에 이런 병이 없었기 때문에 연구가 잘 되어 있지 않아 치료제 개발에 시간이 많이 걸리게 됩니다.

또한 치료제를 개발하더라도 이런 약들은 바로 인간에게 사용할 수 있는 것이 아니고 임상연구를 진행하여야 하는데 이 과정에서 많은 시간과 비용이 소모되게 됩니다. 백신 개발도 어려웠던 이유가 신종 코로나바이러스는 RNA바이러스로서 이런 RNA바이러스는 DNA바이러스에 비하여 화학적으로 불안정하고 변형되기 쉬워 돌연변이가 잦기 때문입니다. 따라서 백신이 목표로 하는 코로나바이러스의 표면항원 역시 지속적인 변이가 발생하기 때문에 특정항원을 이용한 백신 개발에 성공하더라도 새로운 변종이 등장하면 바로 무력화되기 때문에 백신을 만들기 어려운 것입니다.

참고로 우리가 잘 알고 있는 독감의 원인인 인플루엔자바이러스도 코로나바이러스와 같이 RNA바이러스입니다. 인플루엔자바이러스는 크게 A형과 B형으로 나눌 수 있고 A형은 'H1N1, H2N2'와 같은 암호 같은 숫자로 분류를 하게 되는데 여기서 H와 N은 바이러스의 표면에 있는 항원, 즉 단백질을 말하는 것입니다.* 현재까지 알려진 H와 N는 각각 18개와 11개로 보고되었습니다. 따라서 H1N1이란 H1과 N1을 가진 인플루엔자바이러스 A형이라는 의미가 됩니다.

이와 같이 많은 H과 N아형 subtype은 18×11=198개의 조합된 다른 아형을 만들 수 있고 같은 아형이라도 100% 같지 않습니다. 독감백신은 H항원이나 특정 H와 N을 가진 바이러스에 대한 백신으로 개개인의 백신 제조회사들은 매년 어떤 아형의 A형 독감바이러스가 유행할지 예측이 불가능합니다. 때문에 세계보건기구가 연초에 유행할 독감바이러스를 예측해서 발표하고 백신을 만드는 제조사들은 그에 따라 백신을 제조하는 것입니다. 하지만 그 예측이 틀리거나

---

* H는 'hemagglutinin(헤마글루티닌)'의 약자이고 N은 'neuramidase(뉴라미데이즈)'의 약자입니다. 이들은 바이러스 표면에 있는 단백질로서 헤마글루티닌은 바이러스가 인체에 침입할 때 중요한 역할을 하고, 뉴라미데이즈는 세포에서 증식한 후 세포를 뚫고 나올 때 중요한 역할을 하게 됩니다.

RNA바이러스 자체의 잦은 유전자 돌연변이가 발생하면 예방접종을 하여도 백신이 효과를 보지 못하게 되는 것입니다.

또한 매년 유행하는 바이러스의 아형이 틀리기 때문에 작년에 사용하지 못한 백신은 올해 사용하지 못합니다. 참고로 독감 백신은 3가 백신, 4가 백신이라는 말이 있는데 3가 백신은 예측되는 3개의 독감 바이러스에 대한 백신을 뜻하고 4가 백신은 4개의 독감바이러스에 대한 백신입니다. 현재 우리나라에서 어르신들에 대한 무료예방접종은 3가 백신이고* 4가 백신의 경우 비용을 본인이 부담해야 합니다. 4가 백신이 3가 백신보다 더 넓은 바이러스에 대한 백신이지만 그렇다고 모든 독감바이러스를 아우르는 것은 아니기 때문에 3가만 해도 충분합니다.

참고로 현재 코로나19에 대한 백신은 화이자와 모더나, 아스트라제네카, 얀센이 개발한 것이 보급될 예정입니다. 그 백신의 작용방식을 보면 매우 흥미롭습니다.

기존의 백신은 바이러스의 껍질표면에 있는 단백질을 몸에 주사하거나(사백신), 약화된 바이러스를 직접 주사하는 방식(생백신)이었습니다. 하지만 화이자와 모더나 백신은 이전의 백신과 달리 mRNA를 이용합니다. 여기서 mRNA란 'messenger RNA'의 약자로 번역하면 전사 RNA라고 하는데 체내에서 DNA의 정보를 전사해 단백질 합성효소에 정보를 전달하는 역할을 합니다. 화이자와 모더나 백신은 코로나19 바이러스의 스파이크 spike 단백질 유전정보를 가진 mRNA로, 백신을 투입하면 주입된 mRNA는 코로나19 바이러스의

---

* 2020년에는 코로나바이러스 대유행으로 인해 무료접종백신을 기존 3가에서 4가로 조정한다고 보도되었습니다.

스파이크 단백질을 만들게 하고, 몸속 면역체계는 이렇게 형성된 스파이크 단백질을 인식해 항체를 발현하도록 유도하는 백신입니다.

기존 백신들이 달걀에서 단백질 원료성분을 배양하는 등 길고 긴 절차를 거치는 데 비하여 이 방식은 제조공정이 훨씬 빠르다는 장점이 있어 모더나의 경우 임상실험에 필요한 백신 분량을 2주만에 생산하였다고 합니다. 하지만 mRNA 백신은 이제까지 사용된 적이 없는 새로운 방식이기 때문에 그 안전성이나 효과성이 정확히 검증되었다고 보기 어렵습니다.

또한 mRNA 백신은, mRNA가 단일가닥 분자라는 특성을 가지고 있어 분자의 안정성이 훨씬 떨어집니다. 때문에 백신의 안정성을 유지하기 위하여 초저온 온도로 보관해야 하고 유통기간이 짧다는 문제가 있습니다. 이런 이유로 화이자 백신의 경우 보관온도 기준을 영하 75도로 설정하였고 모더나는 영하 20도로 정하였습니다. 백신을 소비자들에게 전달하기 위해서는 영하 수십도의 극저온 콜드체인을 유지해야 하고, 만약 이에 실패하면 백신의 효과가 사라지게 됩니다. 하지만 유통기간 동안 초저온을 유지하는 것은 선진국에서도 쉽지 않은 문제입니다.

우리나라 역시 이 백신을 가져오려면 미국에서 생산된 백신을 우리나라에까지 비행기로 이송하고, 다시 비행기에서 백신 접종 지역에까지, 그리고 사람들에게 접종할 때까지 보관과 유통에 지속적인 콜드체인이 필요하다는 제한점이 있습니다. 또 짧은 유효기간의 문제는 결국 대도시의 시설을 갖춘 지역에서만 접종이 가능할 가능성이 높다는 문제점이 있습니다.

한편 아스트라제네카 백신은 mRNA백신과 작용방식이 다릅니다. 아스트라제네카 백신은 모든 세포를 감염시킬 수 있지만 DNA 가 숙주 염색체 속으로 삽입되지 않는 특성을 가진, '아데노바이러스adenovirus'의 벡터*에 코로나19의 스파이크 단백질 유전자를 삽입해 인체에 투여합니다. 삽입된 유전자가 세포속에서 코로나19의 스파이크 단백질을 생산하고 이를 세포가 인식해 항체를 만드는 방식이지요. 또한 생산된 아데노바이러스는 냉동건조를 할 수 있어 2~8도의 상온에서 약 6개월 정도 보관이 가능하여 백신의 보관과 유통에 대한 추가비용이 발생하지 않고, 가격도 다른 백신에 비하여 저렴하다는 장점이 있습니다.

하지만 우리 몸의 면역체계는 접종된 아데노바이러스의 벡터를 외부물질로 인식하고 공격하기 때문에 첫 번째 접종에는 이 백신이 효과를 보일 수 있지만 접종을 반복적으로 하다 보면 벡터에 대한 항체가 형성되어 효과가 더 떨어질 수 있습니다. 따라서 아데노바이러스 벡터를 이용한 백신은 3회 이상 접종하는 경우 백신의 효능이 급감할 가능성이 높습니다.

이러한 백신 자체의 개별적인 특징 외에도 고려해야 할 것은 백신의 항체 유지기간이 얼마나 될지 전혀 모르고 있다는 것입니다. 현재 기준 백신을 접종하면 약 1년간 면역력을 유지할 수 있을 것으로 가정하고 있습니다. 하지만 현재까지 나타난 코로나19 감염자들의 특성을 보면 한 번 코로나19에 감염된 후 항체의 지속기간이 3~5

---

* 　벡터란 유전물질의 인위적인 운반자로 사용되는 DNA분자로, 세포내에서 복제가 가능하며 유전자 발현이 일어날 수 있습니다. 수많은 바이러스 중에서 아데노바이러스를 백신으로 사용하는 이유는 현재까지 진행된 아데노바이러스를 이용한 수많은 임상시험에서 부작용을 거의 나타내지 않았기 때문입니다. 또 숙주염색체에 삽입되지 않고 복제가 가능하여 돌연변이 발생으로 인한 암 생성과 같은 잠재적 위험성이 거의 없고, 분열하지 않는 세포에도 감염할 수 있을 뿐 아니라 농도의 바이러스 벡터를 얻을 수 있고, 외부유전자를 삽입하는 데에도 제한이 적다는 장점을 가지고 있기 때문입니다.

개월로 비교적 짧습니다. 이러한 양상을 보면 최악의 경우 백신의 효과를 유지하기 위해서는 1년에 두 번 이상 예방접종을 맞아야 할 가능성이 있습니다.

둘째, 이전 백신의 경험을 보면 바이러스의 일부분을 가지고 백신을 만드는 경우 항체가 만들어지더라도 그 효과가 떨어지거나 항체 유지기간이 짧은 경우가 많습니다. 특히 코로나19 감염에 취약한 노약자들의 경우 면역반응이 떨어진 경우가 많아 이들에게도 백신이 동일한 효과를 나타낼지에 대하여 그 데이터가 부족한 것이 사실입니다. 최근 아스트라제네카 백신이 65세 이상의 어르신들에게도 도움이 될지에 대하여 논란이 되었던 것도 이런 문제가 있기 때문입니다.

마지막으로 현재 승인된 코로나19 백신들은 많은 사람들을 대상으로 그 효과와 안전성을 검증하는 대규모의 3상 임상시험을 거치지 않았기 때문에 안전성이 아직 확립되지 않았습니다. 예를 들어 『란셋Lancet 』이라는 의학잡지에 발표된 아스트라제네카 백신 연구[235]에 따르면 약 1.1만 명이 연구에 참여하였고, 중대한 부작용으로 2명에게서 횡단성척수염transverse myelitis ** 이 발생하였다고 보고되었습니다. 만약 우리나라의 건강한 사람 1천만 명이 백신을 맞는다면 위와 같은 부작용이 1천 명에서 2천 명에게 발생할 수 있다는 것입니다. 특히 수천에서 1만여 명 정도를 대상으로하는 임상시험과 달리, 건강상태가 매우 다른 수천만 명의 사람들에게 접종을 하다 보면 잘 알려지지 않은 치명적인 부작용으로 인해 사망한 가능성도 생기게 됩니다.

** 척수에 염증이 발생하는 질환으로 척수가 제 기능을 하지 못해 감각이상이나 운동저하 등이 발생하고, 몸의 특정 부위가 마비될 수도 있습니다.

똥을 약으로
사용할 수 있다고요?

　'똥이 무서워서 피하냐? 더러워서 피하지'나, '똥 밟았다'와 같은 이야기에서 보면 대체로 우리에게 똥은 부정적이고 더러운 것으로 인식되고 있습니다. 그렇다면 정말로 똥은 지저분하고 냄새 나는, 필요 없는 물건일까요? 꼭 그렇지는 않은 것 같습니다. 동물들은 자신들의 똥을 다양하게 이용하고 있습니다. 고양이는 영역 표시를 하기 위해 길 한가운데나 나무 그루터기에 배설을 하고, 올빼미들은 똥을 둥지 입구에 모아두어 똥을 먹고 사는 곤충을 유인하기도 합니다.

　이뿐이 아닙니다. 선조들도 동물의 똥을 약으로 활용하기도 했습니다. 기원전 1800년경 고대 이집트에서는 악어똥을 꿀과 탄산나트륨에 섞어 만든 고약을 여성의 성기 입구에 바르는 방법을 통해 피임을 했다고 합니다.[236] 동의보감에는 '흰 개의 똥을 말려 불에 태운 후 술에 타 마시면 뭉친 것을 풀어주고 독을 풀어주며 상처와 고름의 독을 치료하는 데 좋다'라고 기록되어 있다고 합니다. 영국에서는 소똥을 치통 치료에 사용했으며 프랑스에서는 말똥을 기운을 북돋우는 약으로 사용했고 박쥐똥의 경우 진통제와 혈액순환제로 사용했다고 합니다.

이 이야기를 듣고 옛날 이야기라고 웃어 넘기시는 분이 있을 수 있겠지요. 그런데 그렇지 않습니다. 최근에 사람 똥을 만성 장염 환자의 치료에 사용하기 시작했기 때문이지요.

인간의 대장에는 수억 개의 세균, 바이러스, 곰팡이, 기생충과 같은 다양한 미생물이 살고 있는데 이중에서 세균이 가장 많습니다. 정상장내세균은 약 500~1,000여 종 정도로 각각의 인간은 고유의 장내세균을 가지고 있습니다. 그렇다면 이 세균들은 어디서 얻게 되는 것일까요? 아마도 분만할 때 아기들이 엄마의 산도를 타고 내려오면서 엄마의 세균들을 흡입하는데 이때 흡입된 세균들이 아기의 장내에 들어가 정착하기 시작하는 것으로 생각됩니다.

최근 연구결과를 보면 이 말이 맞는 것 같습니다. 예를 들어 자연분만으로 태어난 아기와 제왕절개로 태어난 아기의 대변을 분석한 결과 자연분만으로 태어난 아기의 경우 엄마와 비슷한 장내세균 구성을 가지지만 제왕절개로 태어난 아기의 경우 병원성 미생물을 더 많이 가진다고 합니다. 하지만 이 외에도 식사와 라이프스타일, 항생제 사용, 위생상태와 같은 다양한 환경적 요인들도 개개인의 장내세균 구성과 분포에 영향을 미칩니다.

그렇다면 정상장내세균들은 장에서 무슨 역할을 할까요? 장내세균들이 평소에 어떤 역할을 하는지는 아직까지 잘 알려져 있지 않지만 아마도 대장점막과 상호작용을 하면서 우리가 섭취한 음식물의 흡수·배설 및 신체의 대사작용에 영향을 미친다고 생각되고 있습

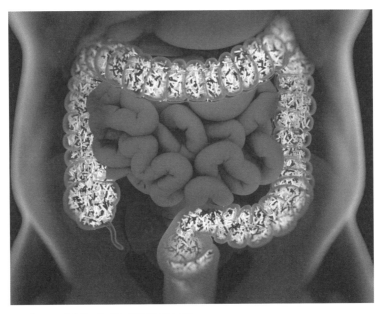

<그림 4-13> 장내에는 수많은 미생물이 있습니다

니다. 따라서 식사방식이 변화하거나, 유산균과 같은 프로바이오틱스probiotics를 다량으로 혹은 지속적으로 섭취하거나, 질병으로 인해 강력한 항생제를 오랫동안 사용하는 경우에는 대장의 세균 구성이 바뀔 수 있는데 이로 인해 여러 질병이 발생할 수 있습니다.

이중 최근 가장 문제가 되고 있는 것이 위막대장염pseudomembranous colitis이라는 질병입니다. 사람들은 세균질환이 발생하면 강력한 항생제를 사용하는 것이 좋다고 생각합니다. 하지만 그렇지 않습니다. 앞서 말씀드린 바와 같이 건강한 장에는 우리 몸에 좋은 작용을 하는 정상장내세균들이 소화를 돕고, 질병을 일으키는 해로운 균들이 장에 들러붙어 번식하는 것을 방해하는 역할을 합니다.

하지만 강력한 항생제는 병의 원인이 되는 균과 함께 우리 몸에 좋은 영향을 미치는 장내세균도 같이 제거하게 됩니다. 하지만 강력한 항생제를 사용하고도 살아남은 병원균들의 경우 항생제에 내성을 가지게 되면서 정상적인 장내세균이 없는 자리에서 급격히 번식하게 되는데 대표적인 예가 위막대장염입니다. 위막대장염이란 오랫동안 강력한 항생제 치료를 했을 때 항생제로 인하여 대장의 정상적인 균들이 죽어 장내세균 사이의 균형이 깨지게 되고, 이때 클로스트리디움 디피실레*Clostridium difficile* 라는 병원균이 비정상적으로 증식하게 되는 것을 말합니다. 이는 일반적으로 병원에 입원하여 항생제 치료를 오랫동안 받고 있는 환자에게서 갑자기 설사나 장염이 발생하는 질환입니다.

건강한 똥은 약으로도 쓰인다

최근에 항생제를 자주 사용함에 따라 내성이 강한 병원균들이 흔해졌고 이를 해결하기 위해 더 강력한 항생제를 오랫동안 사용함에 따라 위막대장염이 점차 흔해지고 있습니다. 또 원인이 되는 병원균도 점차 강해져서 일반적인 항생제 치료에 따른 효과가 없거나 치료하더라도 재발하는 경우가 흔해지고 있습니다. 미국에서는 이 질환으로 인해 일 년에 대략 만 오천 명이 사망한다고 하니 생명을 위협하는 질병이라고 할 수 있습니다.

만성 재발성 위막대장염은 발생하면 치료가 어렵고 치료를 하더라도 재발이 잦아 병원에서는 큰 골칫거리였습니다. 이 만성 재발성 위막대장염에 대한 치료로 최근에 개발된 것이 정상인 타인의 대변을 환자의 몸에 이식하는, 소위 대변이식법 fecal transplantation 입니다. 이 치료는 과다한 항생제 사용으로 인해 정상장내세균이 파괴된 사람들에게 정상적인 타인의 대변을 환자의 장에 이식하면 타인의 대변에 있는 정상장내세균들이 환자의 장에서 번식하여 정상장내세균의 균형을 회복하게 하는 치료 원리를 가지고 있습니다.

놀랍지만 다른 사람의 대변을 이용한 대변치료는 동서양을 막론하고 역사가 매우 오래된 치료 중의 하나입니다. 타인의 대변을 치료제로 이용하는 방법은 4세기에 고대 중국 의학서적에서 이미 소개되었다고 하며, 서양의 경우 기독교 대승정의 똥이 국왕이나 귀족들의 구역질이나 안약, 배앓이의 치료에 사용되었다고 합니다. 하지만 이런 방법들은 과학적으로 명확히 증명되었다기보다는 구전으로 전해지는 민간요법이라고 할 수 있겠습니다. 따라서 현대의학에서는 이 방법을 사용하지 않았는데 최근 만성 재발성 위막대장염을 가진 환자에게 정상인 다른 사람의 대변을 이식(?)한 결과 좋은 결과를 얻은 것이 보고되면서 다시 주목을 받기 시작했습니다.

현재까지 알려진 대변이식법의 효과는 놀랍습니다. 현재까지의 연구를 종합해보면 만성 재발성 위막대장염 환자들에게 타인의 대변을 이식한 후 대장질환 증상이 개선이 된 경우는 65~81%로 치료를 시행하지 않은 환자들의 23~31% 정도와 비교하여 매우 효과적인 것으로 나타났습니다. 반면 시술로 인한 폐렴이나 미세천공과 같은 합병증은 2.5~3.3% 정도밖에 발생하지 않았고 발생하더라도 중대한 문제를 일으킨 경우는 거의 없었습니다.[237]

최근에 들어서는 대변이식 치료를 만성 재발성 위막대장염을 가진 환자뿐만 아니라 궤양성대장염 및 과민성대장증후군과 같은 다

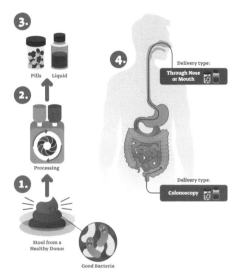

FECAL TRANSPLANT THERAPY

3.

Pills   Liquid

2.

Processing

1.

Stool from a
Healthy Donor

Good Bacteria

4.

Delivery type:
Through Nose
or Mouth

Delivery type:
Colonoscopy

<그림 4-14> 대변이식술의 프로세스

른 종류의 만성 대장염을 가진 환자들에게 적용하는 연구가 활발히 진행되고 있습니다.

이뿐만이 아닙니다. 대변이식법이 만성 피로증후군과 같은 소화기 장애가 있는 환자의 수면부족, 무기력감, 피로감 등의 증상을 호전시 켰다고 보고된 연구도 있습니다. 또 비만 환자 및 당뇨 환자에게 마른 남성의 대변을 이식했더니 이 대변을 이식 받은 환자의 대장에서 대 장의 건강과 관련이 있다고 알려진 세균수가 증가했고 당뇨와 관련 된 인슐린 민감도가 증가했다고 보고된 경우도 있었습니다. 이에 전 세계의 실험실에서는 이미 암이나 당뇨뿐 아니라 비만이나 정신병에 이르기까지 모든 질병의 원인 중 하나로 대장에 존재하는 세균을 추 정 지목하고 이 미생물에 대한 연구들이 활발히 진행하고 있습니다.

하지만 물론 아직 해결되지 않은 문제점도 가지고 있습니다. 대변 이식에 사용되는 대변을 '약으로 인정해야 하는가'입니다. 만약 약으로 인정한다면 정부의 엄격한 규제를 받아야 하기 때문입니다. 또한 대변이식을 받는다면 누구의 대변을 받아야 할까요? 더불어 어느 정도 양의 대변을 어떻게 처리해야 할까요? 아직 위의 질문에 대한 결론이 나지 않아 해결해야 할 일이 많습니다.

가장 문제가 되는 것은 어떻게 남의 대변을 환자의 대장까지 운반시키는가입니다. 대변을 있는 그대로 입으로 삼키는 것은 상상하기도 싫습니다. 또한 그렇게 한다고 하더라도 대변에 존재하고 있는 세균들은 위와 장을 지나면서 파괴되기 때문에 그리 효율적이지도 않습니다. 따라서 주로 대장에 직접 타인의 대변을 주입하는 방법으로 이식을 하거나, 비위관(콧줄)로 위나 십이지장에 대변을 이식하거나, 대장내시경을 통해 대장에 변을 이식하는 방식이 사용되고 있으며, 최근에는 대변 분말을 캡슐에 넣어 삼키는 방법 등이 고안되고 있습니다.[238]

똥의 사용법과 대변은행

건강한 타인의 대변이 어떤 사람에게는 치료약이 될 수 있다는 사실이 매우 재미있습니다. 또한 대변이식술은 이제까지 가지고 있었던 똥에 대한 편견을 버리는 데 일조하기도 했습니다. 똥은 냄새 나고 더러워 피해야 할 것이 아니라 때로는 우리의 몸을 치료할 수 있는 약으로도 사용될 수 있다는 것이지요. 우리의 편견이 도움이 되지 않는다는 것을 보여주는 좋은 예라고 생각됩니다.

실제로도 현대사회는 똥을 실제로 이용하는 사업들이 많이 있습니다. 대표적인 것이 커피 열매를 사향고양이에게 먹인 배설물 즉, 루왁커피 kopi Luwak 가 있습니다. 이 루왁커피는 사향고양이의 몸속에서 침이나 위액과 섞여 발효과정을 거친 후 똥으로 배설된 것으로 독특한 맛과 향을 내기 때문에 커피마니아들에게 많은 사랑을 받고 있습니다.

코끼리는 하루에 100~200kg 정도의 똥을 누고 있는데 이 똥을 처리하는 것에 대해 고민하던 케냐 정부는 코끼리 똥에 섬유질이 가득하다는 사실을 이용해 종이를 만들어 상품화했습니다. 누에똥에는 폴피린이라는 물질이 있는데 이 물질이 암세포에만 들러붙는 성질이 있어 항암제의 원료로 사용하고 있습니다. 또한 누에똥은 녹차 아이스크림에서 진한 녹색을 내는 천연색소로도 이용되고 있습니다. 최근에는 똥에서 나오는 메탄가스를 이용한 바이오 버스도 시범적으로 운영되고 있습니다.

여기서 더 나아가 대변은행이 설립되고 있습니다. 대변은행이란 건강한 사람들의 대변을 모으는 은행입니다. 미국의 최초 대변은행은 기증 받은 대변을 중심으로 운영하는, 2012년 보스턴에 설립된 비영리기관 오픈바이옴 OpenBiome 으로 2015년 10월까지 미국 49개 주와 7개 국가에 약 6천 건을 공급했다고 합니다. 이 기관에서는 기증 받은 대변을 분쇄, 살균, 여과의 과정을 거친 다음, 냉동처리하여 장기간 보관한다고 합니다. 또 대변이식으로 인해 질병이 전파되는 것을 막기 위하여 기증된 대변을 대상으로 대사증후군, 자가면역질환, 소화기질환 등 109개 항목에 대해 검사하며, 안전 규정에 따라 운영하고, 기증자 등록을 의무화 해 부작용을 추적하고 있다고 합니다. 이 대변은행은 대변 한 덩어리에 소정의 비용을 지급하는 방식으로 건강한 지원자들을 모집해 대변을 수집하는데, 질 좋은(?) 대변의 경우 1,500만 원까지 지급했다고 합니다. 두 번째 대변은행은 어드밴싱바이오 AdvancingBio 라는 기관으로 2015년 3월 캘리포니아 새크라멘토에 비영리기관으로 설립되었습니다. 네덜란드는 2016년 배설물 기증은행을 설립했다고 합니다.

최근에는 우리나라에서도 대변은행이 설립되었습니다. 한 기업의 부설연구소가 최초의 대변은행인 '골드 바이옴'을 설립했다는 것이 보도된 것이지요. 전남 순창군은 순창읍 장류단지 인근 부지에약 1,000억 원을 들여 대변은행을 착공한다고 합니다. 이 대변은행은 신생아를 비롯해 10대와 20대 등 건강한 사람 50만 명분의 대변 미생물을 보관하여 치료에 사용할 것이라고 밝힌 바 있습니다.

참고로 우리나라는 대변기증자에 대한 사례금 지급에 대한 법령이 제정되지 않아 교통비 정도의 사례금만 지급한다고 합니다. 대변은행이 활성화되면 앞으로 가격이 낮은 것을 표현할 때 흔히 사용되는 '똥값'이라는 표현이 사라질 수도 있지 않을까요?

건강한 장은 신선한 채소나 과일과 함께

건강한 장은 건강한 식사와 라이프스타일에 달려 있습니다. 여기서 말하는 건강한 식사란 공장에서 가공된 음식보다는 생활에서 얻을 수 있는 신선한 야채나 과일을 충분히 섭취하는 것을 말하는 것입니다. 특히 햄이나 소세지 같은 가공음식들은 음식을 오래 보관하게 하고 맛과 색을 내기 위해 여러 첨가물을 함유하고 있는데 이것이 장내세균에 영향을 미치고 장 건강에도 영향을 미칠 수 있기 때문에 이런 가공식품보다는 신선식품을 더 많이 드시는 것이 좋겠습니다.

그리고 한 가지 분명히 알아야 할 상식이 하나 있습니다. 어쩔 수 없이 항생제를 사용해야 할 일이 있으면 처방된 항생제는 끝까지 다 드시는 것이 좋습니다. 환자분들 중에서 항생제가 몸에 좋지 않다는 선입견 때문에 처방된 항생제를 복용하다가 증상이 좋아지면 스스로 약을 중단하는 경우를 종종 볼 수 있습니다. 하지만 그런 경우 질환을 일으킨 병원균이 모두 죽지 않고 살아남을 수 있고 이렇게 살아남은 병원균은 이전에 사용했던 항생제에 내성을 가지게 되어 기존에 사용하던 항생제의 효과가 없어지게 됩니다. 이런 분들에게 병이 재발하게 되면 더욱 강력한 항생제를 사용해야 하기 때문에 건강에 더 좋지 않습니다. 따라서 일단 항생제를 사용하게 되었다면 적절한 기간 동안 충분히 사용하시는 것이 좋습니다.

참고문헌

1. 황예원 등. 텔레비전 뉴스에 방송된 건강의학정보의 근거중심의학적 평가. *대한가정의학회*. 2006;27:523-528.

2. Kristal-Beneh E, et al. The association of resting heart rate with cardiovascular, cancer, and all-cause mortality. Eight year follow-up of 3527 male Israeli employees (the CORDIS study). *Eur Heart J*. 2000;21:116-24.

3. Benetos A, et al. Influence of heart rate on mortality in a French population. Role of age, gender and blood pressure. *Hypertension*. 1999;33:44-52.

4. 윤경호 등. 심부전 환자에서 안정시 심박수의 의의: 전북지역 만성 심부전 등록연구. *한국고혈압학회지*. 2012;18:38-45.

5. Diaz A, et al. Long-term prognostic value of resting heart rate in patients with suspected or proven coronary heart disease. *Eur Heart J*. 2005:26:967-974.

6. Cucherat M. Quantitative relationship between resting heart rate reduction and magnitude of clinical benefits in post-myocardial infarction: a meta-regression of randomized clinical trials. *Eur Heart J*. 2007;28:3102-3019.

7. Banglore S, et al. Clinical outcomes with beta-blockers for myocardial infarction: a meta-analysis of randomized trial. *Am J Med*. 2014;127:939-953.

8. Gilman M, et al. Influence of heart rate on mortality among persons with Hypertension: the Framingham Study. *Am Heart J*. 1993:125:1148-1154.

9. Cook S, et al. High heart rare: a cardiovascular risk factor? *Eur Heart J*. 2006;27:2387-2393.

10. Banglore S, et al. Relation of beta-blocker-induced heart rate lowering and cardioprotection in Hypertension. *J Am Coll Cardiol*. 2008;52:1482-1489.

11. GUSTO IIb Angioplasty Substudy Investigators. A clinical trial comparing primary coronary angioplasty with tissue plasminogen activator for acute myocardial infarction. *N Engl J Med*. 1997;336:1621-1628.

12. Boden WE, et al. Optical medical therapy with or without PCO for stable coronary disease. *N Engl J Med*. 2007;356:1503-1510.

13. Sedlis SP, et al. Effect of PCI on ling-term survival in patient with stable ischemic heart disease. *N Engl J Med*. 2015;373:1937-1946.

14. De Bruyne B, et al. Fractional flow reserve for stable coronary disease. *N Engl J Med*. 2014;371:1208-1217.

15. Xaplanteris P, et al. Five-year outcomes with PCI guided by fractional flow reserve. *N Engl J Med*. 2018;379:250-259.

16. International study of comparative health effectiveness with medical and invasive approaches: primary report of clinical outcomes (ISCHEMIA trial). AHA 2019 presentation.

17. Al-Lamee R, et al. Percutaneous coronary intervention in stable angina (ORBITA): a double-blind, randomized controlled trial. *Lancet*. 2018;391:31-40.

18. Tonino PA, et al. Fractional flow reserve versus angiography for guiding percutaneous coronary intervention. *N Engl J Med*. 2009;360:213-224.

19. Pijls NH, et al. Fractional flow reserve versus angiography for guiding percutaneous coronary intervention in patients with multivessel coronary artery disease: 2-Year Follow-Up of the FAME study. *J Am Coll Cardiol*. 2010;56:177-184.

20. De Bruyne B, et al. Fractional flow reserve for stable coronary disease. *N Engl J Med*. 2014;371:1208-1217.

21. Xaplanteris P, et al. Five-year outcomes with PCI guided by fractional flow reserve. *N Engl J Med*. 2018;379:250-259.

22. Kannel WB, et al. Factors of risk in the development of coronary heart disease—six-year follow-up experience: the Framingham Study. *Ann Intern Med*. 1961;55:33-50.

23. Gordon T, et al. High density lipoprotein as a protective factor against coronary heart disease. The Framingham Study. *Am J Med*. 1977;62:707-

714.

24. Gordon DJ, et al. High-density lipoprotein cholesterol and cardiovascular disease: four prospective American studies. *Circulation*. 1989;79:8-15.

25. Barter P, et al. HDL cholesterol, very low levels of LDL cholesterol, and cardiovascular events. *N Engl J Med*. 2007;357:1301-1310.

26. Madson CM, et al. Extreme high high-density lipoprotein cholesterol is paradoxically associated with high mortality in men and women: two prospective cohort studies. *Eur Heart J*. 2017;38:2478-2486.

27. Millwood IY, et al. Association of CETP gene variants with risk for vascular and nonvascular disease among Chinese adults. *JAMA Cardiol*. 2018;3:34-43.

28. AIM-High Investigators. Niacin in patients with low HDL cholesterol levels receiving intensive statin therapy. *N Engl J Med*. 2011;365:2255-2267.

29. Schwartz GG, et al. Effects of dalcetrapib in patients with a recent acute coronary syndromes. *N Engl J Med*. 2012;367:2089-2099.

30. Barter PJ, et al. Effects of torcetrapib in patients at higher risk for coronary events. *N Engl J Med*. 2007;357:2109-2122.

31. HPS3/TIMI55-REVEAL Collaborative Group. Effects of anacetrapib in patients with atherosclerotic vascular disease. *N Engl J Med*. 2017;377:1217-1227.

32. Parhofer KG. Increasing HDL-cholesterol and prevention of atherosclerosis: a critical perspective. *Atheroscler Suppl*. 2015;18:109-111.

33. Choi HY, et al. High-density lipoproteins: biology, epidemiology, and clinical management. *Can J Cardiol*. 2017;33:325-333.

34. Keech A, et al. Effects of long-term fenofibrate therapy on cardiovascular events in 9796 people with type 2 diabetes mellitus (the FIELD study): randomized controlled trial. *Lancet*. 2005;366:1849-1861.

35. Ginsberg EN, et al. Effects of combination lipid therapy in type 2 diabetes mellitus. *N Engl J Med*. 2010;362:1563-1574.

36. Forner L, et al. Incidence of bacteremia after chewing, tooth brushing and scaling in individuals with periodontal inflammation. *J Clin Periodontol*.

2006;33:401-407.

37. Rath SK, et al. Periodontal pathogens in atheromatous plaque. *Indian J Pathol Microbiol*. 2014;57:259-264.

38. Haraszthy VI, et al. Identification of periodontal pathogens in atheromatous plaque. *J Periodonto*. 2000;71:1554-1560.

39. Liccardo D, et al. Periodontal disease: a risk factor for diabetes and cardiovascular disease. *Int J Moe Sci*. 2019;20:1414.

40. Sanz M, et al. Periodontitis and cardiovascular disease: Concensus report. *J Clin Periodontol*. 2020;47:268-288.

41. D'Aiuto F, et al. Sytemic effects of periodontitis treatment in patients with type 2 diabetes: a 12 month, single-centre, investigator-masked, randomized trial. *Lancet Diabetes Endocrinol*. 2018;6:954-965.

42. Beck JD, et al. The periodontitis and vascular events (PAVE) pilot study: adverse events. *J Periodontol*. 2008;79:90-96.

43. Liu W, et al. Periodontal therapy for primary of secondary prevention of cardiovascular disease in people with periodontitis. *Cochrane Database Syst Rev*. 2019;12:CD009197.

44. Lockhert BL, et al. Periodontal disease and atherosclerotic vascular disease: does the evidence support an independent association? A scientic statement from the American Heart Association. *Circulation*. 2012;125:2520-2544.

45. Zemp E, et al. Long-term ambient air pollution and respiratory symptoms in adults (SAPALDIA study). The SAPALDIA team. *Am J Respir Crit Care Med*. 1999;159:1257-1266.

46. Li MH, et al. Short-term exposure to ambient fine particulate matter increases hospitalizations and mortality in COPD: a systemic review and meta-analysis. *Chest*. 2016;149:447-458.

47. Zhu R, et al. The relationship between particulate matter (P10) and hospitalizations and mortality of chronic obstructive pulmonary disease: a meta-analysis. *COPD*. 2013;10:307-315.

48. Keet CA, et al. Long-term coarse particulate matter exposure is associated with asthma among children in medicaid. *Am J Respir Crit Care Med*. 2018;197:737-746.

49. Ferreri JM, et al. The January 2013 Beijing "airpocalypse" and its acute effects on emergency and outpatient visit at Beijing hospital. *Air Qual Atmos Health*. 2018;11:301-309.

50. Peters A, et al. Exposure to traffic and the onset of myocardial infarction. *N Engl J Med*. 2004;351:1721-1730.

51. Mustafic H, et al. Main air pollutants and myocardial infarction : a systemic review and meta-analysis. *JAMA*. 2012;307:713-721.

52. Pope CA III, et al. Health effects of fine particulate air pollution: lines that connect. *J Air Waste Manag Assoc*. 2006;56:709-4.

53. Kristine A Miller. Long-term exposure to air pollution and incidence of cardiovascular events in women. *N Engl J Med*. 2007;356:447-458.

54. Cesaroni G, et al. Long term exposure to ambient air pollution and incidence of acute coronary events: prospective cohort study and meta-analysis in 11 European cohorts from the ESCAPE Project. *BMJ*. 2014;348:f7412.

55. Chiu HF, et al. Short-term effects of fine particulate air pollution on emergency room visits for cardiac arrhythmias: a case-crossover study in Taipei. *J Toxicol Environ Health A*. 2013;76:614-623.

56. Link MS, et al. Acute exposure to air pollution triggers atrial fibrillation. *J Am Coll Cardiol*. 2013;62:816-825.

57. Kim OK, et al. Association of short- and long-term exposure to air pollution with atrial fibrillation. *Eur J Prev Cardiol*. 2019;26:1208-1216.

58. Kim HO, et al. Improvement of atopic dermatitis severity after reducing indoor air pollutants. *Ann Dermatol*. 2013;25:292-297.

59. Song SH et al. Acute health effects of urban fine and ultrafine particles on children with atophic dermatitis. *Environmental Research*. 2011;111:394-399.

60. Penard-Morand C, et al. Long-term exposure to close proximity air pollution and asthma and allergies in urban children. *Eur Respir J*. 2010;36:33-40.

61. Suarez-Varela MM, et al. The impact of atmospheric pollutants on the prevalence of atopic eczema in 6-7-year-old schoolchildren in Spain:

ISAAC Phase III. *Iran J Allergy Asthma Immunol*. 2013;12:220-227.

62. Vierkotter A, et al. Airborne particle exposure and extrinsic skin aging. *J Invest Dermatol*. 2010;130:2719-2726.

63. Laden F et al. Reduction in fine particulate air pollution and mortality: extended followup of the Harvard Six Cities Study. *Am J Respir Crit Care Med*. 2006;173:667-672.

64. Pope CA III, et al. Fine-particulate air pollution and life expectancy in the United States. *N Engl J Med*. 2009;360:376-386.

65. Pope CA III. Respiratory disease associated with community air pollution and a steel mill, Utah Valley. *Am J Public Health*. 1989;79:623-628.

66. Downs SH et al. Reduced exposure to PM10 and attenuated age-related decline in lung function. *N Engl J Med*. 2007;357:2338-2347.

67. Schindler C et al. Improvements in PM10 exposure and reduced rates of respiratory symptoms in a cohort of Swiss adults (SAPALDIA). *Am J Respir Crit Care Med*. 2009;179:1-9.

68. Meyer DG, et al. Cardiovascular effect of bans on smoking in public places: a systemic review and meta-analysis. *J Am Coll Cardiol*. 2009;54:1249-1255.

69. Gasparrini A, et al. Mortality risk attributable to high and low ambient temperature: a multicenter observational study. *Lancet*. 2015;386:369-375.

70. Wolf K, et al. Air temperature and the occurrence of myocardial infarction in Augsburg, Germany. *Circulation*. 2009;120:735-742.

71. Stamler J, et al. Is relationship between serum cholesterol and risk of premature death from coronary heart disease continuous and graded? Findings in 356,222 primary Screenees of the multiple risk Factor intervention trial (MRFIT). *JAMA*. 1986;256:2823-2828.

72. 이재우, 맥압과 수축기혈압, *Korean Circ J*. 2001;32:293-298.

73. Franklin SS, et al. Is pulse pressure useful in predicting risk for coronary heart Disease? The Framingham heart study. *Circulation*. 1999;100:354-360.

74. Prevention of stroke by antihypertensive drug treatment in older persons

with isolated systolic *Hypertension*. Final results of the systolic *Hypertension* in the elderly program (SHEP). *JAMA*. 1991;265:3255-3264.

75. Staessen JS, et al. Randomised double-blind comparison of placebo and active treatment for older patients with isolated systolic Hypertension. The Systolic Hypertension in Europe (Syst-Eur) Trial Investigators. *Lancet*. 1997;350:757-764.

76. Voko Z, et al. J-shaped relation between blood pressure and stroke in treated hypertensives. *Hypertension*. 1999;34:1181-1185.

77. SHEP Cooperative Research Group. Prevention of stroke by antihypertensive drug treatment in older persons with isolated systolic Hypertension. final results of the systolic Hypertension in the elderly program (SHEP). *JAMA*. 1991;265:3255-3264.

78. 송현주. 헬리코박터 파일로리와 호흡기 질환. *대한상부위장관·헬리코박터학회지*. 2013;13:207-211.

79. Kawai T, et al. Key issues associated with Helicobacter pylori eradication. *Digestion*. 2016;93:19-23.

80. Korwin JD, et al. Helicobacter pylori infection and extragastric diseases in 2017. *Helicobacter*. 2017;22:e12411.

81. Holman RR, et al. 10-year follow-up of intensive glucose control in type 2 diabetes. *N Engl J Med*. 2008;359:1577-1589.

82. Laiteerapong N, et al. The legacy effect in type 2 diabetes: impact of early glycemic control on future complications (The Diabetes & Aging Study). *Diabetes Care*. 2019;42:416-426.

83. Diabetes Control and Complication Trial (DCCT)/Epidemiology of Diabetes Interventions and Complications (EDIC) Study Research group. *Diabetes Care*. 2016;39:686-693.

84. UK Prospective Diabetes Study (UKPDS) Group. Intensive blood-glucose control with suphonylureas or insulin compared with conventional treatment and risk of complications in patients with type 2 diabetes (UKPDS 33). *Lancet*. 1998;352:837-853.

85. Patel A, et al. Intensive blood glucose control and vascular outcomes in patients with type 2 diabetes. *N Engl J Med*. 2008;358:2560-2572.

86. Duckworth W, et al. Glucose control and vascular complications in veterans with type 2 diabets. *N Engl J Med*. 2009;360:129-139.

87. Reaven PD, et al. Intensive glucose control in patients with type 2 diabetes-15-year follow-up. *N Engl J Med*. 2019;380:2215-2224.

88. Gerstein HC, et al. Effects of intensive group lowering in type 2 diabetes. *N Engl J Med*. 2008;358:2545-2559.

89. Moseley JR, et al. A controlled trial of arthroscopic surgery for osteoarthritis of the knee. *N Engl J Med*. 2002;347:81-88.

90. Kirkley A, et al. A randomized trial of arthroscopic surgery for osteoarthritis of the knee. *N Engl J Med*. 2008;359:1097-1107.

91. Skou ST, et al. A randomized, controlled trial of total knee replacement. *N Engl J Med*. 2015;373:1597-1606.

92. Wang AT, et al. Application of mesenchymal stem cell therapy for the treatment of osteoarthritis of the knee: a concise review. *World J Stem Cells*. 2019;11:222-235.

93. Pas HI, et al. Stem cell injections in knee osteoarthritis: a systemic review of the literature. *Br J Sports Med*. 2017;51:1125-1133.

94. 김태호. '암 생존자 가족과 결혼하기 싫어요'… 174만명의 고통. 중앙일보. 2019 Jun 24.

95. Tomasetti C, et al. Variation in cancer risk among tissues can be explained by the number of stem cell divisions. *Science*. 2015;347:78-81.

96. Wu S, et al. Substantial contribution of extrinsic risk factors to cancer development. *Nature*. 2016;529:43-47.

97. WHO. Most types of cancer not due to "bad luck". IARC responds to scientific article claiming that environmental and lifestyle factors account for less than one third of cancers. *International agency for research on cancer*. 2015 Jan 13.

98. 박수경, 등. 유전정보를 이용한 고위험군 관리의 과학적 근거. *J Korean Med Assoc*. 2011;54:266-274.

99. 질병관리본부 건강정보. 암의 위험요인. Retrieved from http://health.cdc.go.kr/health/mobileweb/content/group_view.jsp?CID=6732659AA4

100. Vogelstein B, et al. The consensus coding sequences of human breast and

colorectal cancers. *Science*. 2006;314:268-74

101. Aulchenko YS, et al. Predicting human height by Victorian and genomic methods. *European Journal of Human Genetics*. 2009;17:1070-1075.

102. 데이비드 프리드먼. *거짓말을 파는 스페셜리스트*. 안종희 역. 지식갤러리; 2010. 68 p.

103. 김차수. 김홍신의원 '정신장애 66명 강제 불임수술'. *동아일보*. 1999 Aug 19.

104. Lee JM, et al. Vitamin E in the primary prevention of cardiovascular disease and cancer: Women's Health Study: a randomized controlled trial. *JAMA*. 2005;294:56-65.

105. Herberg S, et al. The SU.VI.MAX study: a randomized, placebo-controlled trial of the health effects of antioxidant vitamins and minerals. *Arch Intern Med*. 2004;164:2335-2342.

106. Lippman SM, et al. Effect of selenium and vitamin E on risk of prostate cancer and other cancers: the Selenium and Vitamin E Cancer Prevention Trial (SELECT). *JAMA*. 2009;301:39-51.

107. Klein EA, et al. Vitamin E and the risk of prostate cancer: the Selenium and Vitamin E Cancer Prevention Trial (SELECT). *JAMA*. 2011;306:1549-1556.

108. Henekens CH, et al. Lack of effect of long-term supplementation with beta carotene on the incidence of malignant neoplasm and cardiovascular disease. *N Engl J Med*. 1996;334:1145-1149.

109. Heyland D, et al. A randomized trial of glutamine and antioxidants in critically ill patients. *N Engl J Med*. 2013;368:1489-1497.

110. Bjelakovic G, et al. Antioxidant supplements for prevention of mortality in healthy participants and patients with various disease. *Cochrane Database Syst Rev*. 2012;14:CD007176.

111. Du H, et al. Fresh fruit consumption and major cardiovascular disease in china. *N Engl J Med*. 2016;374:1332-1343.

112. Ma E, et al. Dietary antioxidant micronutrients and all-cause mortality: the Japan Collaborative Cohort Study for Evaluation of Cancer Risk. *J Epidermiol*. 2018;28:388-396.

113. The ASCEND study collaborative group. Effect of n-3 fatty acid supplements in diabetes mellitus. *N Engl J Med*. 2018;379:1540-1550.

114. Manson JE, et al. Marine n-3 fatty acids and prevention of cardiovascular disease and cancer. *N Engl J Med*. 2019;380:23-32.

115. Bhatt DL, et al. Cardiovascular risk reduction with icosapent ethyl for hypertriglyceridemia. *N Engl J Med*. 2019;380:11-22.

116. Abdelhamid AS, et al. Omega-3 fatty acids for the primary and secondary prevention of cardiovascular disease. *Cochrane Database Syst Rev*. 2018;7:CD003177.

117. Foder JG, et al. "Fishing" for the Origins of the "Eskimos and heart disease" story: facts or wishful thinking? *Can J Cardiol*. 2014;30:864-868.

118. Hully S. et al. Randomized trial of estrogen plus progestin for secondary prevention of coronary heart disease in postmenopausal women. Heart and Estrogen/progestin Replacement Study (HERS) Research Group. *JAMA*. 1998;280:605-613.

119. Wassertheil-Smoller S, et al. Effect of estrogen plus progestin on stroke in postmenopausal women: the Women's Health Initiative: a randomized trial. *JAMA*. 2003;289:2673-2684.

120. Rossouw JE, et al. Risks and benefits of estrogen plus progestin in healthy postmenopausal women: principle results from the Women's Health Initiative randomized controlled trial. *JAMA*. 2001;288:321-333.

121. Shumaker SA, et al. Estrogen plus progestin and the incidence of dementia and mild cognitive impairment in postmenopausal women: the Women's Health Initiative: a randomized trial. *JAMA*. 2003;289:2651-2662.

122. Chlebowski RT, et al. Estrogen plus progestin and breast cancer incidence and mortality in postmenopausal women. *JAMA*. 2010;304;1684-1692.

123. Marjoribanks J, et al. Long-term hormone therapy for perimenopausal and postemenopausal women. *Cochrane Database Syst Rev*. 2017;1:CD004143.

124. Hodis HN, et al. Vascular effects of early versus late postmenopausal treatment with estradiol. *N Engl J Med*. 2016;374:1221-1231.

125. Bolland MJ, et al. Vascular events in healthy older women receiving calcium supplementation: randomised controlled trial. *BMJ*.

2008;336:262-266.

126. Qian Xiao, et al. Dietary and Supplemental Calcium Intake and Cardiovascular Disease Mortality. *JAMA Intern Med*. 2013;173:639-646.

127. Karl Michaëlsson, et al. Long term calcium intake and rates of all cause and cardiovascular mortality: community based prospective longitudinal cohort study. *BMJ*. 2013;12:346:f228.

128. Grant AM, et al. Oran vitamin D3 and calcium for secondary prevention of low-trauma fractures in elderly people(Randomised Evaluation of Calcium or vitamin D, RECORD): a randomized placebo-controlled trial.) *Lancet*. 2005;365:1621-1628.

129. Jackson RD, et al. Calcium plus vitamin D supplementation and the risk of fractures. *N Engl J Med*. 2006;354:669-683.

130. Bolland MJ, et al. Effects of vitamin D supplementation on musculoskeletal health: a systematic review, meta-analyses, and trial-sequential analyses. *Lancet Diabetes Endocrinol*. 2018;6:847-858.

131. Manson JE, et al. Vitamin D supplements and prevention of cancer and cardiovascular disease *N Engl J Med*. 2019;380:33-44.

132. US Preventive Services Task Force. Vitamin D, calcium, or combined supplementation for the primary prevention of fractures in community-dwelling adults. *JAMA*. 2018;319:1592-1599.

133. 송영준, 하철원. 퇴행성관절염의 치료에서 COX-2 선택적 비스테로이성 소염진통제의 이용. *대한슬관절학회지*. 2009;21:84-92.

134. Henman JK, et al. Effects of selective cyclooxygenase-2 inhibition on vascular responses and thrombosis in canine coronary arteries. *Circulation*. 2001;104:820-825.

135. Bombardier C, et al. Comparison of upper gastrointestinal toxicity of rofecoxib and naproxen in patients with rheumatoid arthritis. VIGOR study group. *N Engl J Med*. 2000;343:1520-1528.

136. Bresalier RS, et al. Cardiovascular events associated with rofecoxib in a colorectal adenoma chemoprevention trial. *N Engl J Med*. 2005;352:1092-1102.

137. Solomon SD, et al. Cardiovascular risk associated with celecoxib in a

clinical trial for colorectal adenoma. *N Engl J Med*. 2005;352:1071-1080.

138. Nussmeier NA, et al. Complications of the COX-2 inhibitors parecoxib and valdecoxib after cardiac surgery. *N Engl J Med*. 2005;352:1081-1091.

139. Nissen SE, et al. Cardiovascular safety of celecoxib, naproxen, or ibuprofen for arthritis. *N Engl J Med*. 2016;375:2519-2529.

140. Ridker PM, et al. A randomized trial of low-dose aspirin in the primary prevention of cardiovascular disease in women. *N Engl J Med*. 2005;352:1293-1304.

141. Peto R et al. Randomised trial of prophylactic daily aspirin in British male doctors. *BMJ*. 1988;296:313-316.

142. Ikeda Y, et al. Low-dose aspirin for primary prevention of cardiovascular events in Japanese patients 60 years or older with atherosclerotic risk factors: a randomized clinical trial. *JAMA*. 2014;312:2510-2520.

143. McNeil JJ, et al. Effects of aspirin on cardiovascular events and bleeding in the healthy elderly. *N Engl J Med*. 2018;379:1509-1518.

144. Saito Y, et al. Low-dose aspirin for primary prevention of cardiovascular events in patients with type 2 diabetes mellitus: 10-year follow-up of a randomized controlled trial. *Circulation*. 2017;135:659-670.

145. Weisman SM. Weighing the benefits and risks of aspirin in primary and secondary prevention of ischemic vascular events. *Cardiovasc Rev Rep*. 2004;25:58-65.

146. Marmot MG, et al. Alcohol and blood pressure: the INTERSALT study. *BMJ*. 1994;308:1263-1267.

147. Nakanish N, et al. Relationship of light to moderate alcohol consumption and risk of Hypertension in Japanese male office workers. *Alcohol Clin Exp Res*. 2002;26:988-994.

148. Thadhani R, et al. Prospective study of moderate alcohol consumption and risk of Hypertension in young women. *Arch Intern Med*. 2002;162:569-574.

149. Thun MJ, et al. Alcohol consumption and mortality among middle-aged and elderly U.S. adults. *N Engl J Med*. 1997;337:1705-1714.

150. Xi B, et al. Relationship of alcohol consumption to all-cause,

cardiovascular, and cancer-related mortality in U.S. adults. *J Am Coll Cardiol*. 2017;70:913-922.

151. Mukamal KJ, et al. Prior alcohol consumption and mortality following acute myocardial infarction. *JAMA*. 2001;285:1965-1970.

152. Hirsch AT, et al. The effect of caffeine on exercise tolerance and left ventricular function in patients with coronary artery disease. *Ann Intern Med*. 1989;110:593-598.

153. Grobbe DE, et al. Coffee, caffeine, and cardiovascular disease in men. *N Engl J Med*. 1990;323:1026-1032.

154. Mostofsky E, et al. Risk of atrial fibrillation associated coffee intake: findings from the Danish Diet, Cancer, and Health study. *Eur J Prev Cardiol*. 2016;23:922-930.

155. Seifert SM, et al. Health effect of energy drinks on children, adolescent, and young adults. *Pediatrics*. 2011;127:511-528.

156. Schimpl FE, et al. Guanara: revisiting a highly caffeinated plant from the Amazon. *J Ethnopharmachol*. 2013;150:14-31.

157. Doerner JM, et al. Caffeine and taurine containing energy drink increases left ventricular contractility in healthy volunteers. *Int J Cardiovac Imaging*. 2015;31:595-601.

158. Schaffer SW, et al. Effect of taurine and potential interaction with caffeine on cardiovascular function. *Amino Acids*. 2014;46:1147-1157.

159. Murakami S, et al. Effect of taurine on cholesterol metabolism in hamsters:up-regulation of low density lipoprotein (LDL) receptor by taurine. *Life Sci*. 2992;70:2355-2366.

160. Liu L, et al. Ethnic and environmental differences in various markers of dietary intake and blood pressure among Chinese Han and three other minority peoples of China: results from the WHO Cardiovascular Diseases and Alimentary Comparison (CARDIAC) Study. *Hypertens Res*. 2001;24:315-322.

161. Seifert SM, et al. Health effect of energy drinks on children, adolescent, and young adults. *Pediatrics*. 2011;127:511-528.

162. Seifert SM, et al. Health effect of energy drinks on children, adolescent,

and young adults. *Pediatrics*. 2011;127:511-528.

163. Akter S, et al. Smoking, smoking cessation, and risk of mortality in a Japanese working population. *Circ J*. 2018;82:3005-3012.

164. Inoue-Choi M, et al. Association of long-term, low-intensity smoking with all-cause and cause-specific mortality in the National Institutes of Health-AARP Diet and Health Study. *JAMA Intern Med*. 2017;177:87-95.

165. Hartmann-Boyce J, et al. Electronic cigarettes for smoking cessation. *Cochrane Database Syst Rev*. 2016;9:CD010216.

166. Kalkhoran S, Glantz SA. E-cigarettes and smoking cessation in real-world and clinical settings: a systematic review and metaanalysis. *Lancet Respir Med*. 2016;4:116-128.

167. Vardavas CI, et al. Short-term pulmonary effects of using an electronic cigarette: Impact on respiratory flow resistance, impedance, and exhaled nitric oxide. *Chest*. 2012;141:1400-1406.

168. Alzahrani T, et al. Association between electronic cigarette use and myocardial infarction. *Am J Prev Med*. 2018;55:455-461.

169. 한국소비자원 편집부. 전자담배 안전실태조사. *한국소비자원 안전보고서*. 2015 5. 1-58 p.

170. Chatterjee K, et al. Is vaping a gateway to smoking: a review of the longitudinal studies. *Int J Adolesc Med Health*. 2016;30:doi: 10.1515/ijamh-2016-0033.

171. McNeill A, et al. *Evidence review of e-cigarettes and heated tobacco products 2018*. London, UK: Public Health England.

172. Auer R, al. Heat-Not-Burn Tobacco Cigarettes: Smoke by Any Other Name. *JAMA Intern Med*. 2017;177:1050-1052.

173. Farsalinos KE, et al. Nicotine delivery to the aerosol of a heat-not-burn tobacco product: comparison with a tobacco cigarette and e-cigarettes. *Nicotine Tob Res*. 2018;20:1004-1009.

174. 이철민 등. 'Heat-not-burn 담배(가열담배)'에 대한 대한금연학회의 입장문. *대한금연학회지*. 2018;9:1-3.

175. 한국보건의료연구원. 태반주사의 유효성 및 안전성에 관한 의료기술평가.

2010. Retrieve from: https://www.neca.re.kr/lay1/program/S1T11C145/report/view.do?seq=22

176. Park SB, Human Placental Extract as a Subcutaneous Injection Is Effective in Chronic Fatigue Syndrome: A Multi-Center, Double-Blind, Randomized, Placebo-Controlled Study. *Biol Pharm Bull*. 2016;39:674–679.

177. 최지수 등, 화상 후 과색소침착에 태반 추출물 피내주사의 치료효과. *대한화상학회지* 2009;12:135-138.

178. Ametov AS, et al. The sensory symptoms of diabetic polyneuropathy are improved with alpha-lipoic acid: the SYDNEY trial. *Diabetes Care*. 2003;26:770-776.

179. Koh EH, et al. Effects of alpha-lipoic acid on body weight in obese subjects. *Am J Med*. 2011;124:85.e1-8.

180. Beitner H. Randomized, placebo-controlled, double blind study on the clinical efficacy of a cream containing 5% alpha-lipoic acid related to photoaging of facial skin. *Br J Dermatol*. 2003;149:841-849.

181. Arjinpathana N, Asawanonda P. Glutathione as an oral whitening agent: a randomized, double-blind, placebo-controlled study. *J Dermatolog Treat*. 2012;23:97-102.

182. Handog EB, et al. An open-label, single-arm trial of the safety and efficacy of a novel preparation of glutathione as skin-lightening agent in Filipino women. *Int J Dermatol*. 2016;55:153-157.

183. Nozaki S, et al. Thiamine tetrahydrofurfuryl disulfide improves energy metabolism and physical performance during physical-fatigue loading in rats. *Nutr Res*. 2009;29:867-72.

184. Huang WC, et al. The effects of thiamine tetrahydrofurfuryl disulfide on physical adaption and exercise performance improvement. *Nturients*. 2018;10:E851.

185. Arase Y, et al. The long term efficacy of glycyrrhizin in chronic hepatitis C patients. *Cancer*. 1997;79:1494-1500.

186. Yu JJ, et al. Compound glycyrrhizin plus conventional therapy for psoriasis vulgaris: a systemic review and meta-analysis of randomized controlled

trials. *Curr Med Res Opin*. 2017;33:279-287.

187. 유형준. 향노화. *의사신문*. 2018 Jun 04. Retrieve from: http://www. doctorstimes.com/news/articleView.html?idxno=196771

188. Stevens J, et al. The effect of age on the association between body-mass index and mortality. *N Engl J Med*. 1998;338:1-7.

189. Kim NH, et al. Body Mass Index and Mortality in the General Population and in Subjects with Chronic Disease in Korea: A Nationwide Cohort Study (2002-2010). *PLoS One*. 2015;10:e0139924.

190. Lee JY, et al. Underweight and mortality. *Public Health Nutr*. 2016;19:1751-1756.

191. Lipovetzky N, et al. Emotional events and anger at the workplace as trigger for a first event of the acute coronary syndrome: A case-crossover study. *Isr Med Assoc J*. 2007;9:310-315.

192. Mittleman MA, et al. Triggering of acute myocardial infarction onset by episodes of anger. *Circulation*. 1995;92:1720-1725.

193. Moller J, et al. Work related stressful life events and the risk of myocardial infarction. Case-control and case-crossover analysis with the Stockholm heart epidermiology programme (SHEEP). *J Epidermiol Community Health*. 2005;59:23-30.

194. Virtanen M, et al. Perceived job insecurity as a risk factor for incident coronary heart disease: systematic review and metaanalysis. *BMJ*. 2013;347:f4746.

195. Kivimaki M, et al. Long working hours and risk of coronary artery disease and stroke: a systematic review and metaanalysis of published and unpublished data for 603,838 individuals. *Lancet*. 2015;386:1739-1746.

196. Virtanen M, et al. Overtime work and incident coronary heart disease: the Whitehall II prospective cohort study. *Eur Heart J*. 2010;31:1737-1744.

197. Kivimaki M, et al. Using additional information on working hours to predict coronary artery disease: a cohort study. *Ann Intern Med*. 2011;154::457-463.

198. Jeong IC, et al. Working hours and cardiovascular disease in Korean workers: a case-control study. *J Occup Health*. 2013;55:385-391.

199. Fujino Y et al. A prospective cohort study of shift work and risk of ischemic heart disease in Japanese male workers. *Am J Epidermiology*. 2006;164:128-135.

200. Virtanen M, et al, Long working hours and alcohol use: systematic review and metaanalysis of published studies and unpublished individual participant data. *BMJ*. 2015;350:g7772.

201. Tsutsumi A, et al. Low control at work and the risk of suicide in Japanese men: a prospective cohort study. *Psychother Psychosom*. 2007;76:177-185.

202. Milner A et al. Low control and high demands at work as risk factors for suicide: an Australian national population-level case control study. *Psychosom Med*. 2017;79:358-364.

203. Miller A, et al. Suicide by occupation: systematic review and meta-analysis. *Br J Psychiatry*. 2013;23:409-416.

204. Feskanich D, et al. Stress and suicide in the Nurses' Health Study. *J Epidemiol Community Health*. 2002;56:95-98.

205. Amagasa T, et al. Karojisatsu in Japan: characteristics of 22 cases of work-related suicide. *J Occup Health*. 2005;47:157-64.

206. Siegrist J. Chronic psychosocial stress at work and risk of depression: evidence from prospective studies. *Eur Arch Psychiatry Clin Neurosci*. 2008;258:115-119.

207. Rozanski A, et al. Impact of psychological factors on the pathogenesis of cardiovascular disease and implications for therapy. *Circulation*. 1999;99:2192-2217.

208. Angermayr L, et al. Multifactorial lifestyle interventions in the primary and secondary prevention of cardiovascular disease and type 2 diabetes mellitus: a systematic review of randomized controlled trials. *Ann Behav Med*. 2010;40:49-64.

209. Whalley B, et al. Psychological interventions for coronary heart disease: Cochrane systematic review and meta-analysis. *In J Behav Med*. 2012.

210. Benson H, et al. Study of the therapeutic effects of intercessory prayer (STEP) in cardiac bypass patients: a multicenter randomized trial of uncertainty and certainty of receiving intercessory prayer. *Am Heart J*.

2006;151:934-942.

211. Krucoff MW, et al. Music, imagery, touch, and prayer as adjunct to interventional cardiac care: the monitoring and actualization of noetic trainings (MANTRA) II randomized study. *Lancet*. 2005;366:211-217.

212. Roberts L, et al. Intercessory prayer for the alleviation of ill health. *Cochrane Database Syst Rev*. 2009;(2): CD000368.

213. Li S, et al. Association of religious service attendance with mortality among women. *JAMA Intern Med*. 2016;176:777-785.

214. Abu HO, et al. Religious practices and long-term survival after hospital discharge for an acute coronary syndromes. *PLoS One*. 2019;14:e0223442.

215. 리처드 도킨슨. *만들어진 신*. 이한음 역. 김영사;2007. 99-106 p.

216. Jorgensen T, et al. Effects of screening and lifestyle counselling on incidence of ischemic heart disease in general population: inter99 randomised trial. *BMJ*. 2014;348:g3617.

217. Krogsboll LT, et al. General health checks in adults for reducing morbidity and mortality form disease: Cochrane systemic review and meta-analysis. *BMJ*. 2012;345:e7191.

218. Suh YS, et al. Impact of national health checkup service on hard atherosclerotic cardiovascular disease events and all-cause mortality in the general population. *Am J Cardiol*. 2017;120:1804-1812.

219. Lee HJ, et al. Association of cardiovascular health screening with mortality, clinical outcomes, and healthcare cost: a nationwide cohort study. *Preventive Medicine*. 2015;70:19-25.

220. Suh YS, et al. National cancer screening program for gastric cancer in Korea: nationwide treatment benefit and cost. *Cancer*. 2020;126(9):1929-1939.

221. Kang MH et al. The National Cancer Screening Program for breast cancer in the Republic of Korea: is it cost effective? *Asian Pac J Cancer Prev*. 2013;14:2059-2065.

222. 여지영. 건강검진 수검의 결정요인 및 건강증진행위변화 효과. *보건행정학회지*. 2012;22:49-64.

223. Boulware LE, et al. Systematic review: the value of the periodic health

evaluation. *Ann Intern Med*. 2007;146:289-300.

224. Hoffmann TC, et al. Patients' expectations of the benefits and harms of treatment, screening, and tests: a systematic review. *JAMA Intern Med*. 2015;175:274-286.

225. Hoffmann TC al .Clinicians' expectations of the benefits and harms of treatment, screening and tests: a systemic review. *JAMA Intern Med*. 2017;177:407-419.

226. Jung MS. National cancer screening programs and evidence-based healthcare policy in South Korea. *Healthy Policy*. 2015;119:26-32.

227. Jung MS. National cancer screening programs and evidence-based healthcare policy in South Korea. *Healthy Policy*. 2015;119:26-32.

228. Public Health England. Criteria for appraising the viability, effectiveness and appropriateness of a screening programme Internet. London: UK National Screening Committee; 2015 Oct 23. Retrieve from: https://www.gov.uk/government/publications/evidence-review-criteria-national-screening-programmes/criteria-for-appraising-the-viability-effectiveness-and-appropriateness-of-a-screening-programme

229. Wakefield AJ, et al. Ileal-lymphoid-nodular hyperplasia, non-specific colitis, and pervasive developmental disorder in children. *Lancet*. 1998;351:637-641.

230. Spencer JP, et al. Vaccine adverse events: separating myth from reality. *Am Fam Physician*. 2017;95:786-794.

231. Jain A, et al. Autism occurrence by MMR vaccine status among US children with older siblings with and without autism. *JAMA*. 2015;313:1534-40.

232. Hviid A, et al. Measles, mumps, rubella vaccination and autism: a nationwide cohort study. *Ann Intern Med*. 2019;170:513-520.

233. Ziebold C, et al. Severe complications of varicella in previously healthy children in Germany: a 1-year survey. *Pediatrics*. 2001;108:E79.

234. Mohsen AH, et al. Varicella pneumonia in adults. *Eur Respir J*. 2003;21:886-891.

235. Voysey M, et al. Safety and efficacy of the ChAdOx1 nCoV-19

vaccine (AZD1222) against SARS-CoV-2: an interim analysis of four randomized controlled trials in Brazil, South Africa, and the UK. Lancet 2021;397:9-15.

236. Shao T, et al. Stunted microbiota and opportunistic pathogen colonization in caesarean-section birth. *Nature*. 2019;574:117-121.

237. 김소영 등. 대변 세균총 이식의 안전성 및 유효성: 체계적 문헌고찰. *J Korean Med Assoc*. 2017;60:761-768.

238. 신윤지, 이범재. 재발성 Clostridium difficile 감염 치료로서 대변세균총이식 치료: 현 상황과 지향점. *Korean J Gastroenterol*. 2017;69:203-205.

더 알고 싶은 의학상식

전문의가 답하는 25가지 건강 질문

초판 1쇄 인쇄 2021년 02월 25일
초판 1쇄 발행 2021년 03월 08일

지 은 이 박창범
펴 낸 곳 (주)엠아이디미디어
펴 낸 이 최종현
기   획 김동출, 최종현
편   집 김한나, 최종현
교   정 김한나
경영지원 유정훈
디 자 인 이창욱

주소 서울특별시 마포구 토정로 222 한국출판콘텐츠센터 303호
전화 (02) 704-3448   **팩스** (02) 6351-3448
이메일 mid@bookmid.com   **홈페이지** www.bookmid.com
등록 제2011 - 000250호

ISBN 979-11-90116-39-8 (93510)